最新医院会计制度
操作实务与报表审计应对

戴 琼 编著

中国财政经济出版社

图书在版编目（CIP）数据

最新医院会计制度操作实务与报表审计应对/戴琼编著．—北京：中国财政经济出版社，2011.8
ISBN 978－7－5095－2999－7

Ⅰ.①最… Ⅱ.①戴… Ⅲ.①医院－会计制度②医院－会计报表－财务审计 Ⅳ.①R197.322

中国版本图书馆 CIP 数据核字（2011）第 134091 号

责任编辑：王芝文　　　　责任校对：徐艳丽
封面设计：邹海东　　　　版式设计：董生平

中国财政经济出版社 出版
URL：http：//www.cfeph.cn
E－mail：cfeph@cfeph.cn
（版权所有　翻印必究）
社址：北京市海淀区阜成路甲 28 号　邮政编码：100142
发行处电话：88190406　财经书店电话：64033436
北京财经印刷厂印刷　各地新华书店经销
787×1092 毫米　16 开　20.75 印张　467 000 字
2011 年 7 月第 1 版　2011 年 7 月北京第 1 次印刷
定价：46.00 元
ISBN 978－7－5095－2999－7/F·2541
（图书出现印装问题，本社负责调换）
本社质量投诉电话：010－88190744

谨以此书
献给默默奉献在一线的医院财务工作者

序

　　第一次与医院审计项目结缘，是在 12 年前的 5 月份，时值《医院财务制度》（财社字［1998］148 号）、《医院会计制度》（［1998］财会字第 58 号）实施不久，我们接受委托，对北京市医疗项目专项经费收支情况进行专项审计。2011 年 4 月 6 日，财政部下发了《关于印发〈新旧医院会计制度有关衔接问题的处理规定〉的通知》（财会［2011］5 号），明确了新旧医院会计制度衔接问题的处理方法。2011 年 5 月中旬，我有幸同中央财经大学宗文龙教授、首都经济贸易大学袁晓勇教授、中财讯税收技术筹划研究院周华洋教授等多位专家学者一起探讨新《医院财务制度》和《医院会计制度》下的会计核算、财务管理和报表审计等问题，并于随后的 2011 年 5 月 25 日至 27 日，在北京香山别墅与沈阳盛京医院、湖南湘潭医院等 10 余位医院一线财务管理工作者一起，探讨了新制度下医院会计核算、财务管理、报表审计等问题，并就医院一线财务工作者所关心的问题进行了广泛而深入地交流。编写本书，是基于对各位同仁坦诚交流、互助互学的感激，也希望能为医院的一线财务工作者提供一本最新且实用的参考读物。

　　本书从新旧《医院会计制度》如何衔接入手，用案例详细解读了新旧会计制度衔接中的具体问题；从第二章到第六章，共五章内容，对新《医院财务制度》和《医院会计制度》下资产、负债、净资产、收入、成本费用的核算问题，通过具体案例进行解读，并对医院成本计算方法进行了系统的探讨，在解析具体会计核算问题的同时，对重点会计科目，笔者试图从财务管理的角度，提供某些管理参考；在第七章，笔者通过具体案例，阐述了财务报表的编制方法，并就医院财务报表分析指标、分析方法进行了简单介绍。在最后一章，笔者从被审计单位财务人员的视角，结合新颁布的《医院财务报表审计指引》和多年的财务报表审计经验，就注册会计师对医院财务报表审什么，如何审以及被审计医院如何应对进行了探讨。

　　在本书出版过程中，得到了中国财政经济出版社领导和编辑的鼎力支持；中财讯周华洋院长百忙之中挥毫作序；在编写过程中，我的同事王丽丽、王智刚、李鸥进行了大量的资料整理和校对工作,在此一并致谢!

  本书是医院财务工作者、会计师事务所同仁的实用参考读物。由于时间仓促和本人学识所限,书中肯定有不足和偏颇、甚至错误之处,恳请专家学者不吝赐教,来函请致 zdcpa@vip.163.com,本人将不胜感激,并认真学习与修改。

戴 琼
2011年6月于北京

目 录

第一章 总论 ·· （1）
    第一节 概述 ·· （1）
    第二节 新旧医院会计制度的衔接 ··· （7）
    第三节 医院会计制度的一般原则和会计核算规定 ···················· （31）

第二章 资产的核算 ·· （41）
    第一节 资产概述 ·· （41）
    第二节 资产类会计科目的运用 ··· （44）

第三章 负债的核算 ·· （95）
    第一节 负债概述 ·· （95）
    第二节 负债类会计科目的运用 ··· （97）

第四章 净资产核算 ·· （112）
    第一节 净资产概述 ··· （112）
    第二节 净资产类会计科目的运用 ··· （114）

第五章 收入的核算 ·· （127）
    第一节 收入概述 ·· （127）
    第二节 收入类会计科目的运用 ··· （128）

第六章 费用的核算 ·· （137）
    第一节 费用概述 ·· （137）
    第二节 费用类会计科目的运用 ··· （138）
    第三节 医院成本核算与管理 ··· （147）

第七章 医院财务会计报告 ··· （170）
    第一节 医院财务会计报告概述 ··· （170）
    第二节 资产负债表的编制 ·· （174）

第三节　医院收入费用总表的编制 …………………………………（201）
　　第四节　医疗收入费用明细表的编制 ………………………………（205）
　　第五节　现金流量表的编制 …………………………………………（208）
　　第六节　财政补助收支情况表的编制 ………………………………（214）
　　第七节　医院财务报表分析 …………………………………………（219）

第八章　医院财务报表审计 …………………………………………（227）
　　第一节　医院财务报表审计概论 ……………………………………（227）
　　第二节　医院财务报表审计方法 ……………………………………（235）
　　第三节　进一步审计程序与财务报表认定 …………………………（241）
　　第四节　医院财务报表审计的应对 …………………………………（292）

附录：新旧《医院财务制度》对比表 ………………………………（299）

参考文献 ………………………………………………………………（321）

第一章 总 论

第一节 概 述

公立医院是以为人们提供医疗、卫生、护理等服务为主要工作内容的医疗机构，是不以盈利为目的的公益性事业单位。其服务对象不仅包括伤病患者，也包括处于特定生理状态的健康人（如孕产妇、新生婴幼儿）以及完全健康的人（如进行体格检查或口腔清洁的人）。其任务不仅包括预防和治疗疾病，也包括维持和促进身体健康。

我国是世界上最早设置医院的国家，最早的医院在我国周代就有了。据《周书·五会篇》记载：周成王在成周大会的会场旁，设过"为诸侯有疾病者之医药所居"的场所，可视为我国医院的最早雏形；公元前7世纪，春秋时期最强盛的国家齐国，政治家管仲在首都临淄建立了"养病院"，收容聋、盲、跛等病人集中疗养。而《汉书》记载，远在西汉年间，黄河一带瘟疫流行，汉武帝刘彻就在各地设置医治场所，配备医生、药物、免费给百姓治病。《汉书·平帝纪》记"元始二年，旱蝗，民疾疫者，舍空邸第，为置医药"，为类似现在隔离医院的最早记载。而现代意义的医院，是以实施住院诊疗为主，一般设有相应的门诊部、相应的基本医疗设备；设立药剂、检验、放射、手术及消毒供应等医技诊疗部门；配备有适当规格的正式病房和一定数量的病床设施；有相应的、系统的人员编配；有相应的工作制度与规章制度；有相应的医院文化；有能力对住院病人提供合格与合理的诊疗、护理和基本生活服务。

为适应社会主义市场经济和医疗卫生事业发展的需要，规范医院财务行为，加强医院会计核算和会计监督，提高会计信息质量，根据《中华人民共和国会计法》以及《事业单位会计准则》、《事业单位财务规则》（财政部令第8号）和国家关于深化医药卫生体制改革的相关文件及有关法律法规，结合医院经营业务的特点，2010年12月28日，财政部会同卫生部发布新修订的《医院财务制度》（财社〔2010〕306号）；2010年12月31日，财政部颁布了修订后的《医院会计制度》（财会〔2010〕27号），并规定，自2011年7月1日起在公立医院改革国家联系试点城市执行，自2012年1月1日起在全国执行；1998年11月17日财政部与卫生部联合发布的《医院财务制度》（财社字〔1998〕148号）、财政部颁布的《医院会计制度》（〔1998〕财会字第58号）同时废止。

一、医院财务、会计制度的适用范围

新修订的《医院财务制度》、《医院会计制度》适用于中华人民共和国境内各级各类独立核算的公立医院（以下简称医院），包括综合医院、中医院、专科医院、门诊部（所）、疗养院等，不包括城市社区卫生服务中心（站）、乡镇卫生院等基层医疗卫生机构。

城市社区卫生服务中心（站）、乡镇卫生院等基层医疗卫生机构适用《基层医疗卫生机构财务制度》（财社〔2010〕307号）和《基层医疗卫生机构会计制度》（财会〔2010〕26号）的相关规定。

二、新医院财务、会计制度变化的要点

根据医疗改革相关意见和加强财务会计核算要求，新修订的医院财务、会计制度充分体现公立医院的公益性特点，强化了医院的收支管理和成本核算，在医疗药品收支核算、医疗成本归集核算体系、会计科目和财务报告体系、医院财务报表注册会计师审计等方面凸显了一系列重大创新。

（一）新医院财务制度变化要点

1. 强化了预算管理与约束机制。将医院全部收支纳入预算管理体系，维护预算的完整性、严肃性，杜绝随意调整项目支出等问题，促进医院规范运营。医院财务制度第九条明确规定，国家对医院实行"核定收支、定项补助、超支不补、结余按规定使用"的预算管理办法。地方可结合本地实际，对有条件的医院开展"核定收支、以收抵支、超收上缴、差额补助、奖惩分明"等多种管理办法的试点。新财务制度在明确医院预算管理总体办法的基础上，与财政预算管理体制改革相衔接，医院财务制度对医院预算的编制、执行、决算等各个环节所遵循的方法、原则、程序等做出了详细规定，并明确了主管部门（或举办单位）、财政部门以及医院等主体在预算管理各环节中的职责。

2. 加强资产管理，夯实资产负债信息，提高财务风险防范能力。医院财务制度第五条明确规定，医院财务管理的主要任务是：科学合理编制预算，真实反映财务状况；依法组织收入，努力节约支出；健全财务管理制度，完善内部控制机制；加强经济管理，实行成本核算，强化成本控制，实施绩效考评，提高资金使用效益；加强国有资产管理，合理配置和有效利用国有资产，维护国有资产权益；加强经济活动的财务控制和监督，防范财务风险。此外，医院财务制度强化了资产管控手段，限制对非流动负债的借入，严格大型设备购置、管理、处置的投资论证和报批程序。为全面、真实反映医院资产负债情况，规范医院筹资和投资行为提供了制度保障。

3. 科学界定收支分类，规范收支核算管理。医院财务制度根据收入来源，将收入划分为医疗收入、财政补助收入、科教项目收入和其他收入四大类，并进一步对各类收入进行了具体规定；配合推进医药分开改革进程，弱化药品加成对医院的补偿作用，将药品收支纳入医疗收支统一核算。按支出的用途，合理调整了医院支出的分类，将全部支出划分为医疗支出、财政项目补助支出、科教项目支出、管理费用和其他支出，收支

的重新规范，既体现了医院的业务特点和公益性质，又规范了医院的各项收支核算与管理。

4. 明确成本核算要求，强化成本控制。医院财务制度第五章对成本管理的要求、成本管理的目标、成本核算的原则、成本核算的对象、成本分摊的流程、成本分析与成本控制等作出了明确规定，细化了医疗成本归集核算体系，为医疗成本的分摊与核算提供了统一口径，为会计信息的横向可比提供了制度保障。这些规定，对于医院加强自身的运行管理、全面提升成本核算与控制水平提供了有力的数据支持，并为今后管理部门制定合理的医疗服务价格提供了参考依据。

5. 改进完善会计科目和财务报告体系。医院会计制度对会计科目体系进行了全面梳理和完善，补充和修正了相关会计科目的核算内容，充实了相关科目的会计确认与计量，使医院的日常核算依据更为明确。完善了医院财务报告体系，新增了现金流量表、财政补助收支情况表及报表附注，改进了各报表的项目及其排列方式，并提供了作为财务情况说明书附表的成本报表的参考格式。一方面结合医院的实际情况，体现医院财务会计核算的特点，使医院的财务报表体系更为完整，以满足财务管理、预算管理、成本管理等多方面的信息需求；另一方面使医院的财务报表体系与国际惯例和企业会计更为协调，增强了通用性，有助于会计信息的规范、可比。

6. 明确了财务监督责任。医院财务制度第十五章专门对财务监督的内容、履行职责的机构、监督方法进行了规定，为落实财务监督提供了制度基础。

（二）新医院会计制度变化的要点

1. 调整了制度适用的范围。制度第一部分第二条明确规定，修订后的《医院会计制度》适用于中华人民共和国境内各级各类独立核算的公立医院（以下简称医院），包括综合医院、中医院、专科医院、门诊部（所）、疗养院等。不包括城市社区卫生服务中心（站）、乡镇卫生院等基层医疗卫生机构。基层医疗卫生机构适用《基层医疗卫生机构会计制度》（财会〔2010〕26号）的相关规定。

2. 完善了会计核算的会计科目体系。为加强资产负债管理、提高报表信息质量、修订后的《医院会计制度》新增了"短期投资"、"预付账款"、"长期待摊费用"、"固定资产清理"等相关科目；补充了"零余额账户用款额度"、"财政应返还额度"等科目核算内容；完成了"药品"、"在加工材料"并入"库存物资"科目等会计科目归并；取消了"开办费用"和"固定基金"等科目；调整了"药品收入"等科目的级次。从而使会计科目体系更加科学和完善，更能反映出管理者对资产管理的意图。

3. 完善了成本归集和核算体系。修订后的《医院会计制度》将原会计制度下的"医疗支出"科目修订为"医疗业务成本"，在"医疗业务成本"科目中相应设置了"人员经费"、"卫生材料费"、"药品费"、"固定资产折旧费"、"无形资产摊销费"、"提取医疗风险基金"、"其他费用"等明细科目，并要求按照各具体科室进行明细核算，归集临床服务、医疗技术、医疗辅助类各科室发生的，能够直接计入各科室或采用一定方法计算后计入各科室的直接成本，从而为实现医院财务成本精细化管理提供了数据基础。

4. 合并医疗药品收支核算。修订后的《医院会计制度》将"药品收入"科目分别并入"医疗收入"和"住院收入"、将"药品支出"并入"医疗业务成本",取消了"药品进销差价"等科目。这些规定充分反映新医改方案中逐步取消"药品加成"、避免"以药养医"的理念,弱化了药品加成对医院的补偿作用,既体现了医院的公益性质和业务特点,又规范了医院的各项收支核算与管理。

5. 计提固定资产折旧和进行无形资产摊销。修订后的《医院会计制度》新增了"累计折旧"和"累计摊销"科目,取消了"固定基金"科目。要求对所拥有或控制的除图书外的固定资产和无形资产在其使用寿命内或受益期限内,按确定的方法对应计折旧额或摊销额进行系统分摊,通过折旧或摊销方式,作为资产的抵减项目,以便反映资产因使用中的损耗而发生的价值贬损,从而有利于真实、客观地反映资产的实际价值。同时,通过对不同资金来源形成的固定资产提取折旧的不同处理方法,将医院财政补助、科教项目收入以外的资金形成的固定资产折旧计入各期医疗成本,有利于完善医疗成本核算范围、夯实医疗成本数据,体现医疗成本与医疗收入之间的配比关系;对财政补助及科教项目资金形成的固定资产折旧不计入医疗成本,既可更好地体现医院的补偿机制,又有利于按照预算管理要求对财政项目收支及结余进行核算。

6. 明确规定将基建账相关数据并入新账。按照现行的事业单位会计制度要求,事业单位向外提供的报表时,一般只包括部门决算报表而不包括基本建设项目决算报表;尤其是事业单位有尚未办理竣工决算但实际交付使用的基建项目投资时,已交付使用资产往往由于竣工决算的滞后而游离于事业单位会计报表之外。因此,其反映的经济业务是不完整的。新修订后的会计制度明确规定,将国家规定单独核算的基本建设投资相关数据并入医院会计的"大账",有利于医院提供完整的财务状况及收支情况。

7. 明确相关业务的会计处理。修订后的《医院会计制度》对"短期投资","预付账款","应付票据","财政补助结转(余)","科教项目收入"、"科教项目支出""科教项目结转(余)"等经济业务进行规范,明确相关科目核算内容和核算方法。

8. 完善对外披露的财务报表体系,有利于利益相关方进行报表分析。修订后的《医院会计制度》规定,医院财务报告分为中期财务报告和年度财务报告。医院财务报告由会计报表、会计报表附注和财务情况说明书组成。医院财务报告中的会计报表包括资产负债表、收入费用总表、现金流量表、财政补助收支情况表以及有关附表。与原制度相比,新增了现金流量表、附表中的成本报表和会计报表附注,更有利于报表使用者全面了解医院的财务状况、经营成果和现金流量,有利于报表使用者为理解会计报表的内容而对会计报表的编制基础、编制依据、编制原则和方法及主要报表项目进行进一步分析。

9. 社会中介的介入,有利于提高财务会计信息质量。修订后的《医院会计制度》明确,医院对外提供的年度财务报告应按有关规定经过注册会计师审计。为此,中国注册会计师协会制定并印发了《医院财务报表审计指引》,对医院财务报表的审计目标、审计范围、审计流程、风险控制进行系统规范。社会中介审计的介入,对于规范会计核算,完善医院内部控制制度,提高财务会计信息质量具有现实而深远的意义。

财政部副部长王军指出:"防范财务风险、完善激励约束机制、加强医院内部预算和成本管理、加强医改资金的使用监督等各项工作,都离不开真实、可靠的财务信息。注册会计师对医院财务报表进行审计,有助于提高医院会计信息质量,增强财务状况和经营成果的真实性和公信力";"引入注册会计师审计制度,有利于进一步加强对政府卫生投入资金使用情况的监督管理,形成科学有效的监督体系,这是确保医改资金投入与使用安全、规范、透明有效的重要机制"。

三、新旧医院会计制度会计科目的对比分析

表1-1详示了新旧制度的区别。

表1-1

新科目		原科目		备注
1001	库存现金	101	现金	名称变化
1002	银行存款	102	银行存款	
1003	零余额账户用款额度	103	零余额账户用款额度	补充
1004	其他货币资金	109	其他货币资金	
1101	短期投资			新增
1201	财政应返还额度	126	财政应返还额度	补充
1211	应收在院病人医疗款	111	应收在院病人医药费	名称变化
1212	应收医疗款	113	应收医疗款	
1215	其他应收款	119	其他应收款	核算内容调整
1221	坏账准备	114	坏账准备	计提变化
1231	预付账款			新增
1301	库存物资	121	药品	药品并入库存物资
130101	药品	123	库存物资	
		122	药品进销差价	取消
1302	在加工物资	125	在加工材料	名称变化
1401	待摊费用	131	待摊费用	
1501	长期投资	141	对外投资	内容变化
1601	固定资产	151	固定资产	
1602	累计折旧			新增
1611	在建工程	153	在建工程	
1621	固定资产清理			新增
1701	无形资产	161	无形资产	内容变化
1702	累计摊销			新增
1801	长期待摊费用			新增
1901	待处理财产损溢	181	待处理财产损溢	

续表

新科目		原科目		备 注
		171	开办费	取消
2001	短期借款	201	短期借款	
2101	应缴款项	211	应缴超收款	名称变化、核算内容调整
2201	应付票据	202	应付账款	新增
2202	应付账款			
2203	预收医疗款	204	预收医疗款	
2204	应付职工薪酬	211	应付工资（离退休费）	合并
		212	应付地方（部门）津贴补贴	
		213	应付其他个人收入	
2205	应付福利费			新增
2206	应付社会保障费	207	应付社会保障费	范围扩大
2207	应交税费			新增
2209	其他应付款	209	其他应付款	核算范围缩小
2301	预提费用	221	预提费用	
2401	长期借款	231	长期借款	
2402	长期应付款	241	长期应付款	
3001	事业基金	301	事业基金	口径变化明细调整
		302	固定基金	取消
3101	专用基金	303	专用基金	口径变化明细调整
3201	待冲基金			新增
3301	财政补助结转（余）			新增
3302	科教项目结转（余）			新增
3401	本期结余	305	收支结余	口径变化
3501	结余分配	306	结余分配	
4001	医疗收入	403	医疗收入	
400101	门诊收入	40301	门诊收入	
	药品收入			级次变化
	药事服务费收入			新增
	结算差额			新增
400102	住院收入	40302	住院收入	
	药品收入			级次变化
	药事服务费收入			新增
	结算差额			新增

续表

新科目		原科目		备注
		404	药品收入	药品收入并入住院收入
4101	财政补助收入	401	财政补助收入	
4201	科教项目收入			新增
4301	其他收入	409	其他收入	
		402	上级补助收入	取消
5001	医疗业务成本	411	医疗支出	药品支出并入医疗业务成本
		412	药品支出	
5101	财政项目补助支出	416	财政专项支出	名称变化
5201	科教项目支出			新增
5301	管理费用	415	管理费用	期末不分摊
5302	其他支出	419	其他支出	

第二节 新旧医院会计制度的衔接

为了确保新旧《医院会计制度》的顺利过渡，财政部于 2011 年 4 月 6 日下发了《关于印发〈新旧医院会计制度有关衔接问题的处理规定〉的通知》（财会［2011］5号）文件，对医院执行新制度的有关衔接问题进行明确规定：

一、新旧制度衔接的总要求

（一）新旧制度衔接时间安排

公立医院改革国家联系试点城市所属医院在 2011 年 7 月 1 日或公立医院改革国家联系试点城市所属医院以外的医院在 2012 年 1 月 1 日之前，仍应按照原制度进行会计核算和编报会计报表。自 2011 年 7 月 1 日或 2012 年 1 月 1 日起，医院应当严格按照新制度的规定进行会计核算和编报财务报告。

（二）衔接步骤

医院应当按照财会［2011］5 号文件的规定做好新旧制度的衔接。相关工作包括以下几个方面：

1. 在执行新制度前，完成以下几方面工作：

一是对本单位的资产和负债进行全面清查、盘点和核实，对于清查出的账龄超过 3 年、确认无法收回的应收医疗款，药品及库存物资盘盈、盘亏、毁损，固定资产盘盈、盘亏，以及应确认而未确认的资产、负债，应当报经批准后，按照原制度规定处理完毕。

二是对本单位固定资产、无形资产的原价、形成的资金来源、已使用年限、尚可使用年限等进行核查，为计提固定资产折旧、追溯确认待冲基金等做好准备。

三是根据原账编制 2011 年 6 月 30 日或 2011 年 12 月 31 日的科目余额表。

2. 按照新制度设立 2011 年 7 月 1 日或 2012 年 1 月 1 日的新账。

3. 将原账中各会计科目 2011 年 6 月 30 日或 2011 年 12 月 31 日的余额转入新账并按新制度进行调整，将基建账（即按照《国有建设单位会计制度》单独核算基本建设投资的账套）相关数据并入新账，按上述调整后的科目余额编制科目余额表，作为新账各会计科目的期初余额。前述"原账中各会计科目"指原制度规定的会计科目，以及医院参照财政部印发的相关补充规定增设的会计科目。

4. 根据新账各会计科目期初余额，按照新制度编制 2011 年 7 月 1 日或 2012 年 1 月 1 日期初资产负债表。

二、新旧制度账户的衔接方法

在按照原医院会计制度规定，将资产负债全面清查、盘点、核实并按规定处理完毕后，应将原账中各科目余额转入按照新制度开立的新账户中，具体如下：

（一）资产类

1. "现金"、"银行存款"、"零余额账户用款额度"、"其他货币资金"、"财政应返还额度"、"应收在院病人医药费"、"应收医疗款"、"坏账准备"、"在加工材料"、"待摊费用"、"在建工程"科目。

新制度设置了"库存现金"、"银行存款"、"零余额账户用款额度"、"其他货币资金"、"财政应返还额度"、"应收在院病人医疗款"、"应收医疗款"、"坏账准备"、"在加工物资"、"待摊费用"、"在建工程"科目，其核算内容与原账中上述相应科目的核算内容基本相同。转账时，应将原账中上述科目的余额直接转入新账中相应科目。新账中相应科目设有明细科目的，应将原账中上述科目的余额加以分析，分别转入新账中相应科目的相关明细科目，见图 1-1。

【例 1-1】2011 年 6 月 30 日，某医院部分资产类相关科目余额如表 1-2 所示。
2010 年 1 月 1 日，结转上述科目的会计处理如下：

（1）现金

借：库存现金　　　　　　　　　　　　　　　　　　　　　　100 000

　　贷：现金（原账余额）　　　　　　　　　　　　　　　　　100 000

（2）应收在院病人医药费

借：应收在院病人医疗款　　　　　　　　　　　　　　　　　600 000

　　贷：应收在院病人医药费（原账余额）　　　　　　　　　　600 000

（3）在加工材料

借：在加工物资　　　　　　　　　　　　　　　　　　　　　400 000

贷：在加工材料（原账余额）　　　　　　　　　　　　　　　400 000

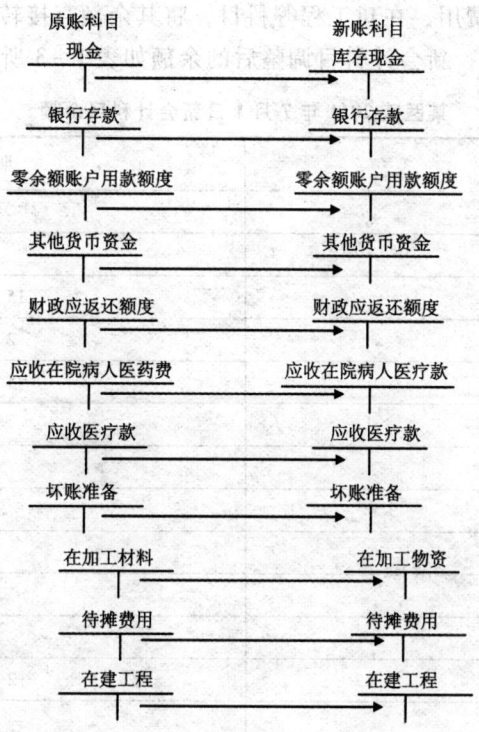

图 1-1

表 1-2　　　　　　某医院 2011 年 6 月 30 日原会计科目余额　　　（金额单位：人民币元）

资产	期末数
资产类	
现金	100 000.00
银行存款	15 000 000.00
零余额账户用款额度	2 000 000.00
其他货币资金	5 000 000.00
财政应返还额度	500 000.00
应收在院病人医药费	600 000.00
应收医疗款	300 000.00
坏账准备	200 000.00
在加工材料	400 000.00
待摊费用	100 000.00
在建工程	2 000 000.00
……	……

（4）银行存款、零余额账户用款额度、其他货币资金、财政应返还额度、应收医疗款、坏账准备、待摊费用、在建工程等科目，将其余额直接转入新账即可。

则 2011 年 7 月 1 日，新会计科目调整后的余额如表 1-3 所示：

表 1-3　　　　　　　某医院 2011 年 7 月 1 日新会计科目余额　　　（金额单位：人民币元）

资　产	期初数
资产类	
库存现金	100 000.00
银行存款	15 000 000.00
零余额账户用款额度	2 000 000.00
其他货币资金	5 000 000.00
财政应返还额度	500 000.00
应收在院病人医疗款	600 000.00
应收医疗款	300 000.00
坏账准备	200 000.00
在加工物资	400 000.00
待摊费用	100 000.00
在建工程	2 000 000.00
……	……

2."其他应收款"科目。新制度设置了"其他应收款"、"预付账款"科目，其中，"其他应收款"科目的核算内容较原账中"其他应收款"科目发生变化：

一是增加了应收长期投资利息或利润等核算内容；

二是不再核算医院的预付款项，相应内容转由新制度中"预付账款"科目核算。

转账时，如果原账中"其他应收款"科目余额包括预付账款，则应对该科目余额进行分析：将预付账款余额转入新账中"预付账款"科目，将剩余余额转入新账中"其他应收款"科目，见图 1-2。

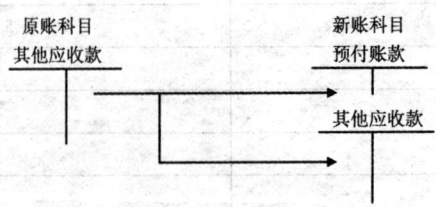

图 1-2　增加长期投资利息或利润的核算

【例 1-2】2011 年 6 月 30 日，某医院"其他应收款"科目期末余额为 500 000 元，其中包括预付账款 100 000 元，则 2011 年 7 月 1 日，医院将其他应收款进行结转时，应做如下会计处理：

借：预付账款　　　　　　　　　　　　　　　　　　　100 000
　　其他应收款　　　　　　　　　　　　　　　　　　400 000
　　贷：其他应收款（原账余额）　　　　　　　　　　　　　500 000

原账余额转入新账后，部分报表数据如表1-4所示：

表1-4　　　　　　　　　　　　　　　　　　　　　　　　（金额单位：人民币元）

2011年6月30日		2011年7月1日	
报表项目	期末数	报表项目	期初数
其他应收款	500 000.00	预付账款	100 000.00
		其他应收款	400 000.00

3. "药品"、"药品进销差价"、"库存物资"科目。新制度未设置"药品"、"药品进销差价"科目，但设置了"库存物资"科目，其核算范围有所扩大，包括了原账中"药品"、"库存物资"科目的核算内容，并将原制度药品售价核算改为了进价核算。转账时，应在新账中"库存物资"科目下设置"药品"、"卫生材料"、"低值易耗品"、"其他材料"等明细科目，将原账中"库存物资"科目的余额分析转入新账中"库存物资"科目的相关明细科目；将原账中"药品"科目相关明细科目的余额转入新账中"库存物资——药品"科目相应明细科目的借方，将原账中"药品进销差价"科目相关明细科目的余额作为减项转入新账中"库存物资——药品"科目相应明细科目的借方，见图1-3。

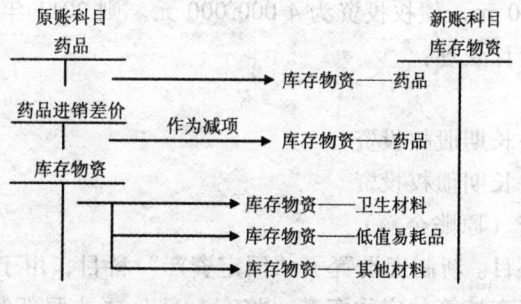

图1-3

【例1-3】2011年6月30日，某医院"药品"科目余额为：5 000 000元，"药品进销差价"科目余额为1 000 000元，"库存物资"科目余额为2 000 000元，经分析，其中卫生材料占1 200 000元、低值易耗品占500 000元、其他材料占300 000元。则2011年7月1日，医院按照新会计制度的规定在进行结转时，应做如下会计处理：

借：库存物资——药品　　　　　　　　　　　　　　4 000 000
　　药品进销差价（原账余额）　　　　　　　　　　1 000 000
　　贷：药品（原账余额）　　　　　　　　　　　　　　　5 000 000
借：库存物资——卫生材料　　　　　　　　　　　　1 200 000

　　　　——低值易耗品　　　　　　　　　　　　　　　　　500 000
　　　　——其他材料　　　　　　　　　　　　　　　　　　300 000
　　贷：库存物资（原账余额）　　　　　　　　　　　　　2 000 000

经结转后，新科目下，"库存物资——药品"的科目余额为 4 000 000 元，"库存物资——卫生材料"科目余额为 1 200 000 元，"库存物资——低值易耗品"科目余额为 500 000 元，"库存物资——其他材料"科目余额为 300 000 元。

4."对外投资"科目。新制度将医院的对外投资划分为短期投资和长期投资，相应设置了"短期投资"、"长期投资"两个科目，两个科目的核算内容与原账中"对外投资"科目的核算内容基本相同。转账时，应对原账中"对外投资"科目的余额进行分析：将能够随时变现并且持有时间不准备超过 1 年（含 1 年）的对外投资余额转入新账中"短期投资"科目，将剩余余额区分股权投资性质和债权投资性质转入新账中"长期投资"科目的相关明细科目，见图 1-4。

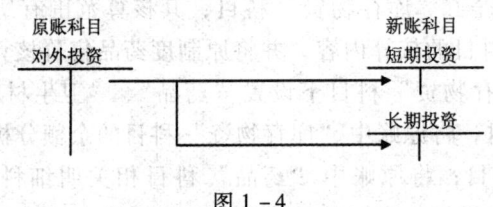

图 1-4

【例 1-4】2011 年 6 月 30 日，某医院"对外投资"科目余额为：10 000 000 元，经分析，其中持有时间不准备超过一年的对外投资为 4 000 000 元，持有时间超过一年的股权投资为 2 000 000 元，债权投资为 4 000 000 元。则 2011 年 7 月 1 日，医院在进行结转时，应做如下会计处理：

　　借：短期投资　　　　　　　　　　　　　　　　　　　4 000 000
　　　　长期投资——长期股权投资　　　　　　　　　　　 2 000 000
　　　　　　　　——长期债权投资　　　　　　　　　　　 4 000 000
　　贷：对外投资（原账余额）　　　　　　　　　　　　　10 000 000

5."固定资产"科目。新制度设置了"固定资产"科目，由于固定资产价值标准提高，原账中作为固定资产核算的实物资产，将有一部分要按照新制度转为低值易耗品。转账时，应当根据重新确定的固定资产目录，结合固定资产的清理状态，对原账中"固定资产"科目的余额进行分析：

（1）对于达不到新制度中固定资产确认标准的，应当将相应余额转入新账中"库存物资"科目；对于已领用出库的，还应同时将其成本一次性摊销，同时做好相关实物资产的登记管理工作，在新账中，借记"事业基金"科目，贷记"库存物资"科目，见图 1-5。

【例 1-5】2011 年 6 月 30 日，某医院"固定资产"科目余额为 50 000 000 元，其中根据固定资产的确认标准，能达到该标准的固定资产为 40 000 000 元，达不到该标准的固定资产为 10 000 000 元，其中被领用正在使用的设备物资为 200 000 元。则医院在

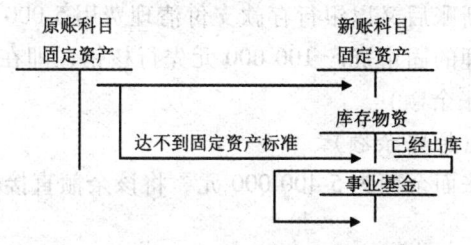

图 1-5

7月1日进行结转时的会计处理为：

借：固定资产		40 000 000
库存物资		10 000 000
贷：固定资产（原账余额）		50 000 000
借：事业基金		200 000
贷：库存物资		200 000

（2）对于符合新制度中固定资产确认标准，因出售、报废、毁损等原因已转入清理但尚未从原账核销的，应当将相应余额连同相应的"固定基金"科目余额转入新账中"固定资产清理"科目，借记新账中"固定资产清理"科目，贷记原账中"固定资产"科目，同时，借记原账中"固定基金"科目，贷记新账中"固定资产清理"科目。

新旧转账时已转入清理但尚未清理完毕的固定资产，在执行新制度后发生的相关清理费用以及取得的清理收入等，通过新账中"固定资产清理"科目核算，见图 1-6。

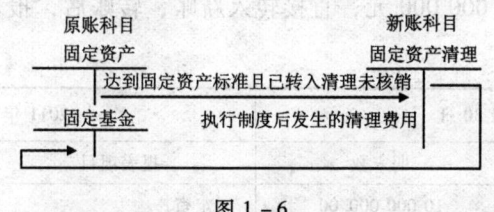

图 1-6

【例1-6】2011年6月30日，某医院账面固定资产余额为5 500 000元。经对固定资产科目进行核查，发现一辆已经报废的车辆已转入清理，账面价值为100 000元，但尚未从固定资产账户中核销。在转入新账时，在将固定资产余额5 500 000元转入新账的同时，应做如下会计处理：

借：固定资产清理		100 000
贷：固定资产（原账余额）		100 000
借：固定基金（原账余额）		100 000
贷：固定资产清理		100 000

实务中，应当对已转入清理但尚未从原账核销的，可以先行核销，再按核销后的余额转入新账的固定资产科目。即在原账中根据应核销金额，借记"固定基金"、贷记"固定资产"。核销后固定资产余额从原账"固定资产"科目贷方转入新账"固定资产"科目借方。

承上例，假设转入新账后又以银行存款支付清理费用 5 000 元。账务处理如下：
首先，对已转入清理的固定资产 100 000 元先行核销，即在原账中：
借：固定基金（原账余额） 100 000
　　贷：固定资产（原账余额） 100 000
清理后，固定资产账面余额为 5 400 000 元，将该余额直接转入 2011 年 7 月 1 日新账。

其次，对新发生的清理费用进行处理：
借：固定资产清理 5 000
　　贷：银行存款 5 000
借：其他支出——固定资产清理支出 5 000
　　贷：固定资产清理 5 000

(3) 对于符合新制度中固定资产确认标准且未转入清理的，应当将相应余额转入新账中"固定资产"科目，见图 1－7。

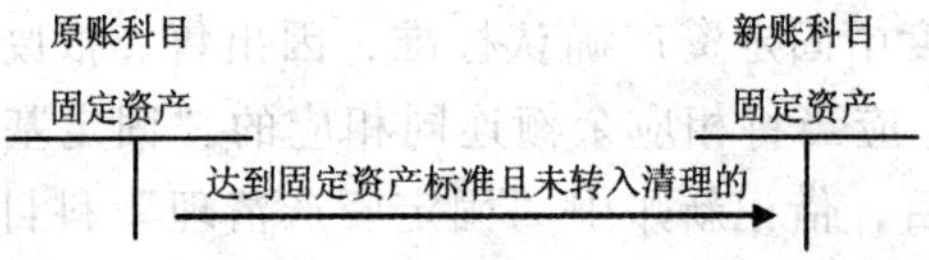

```
原账科目            新账科目
固定资产  ────────→  固定资产
        达到固定资产标准且未转入清理的
```

图 1－7

【例 1－7】2011 年 6 月 30 日，某医院经对固定资产科目清理后，达到固定资产标准的设备账面价值为 10 000 000 元，直接转入新账，转账后，报表余额如表 1－5 所示：

表 1－5

2011 年 6 月 30 日		2011 年 7 月 1 日	
报表项目	期末数	报表项目	期初数
固定资产	10 000 000.00	固定资产	10 000 000.00

6. "无形资产"科目。新制度设置了"无形资产"、"累计摊销"科目，分别反映无形资产的原价和计提的累计摊销。原账中"无形资产"科目余额反映的是尚未摊销的无形资产价值。转账时，应对原账中"无形资产"科目的累计借方、贷方发生额进行分析，将原账中"无形资产"科目借方累计发生额中属于仍在账无形资产初始确认成本的金额转入新账中的"无形资产"科目，将原账中"无形资产"科目贷方累计发生额中属于仍在账无形资产累计摊销的金额转入新账中的"累计摊销"科目。新账中"无形资产"科目转入金额减去"累计摊销"科目转入金额后的金额应当等于原账中"无形资产"科目余额，见图 1－8。

【例 1－8】2011 年 6 月 30 日，某医院对其"无形资产"账户进行分析，无形资产累计借方发生额为 6 000 000 元，累计贷方发生额为 1 000 000 元，期末余额为 5 000 000 元，2011 年 7 月 1 日，医院对该账户进行转账时，应作如下会计处理：

借：无形资产　　　　　　　　　　　　　　　　　　　　1 000 000
　　贷：累计摊销　　　　　　　　　　　　　　　　　　　　1 000 000

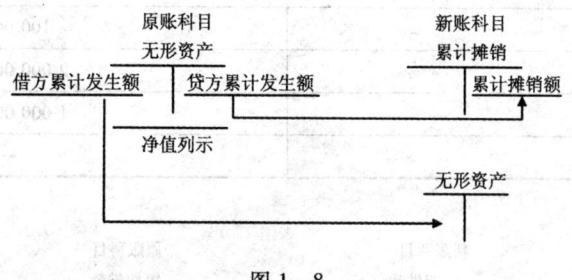

图1-8

转账前后报表余额对比如表1-6所示：

表1-6

2011年6月30日		2011年7月1日	
报表项目	期末数	报表项目	期初数
无形资产	5 000 000.00	无形资产	6 000 000.00
		累计摊销	1 000 000.00

7. "待处理财产损溢"科目。新制度设置了"待处理财产损溢"科目，其核算内容与原账中相应科目的核算内容基本相同。由于医院应当按照本规定在执行新制度前进行财产清查并将清查出的资产盘盈、盘亏、毁损等报经批准处理完毕，原账中"待处理财产损溢"科目2011年6月30日或2011年12月31日一般应无余额，不需进行转账处理，自2011年7月1日或2012年1月1日起直接启用新账即可。若原账中"待处理财产损溢"科目2011年6月30日或2011年12月31日有余额，则应将其余额直接转入新账中"待处理财产损溢"科目。

（二）负债类

1. "短期借款"、"预收医疗款"、"预提费用"、"长期借款"、"长期应付款"科目。新制度设置了"短期借款"、"预收医疗款"、"预提费用"、"长期借款"、"长期应付款"科目，其核算内容与原账中上述相应科目的核算内容基本相同。转账时，应将原账中上述科目的余额直接转入新账中相应科目，参见图1-9。

【例1-9】2011年6月30日，某医院部分负债类科目结转前余额如表1-7所示：

表1-7　　　　　　　　　　　原会计科目余额

负债	期末数
负债类	
短期借款	500 000.00
预收医疗款	100 000.00

续表

负债	期末数
预提费用	100 000.00
长期借款	2 000 000.00
长期应付款	1 000 000.00
……	……

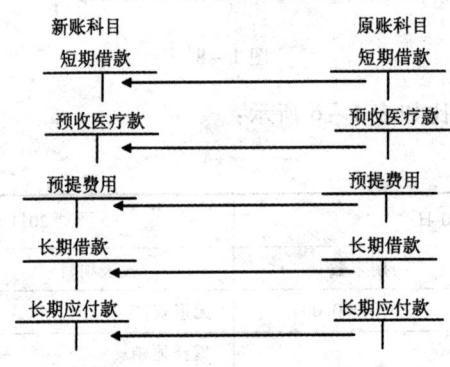

图1-9

2011年7月1日,转账后报表期初余额如表1-8所示:

表1-8　　　　　　　　　　新会计科目余额

负债	期初数
负债类	
短期借款	500 000.00
预收医疗款	100 000.00
预提费用	100 000.00
长期借款	2 000 000.00
长期应付款	1 000 000.00
……	……

2. "应缴超收款"科目。新制度未设置"应缴超收款"科目,但设置了"应缴款项"科目,其核算内容不同于原制度"应缴超收款"科目。原账中"应缴超收款"科目一般无余额,不需进行转账处理。若原账中"应缴超收款"科目有余额,则应将其余额转入新账中"应缴款项"科目,见图1-10。

【例1-10】某医院2011年6月30日"应缴超收款"科目余额为100 000元,按照新会计制度的规定,2011年7月1日,在转账时应作如下会计处理:

借:应缴超收款(原账余额)　　　　　　　　　　　　　　　100 000

贷：应缴款项　　　　　　　　　　　　　　　　　　　　　　　100 000

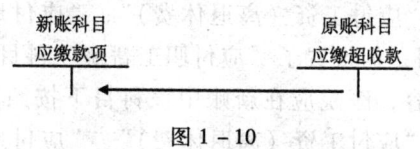

图 1 – 10

3. "应付账款"科目。新制度设置了"应付账款"、"应付票据"、"预付账款"科目。转账时，应对原账中"应付账款"科目及其所属明细科目的余额进行分析：如"应付账款"科目所属明细科目有借方余额，应将具有借方余额的明细科目的借方余额转入新账中"预付账款"科目，并将其余明细科目的贷方余额按照新制度分别转入新账中"应付账款"、"应付票据"科目；如"应付账款"科目所属明细科目没有借方余额，应将该科目余额按照新制度分别转入新账中"应付账款"、"应付票据"科目，见图 1 – 11。

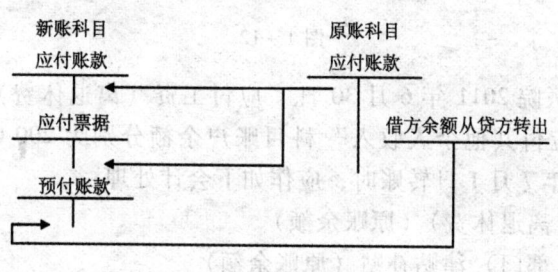

图 1 – 11

【例 1 – 11】某医院 2011 年 6 月 30 日应付账款余额 200 000 元，经对"应付账款"科目分析，该科目借方发生额应付 A 公司 60 000 元，贷方发生额 260 000 元，其中包括应付 B 公司商业票据 100 000 元，应付 C 公司医疗器械款 160 000 元。则 2011 年 7 月 1 日，医院在转账时应做如下会计处理：

借：预付账款——A 公司　　　　　　　　　　　　　　　　　60 000
　　应付账款（原账余额）　　　　　　　　　　　　　　　　200 000
　贷：应付票据——B 公司　　　　　　　　　　　　　　　　100 000
　　　应付账款——C 公司　　　　　　　　　　　　　　　　160 000

转账前后报表余额对比如表 1 – 9 所示：

表 1 – 9

2011 年 6 月 30 日		2011 年 7 月 1 日	
报表项目	期末数	报表项目	期初数
应付账款	200 000.00	预付账款	60 000.00
		应付票据	100 000.00
		应付账款	160 000.00

4."应付工资(离退休费)"、"应付地方(部门)津贴补贴"、"应付其他个人收入"科目。新制度未设置"应付工资(离退休费)"、"应付地方(部门)津贴补贴"、"应付其他个人收入"科目,但设置了"应付职工薪酬"科目,其核算内容涵盖了原账中上述三个科目的核算内容,医院应在新账中该科目下按照国家有关规定设置明细科目。转账时,应将原账中"应付工资(离退休费)"、"应付地方(部门)津贴补贴"、"应付其他个人收入"科目的余额分别转入新账中"应付职工薪酬"科目的相关明细科目,见图1-12。

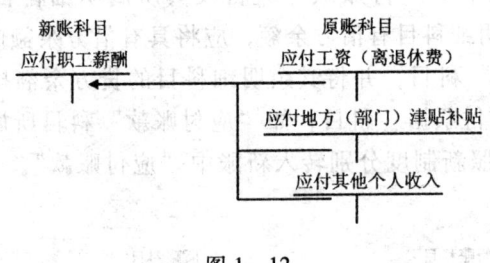

图1-12

【例1-12】某医院2011年6月30日"应付工资(离退休费)"、"应付地方(部门)津贴补贴"、"应付其他个人收入"科目账户余额分别为200 000元、150 000元、50 000元,则2011年7月1日转账时,应作如下会计处理:

借:应付工资(离退休费)(原账余额)   200 000
    应付地方(部门)津贴补贴(原账余额)   150 000
    应付其他个人收入(原账余额)   50 000
  贷:应付职工薪酬   400 000

转账前后报表余额对比如表1-10所示:

表1-10

2011年6月30日		2011年7月1日	
报表项目	期末数	报表项目	期初数
应付工资(离退休费)	200 000.00	应付职工薪酬	400 000.00
应付地方(部门)津贴补贴	150 000.00		
应付其他个人收入	50 000.00		

5."应付社会保障费"、"其他应付款"科目。新制度设置了"应付社会保障费"、"应交税费"、"其他应付款"、"应付福利费"、"科教项目结转(余)"科目。其中,"应付社会保障费"科目的核算范围比原账大,包括了代扣代交的住房公积金等;"其他应付款"科目的核算范围比原账小,不包括代扣代交的住房公积金、应交的各种税费、尚未使用的科研、教学项目资金等,相应内容转由新制度下"应付社会保障费"、"应交税费"、"科教项目结转(余)"科目核算。转账时,应将原账中"应付社会保障费"科目的余额转入新账中"应付社会保障费"科目,同时对原账中"其他应付款"科目的余额进行分析:将其中属于代扣代交的住房公积金等应付社会保障费的余额,转

入新账中"应付社会保障费"科目;将其中属于应交税费的余额,转入新账中"应交税费"科目;将其中属于科研、教学项目资金的余额,转入新账中"科教项目结转(余)"科目;将剩余余额,转入新账中"其他应付款"科目。

原账中"其他应付款"科目核算有医院从成本费用中提取的职工福利费的,还应将相应余额转入新账中"应付福利费"科目,见图1-13。

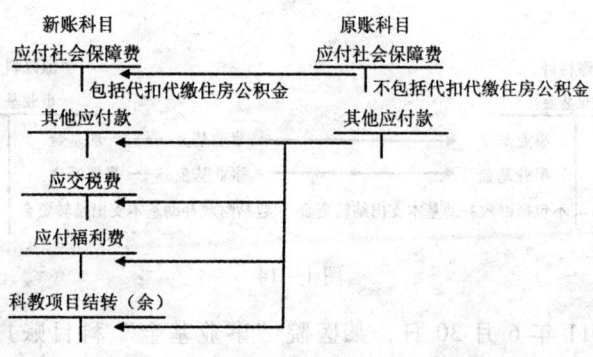

图1-13

【例1-13】某医院2011年6月30日"应付社会保障费"科目余额为500 000元,"其他应付款"科目余额为200 000元,该医院对"其他应付款"科目分析后,计算出其中属于应交税费20 000元,属于应付福利费50 000元,属于代扣代交的住房公积金30 000元,属于应付科研、教学项目资金40 000元,则2011年7月1日,医院在进行转账时,应做如下会计处理:

借:应付社会保障费(原账余额)　　　　　　　　　　500 000
　　其他应付款(原账余额)　　　　　　　　　　　　200 000
　贷:应交税费　　　　　　　　　　　　　　　　　　20 000
　　　应付福利费　　　　　　　　　　　　　　　　　50 000
　　　应付社会保障费　　　　　　　　　　　　　　530 000
　　　科教项目结转(余)　　　　　　　　　　　　　40 000
　　　其他应付款　　　　　　　　　　　　　　　　 60 000

转账前后报表余额对比如表1-11所示:

表1-11

2011年6月30日		2011年7月1日	
报表项目	期末数	报表项目	期初数
应付社会保障费	500 000.00	应付社会保障费	530 000.00
其他应付款	200 000.00	其他应付款	60 000.00
		应交税费	20 000.00
		应付福利费	50 000.00
		科教项目结转(余)	40 000.00
……	……	……	……

(三) 净资产类

1. "事业基金"科目。新制度设置了"事业基金"科目,但不再在该科目下设置"一般基金"、"投资基金"明细科目,其核算范围也较原账中"事业基金"科目发生变化,不再包括财政补助基本支出结转资金。转账时,应将原账中"事业基金"科目所属"一般基金"、"投资基金"明细科目余额一并转入新账中"事业基金"科目,见图 1-14。

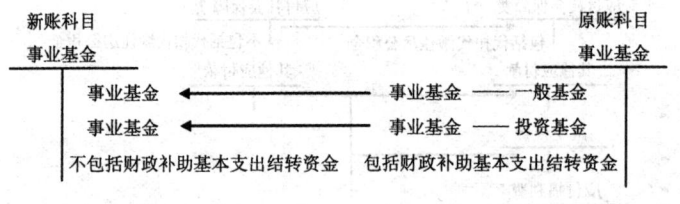

图 1-14

【例 1-14】2011 年 6 月 30 日,某医院"事业基金"科目账户余额为 1 000 000 元,其中一般基金占 600 000 元,投资基金占 400 000 元,在转账时,医院应作如下会计处理:

借:事业基金——一般基金(原账余额)　　　　　　　　600 000
　　　　　——投资基金(原账余额)　　　　　　　　　　400 000
　　贷:事业基金　　　　　　　　　　　　　　　　　　1 000 000

2. "专用基金"科目。新制度设置了"专用基金"、"应付福利费"科目。其中,"专用基金"科目的核算内容不同于原制度中的相应科目:原制度"专用基金"科目核算内容包括修购基金、职工福利基金、住房基金、留本基金等,新制度取消了修购基金、增加了医疗风险基金;对于按国家有关规定从成本费用中提取的职工福利费,原制度规定通过"专用基金"科目核算,新制度规定通过"应付福利费"科目核算。转账时,应在新账中"专用基金"科目下按照新制度规定设置明细科目,并按以下要求转账:

(1) 修购基金。将原账中"专用基金——修购基金"明细科目余额转入新账中"事业基金"科目,见图 1-15。

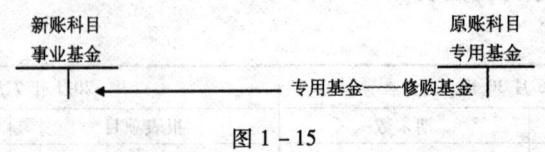

图 1-15

(2) 职工福利基金。医院在执行新制度前已通过"其他应付款"科目和"专用基金——职工福利基金"明细科目分别核算从成本费用中提取的职工福利费和从结余中提取的职工福利基金的,应将原账中"专用基金——职工福利基金"明细科目余额直接转入新账中"专用基金——职工福利基金"明细科目,见图 1-16。

医院在执行新制度前对于从成本费用中提取的职工福利费和从结余中提取的职工福

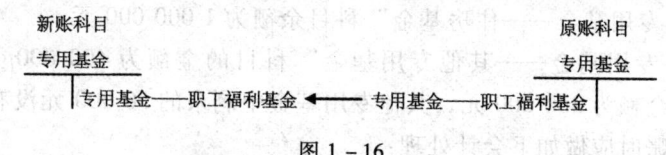

图 1-16

利基金都通过"专用基金——职工福利基金"明细科目核算的,应对原账中该明细科目余额进行分析:将按国家有关规定从成本费用中提取但尚未支出的职工福利费余额转入新账中"应付福利费"科目,将剩余余额转入新账中"专用基金——职工福利基金"明细科目。无法对原账中该明细科目余额加以区分的,应将该明细科目余额全部转入新账中"专用基金——职工福利基金"明细科目,见图 1-17。

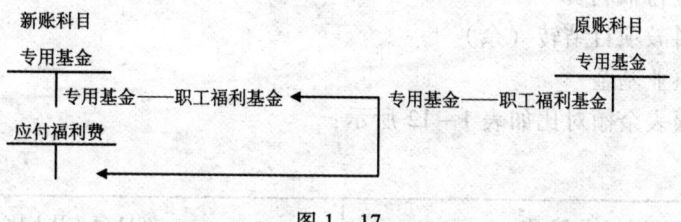

图 1-17

(3)科教项目基金。原账中"专用基金"科目核算有新制度所界定的科研、教学项目资金的,应将该部分余额转入新账中"科教项目结转(余)"科目,见图 1-18。

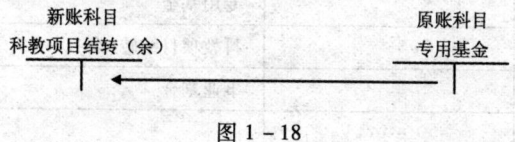

图 1-18

(4)其他专用基金。对于原账中其他专用基金,按有关规定保留的,将其余额转入新账中"专用基金"科目的相关明细科目;没有保留依据的,将其余额转入新账中"事业基金"科目,见图 1-19。

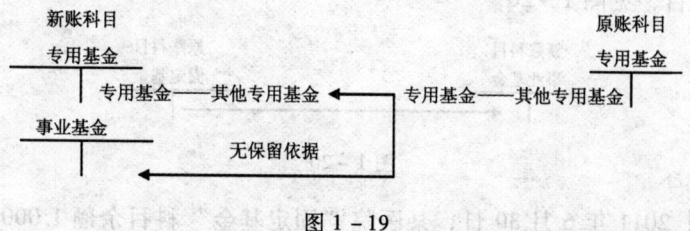

图 1-19

【例 1-15】2011 年 6 月 30 日,某医院"专用基金"科目账户余额为 2 000 000 元。对原账中的明细科目进行分析,其中:

(1)"专用基金——修购基金"科目余额为 400 000 元;

(2)"专用基金——职工福利基金"科目余额为 200 000 元,其中包括按国家有关规定从成本费用中提取但尚未支出的职工福利费 50 000 元;

(3) 属于"专用基金——住房基金"科目余额为 1 000 000 元;

(4) 属于"专用基金——其他专用基金"科目的金额为 400 000 元,属于科研、教学项目资金的金额为 350 000 元,其他专用基金中剩余的 50 000 元没有保留依据。

则医院在转账时应做如下会计处理:

借:专用基金——修购基金(原账余额)   400 000
    专用基金——职工福利基金(原账余额)   200 000
    专用基金——住房基金(原账余额)   1 000 000
    专用基金——其他基金(原账余额)   400 000
  贷:专用基金——职工福利基金   150 000
    应付福利费   50 000
    科教项目结转(余)   350 000
    事业基金   1 450 000

转账前后报表余额对比如表 1-12 所示:

表 1-12

2011 年 6 月 30 日		2011 年 7 月 1 日	
报表项目	期末数	报表项目	期初数
专用基金	2 000 000.00	应付福利费	50 000.00
		专用基金	150 000.00
		科教项目结转(余)	350 000.00
		事业基金	1 450 000.00
……	……	……	……

3. "固定基金"科目。新制度未设置"固定基金"科目。转账时,应将原账中"固定基金"科目余额扣除转入新账中"固定资产清理"科目余额后的余额转入新账中"事业基金"科目,见图 1-20。

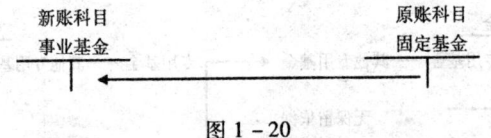

图 1-20

【例 1-16】2011 年 6 月 30 日,某医院"固定基金"科目余额 1 000 000 元,经分析,属于新账中固定资产清理金额 50 000 元,则在进行转账时,医院应作如下会计处理:

借:固定基金(原账余额)   1 000 000
  贷:固定资产清理   50 000
    事业基金   950 000

应当注意的是,固定基金的转账,应当结合固定资产转账情况综合处理。本例中,由于固定资产清理未在原账中核销,即转入新账的固定资产科目中含有上述待清理的固定资产原值(假设不含清理费用);故还应对转入的固定资产原值进行调整。即:

借:固定资产清理　　　　　　　　　　　　　　　　　　　50 000
　　贷:固定资产　　　　　　　　　　　　　　　　　　　　　50 000

承上例,假设该项固定资产清理预计金额为60 000元,其中原账中固定资产清理金额50 000元;还需后续支出10 000元。则转账时:

借:固定基金(原账余额)　　　　　　　　　　　　　　1 000 000
　　贷:固定资产清理　　　　　　　　　　　　　　　　　　　50 000
　　　　事业基金　　　　　　　　　　　　　　　　　　　　950 000
借:固定资产清理　　　　　　　　　　　　　　　　　　　50 000
　　贷:固定资产　　　　　　　　　　　　　　　　　　　　　50 000

待后续实际以货币资金支出时:

借:固定资产清理　　　　　　　　　　　　　　　　　　　10 000
　　贷:银行存款　　　　　　　　　　　　　　　　　　　　　10 000

4. "收支结余"科目。新制度未设置"收支结余"科目,但设置了"本期结余"、"财政补助结转(余)"科目。其中,"本期结余"科目的核算内容较原账中"收支结余"科目的主要区别是不再包括财政专项补助结余。转账时,区分以下两种情况处理:

(1) 对于自2011年7月1日起执行新制度的医院,应对原账中"收支结余"科目及其明细科目的余额进行分析:将原账中"收支结余——财政专项补助结余"明细科目贷方余额中属于新制度下财政项目补助结转的余额转入新账中"财政补助结转(余)——财政补助结转(项目支出结转)"明细科目,将属于新制度下财政项目补助结余的余额转入新账中"财政补助结转(余)——财政补助结余"明细科目;将原账中"收支结余——医疗收支结余、药品收支结余、其他结余"各明细科目的余额转入新账中"本期结余"科目,见图1-21。

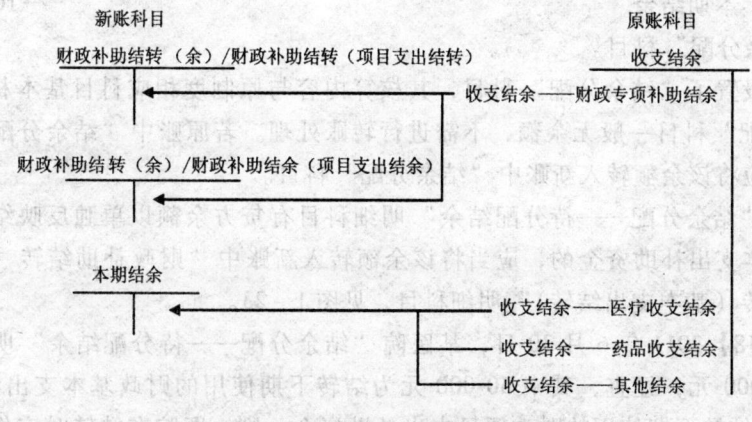

图 1-21

(2) 对于自2012年1月1日起执行新制度的医院,应对原账中"收支结余——财政专项补助结余"明细科目的贷方余额进行分析：将新制度下财政项目补助结转的余额转入新账中"财政补助结转（余）——财政补助结转（项目支出结转）"明细科目；将新制度下财政项目补助结余的余额转入新账中"财政补助结转（余）——财政补助结余"明细科目，见图 1-22。

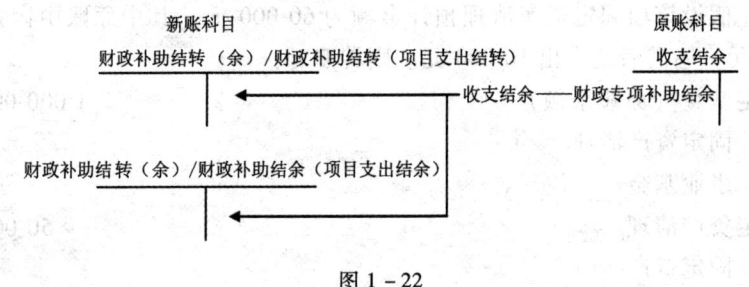

图 1-22

【例 1-17】2011 年 6 月 30 日，某医院对"收支结余"科目余额进行分析，其中"收支结余——财政专项补助结余"明细科目贷方余额为 200 000 元，其中财政项目补助结转的余额为 150 000 元，财政项目补助结余的余额为 50 000 元；"收支结余——医疗收支结余"明细科目的余额为 60 000 元；"收支结余——药品收支结余"明细科目的余额为 10 000 元，"收支结余——其他结余"明细科目的余额为 30 000 元。则医院在转账时应作如下会计处理：

借：收支结余——财政专项补助结余（原账余额）　　　200 000
　　贷：财政补助结转（余）——财政补助结转（项目支出结转）　150 000
　　　　财政补助结转（余）——财政补助结余　　　　　50 000
借：收支结余——医疗收支结余（原账余额）　　　　　60 000
　　收支结余——药品收支结余（原账余额）　　　　　10 000
　　收支结余——其他结余（原账余额）　　　　　　　30 000
　　贷：本期结余　　　　　　　　　　　　　　　　　100 000

5."结余分配"科目。

新制度设置了"结余分配"科目，其核算内容与原制度相应科目基本相同。原账中"结余分配"科目一般无余额，不需进行转账处理。若原账中"结余分配"科目有借方余额，应将该余额转入新账中"结余分配"科目。

原账中"结余分配——待分配结余"明细科目有贷方余额以单独反映结转下期使用的财政基本支出补助资金的，应当将该余额转入新账中"财政补助结转（余）——财政补助结转（基本支出结转）"明细科目，见图 1-23。

【例 1-18】2011 年 6 月 30 日，某医院"结余分配——待分配结余"明细科目贷方余额 200 000 元，经查，其中 50 000 元为结转下期使用的财政基本支出补助资金，150 000 元为结转下期使用的财政项目支出补助资金，则，医院在结转时应作如下会计处理：

借：结余分配——待分配结余（原账余额）　　　　　200 000

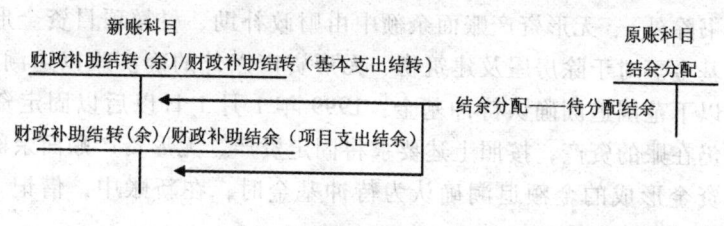

图 1-23

  贷：财政补助结转（余）——财政补助结转（基本支出结转）   50 000
    财政补助结转（余）——财政补助结转（项目支出结转）   150 000

（四）收入支出类

"财政补助收入"、"上级补助收入"、"医疗收入"、"药品收入"、"其他收入"、"医疗支出"、"药品支出"、"管理费用"、"财政专项支出"、"其他支出"科目。

由于原账中以上收入支出类科目月末或年末无余额，不需进行转账处理。自 2011 年 7 月 1 日或 2012 年 1 月 1 日起，应当按照新制度设置收入费用类科目并进行账务处理。

三、按照新制度对部分资产负债表项目进行追溯调整

（一）调整财政补助基本支出结转事项

按照新制度规定，医院尚未使用的财政基本支出补助（即财政补助基本支出结转）不再提取职工福利基金和转入事业基金。医院应当将实行国库管理制度改革后已转入事业基金但尚未使用的财政基本支出补助金额转回至"财政补助结转（余）"科目。在新账中，按照实行国库管理制度改革后已转入事业基金但尚未使用的财政基本支出补助金额，借记"事业基金"科目，贷记"财政补助结转（余）——财政补助结转（基本支出结转）"科目。

【例 1-19】2011 年 7 月 1 日，某医院事业基金转入新账后余额为 1 000 000 元。经对事业基金余额进行分析发现：实行国库管理制度改革后已转入事业基金但尚未使用的财政基本支出补助结余金额 100 000 元、尚未使用的财政基本支出补助结转金额 200 000 元、一般事业基金 700 000 元。

在实务中，由于已经按会计报表科目，将原账期末余额转入新账相应的会计科目中，则医院在新账中追溯调整应作如下会计处理：

  借：事业基金   300 000
    贷：财政补助结转（余）——财政补助结余（基本支出结余）   100 000
      财政补助结转（余）——财政补助结转（基本支出结转）   200 000

（二）追溯确认待冲基金

按照新制度规定，医院为购建固定资产、无形资产等所使用的财政补助、科教项目资金应当确认为待冲基金，并在计提资产折旧、摊销等时予以冲减。医院应当将执行新制度前所有在账固定资产（新旧转账时转入"固定资产清理"、"库存物资"科目的固

定资产以及图书除外）、无形资产账面余额中由财政补助、科教项目资金形成的金额追溯确认为待冲基金。对于除房屋及建筑物、无形资产以外的确实难以追溯的固定资产，至少应当按照以下范围追溯确认待冲基金：1999年1月1日以后以固定资产入账并且执行新制度前仍在账的资产，按照上述要求将固定资产、无形资产账面余额中由财政补助、科教项目资金形成的金额追溯确认为待冲基金时，在新账中，借记"事业基金"科目，贷记"待冲基金"科目。

【例1-20】2011年7月1日，某医院固定资产转入新账后余额为10 000 000元。经对固定资产余额进行分析发现：由财政补助资金形成的固定资产金额4 000 000元；由科教项目资金形成的固定资产金额300 000元；其他资金形成的固定资产为5 700 000元。医院在追溯调整时应作如下会计处理：

借：事业基金　　　　　　　　　　　　　　　　　　　　　　4 300 000
　　贷：待冲基金——财政补助资金　　　　　　　　　　　　　　4 000 000
　　　　待冲基金——科教项目资金　　　　　　　　　　　　　　 300 000

（三）计提固定资产折旧

按照新制度规定，医院应当对除图书外的固定资产计提折旧。医院应当按照新制度对执行新制度前形成的固定资产（新旧转账时转入"固定资产清理"、"库存物资"科目的固定资产以及图书除外）计提折旧，并将计提的折旧冲减待冲基金和事业基金。在新账中，按照应计提的折旧金额中应冲减待冲基金的部分，借记"待冲基金"科目，按照应计提的折旧金额中的剩余部分，借记"事业基金"科目，按照应计提的折旧金额，贷记"累计折旧"科目。

【例1-21】2011年7月1日，某医院固定资产转入新账后余额为10 000 000元。经对固定资产余额进行分析发现：由财政补助资金形成的固定资产金额4 000 000元，按新制度规定计算应提折旧2 500 000元；由科教项目资金形成的固定资产金额300 000元，按新制度规定计算应提折旧120 000元；其他资金形成的固定资产为5 700 000元，按新制度规定计算应提折旧3 200 000元。医院在追溯调整时应作如下会计处理：

借：事业基金　　　　　　　　　　　　　　　　　　　　　　3 200 000
　　待冲基金——财政补助资金　　　　　　　　　　　　　　　2 500 000
　　待冲基金——科教项目资金　　　　　　　　　　　　　　　 120 000
　　贷：累计折旧　　　　　　　　　　　　　　　　　　　　　5 820 000

（四）补记长期债权投资利息

按照新制度规定，医院应当按期计算确认长期债权投资应计利息并确认利息收入。医院应当按照新制度补记长期债权投资应计利息并增加事业基金。按照应补记的利息金额，在新账中，借记"其他应收款"科目（分期付息的长期债权投资），或者借记"长期投资——债权投资（应收利息）"科目（到期一次还本付息的长期债权投资），贷记"事业基金"科目。

【例1-22】2011年7月1日，某医院转入新账后的长期债权投资3 000 000元。经对长期债权投资余额进行分析发现：分期付息的长期债权投资金额1 000 000元，年利率为12%，按新制度规定计算应计利息为60 000元；到期一次还本付息的长期债权投资金额2 000 000元，年利率为12%，按新制度规定计算应计利息180 000元。

由于在原制度下，医院应计未计利息不调整长期债权投资的账面价值，而是在实际收到利息时确认为收入，因此，新账下追溯调整如下：

借：其他应收款——应计利息　　　　　　　　　　60 000
　　长期投资——债权投资（应收利息）　　　　　180 000
　　　贷：事业基金　　　　　　　　　　　　　　　　　240 000

（五）调整坏账准备

与原制度相比较，新制度下坏账准备的计量发生变化：一是原制度规定坏账准备按照年末应收在院病人医药费和应收医疗款余额的一定比例计提；新制度规定坏账准备的提取范围为应收医疗款和其他应收款；二是医院执行新制度可能调整坏账准备的计提比例和方法。医院应当按照新制度重新计算坏账准备的计量金额，按照重新计算的金额与原账中"坏账准备"科目余额的差额，在新账中，借记或贷记"坏账准备"科目，贷记或借记"事业基金"科目。

【例1-23】2011年7月1日，某医院转入新账后的坏账准备余额为320 000元。应收医疗款余额为6 000 000元，其他应收款余额为3 500 000元，按新制度规定，医院采用余额百分比法计提坏账准备，计提比例为4%。追溯调整如下：

期初按新制度规定，应计提坏账准备为380 000元；账面余额为320 000元，应补提坏账准备60 000元。调整分录为：

借：事业基金　　　　　　　　　　　　　　　　　　60 000
　　　贷：坏账准备　　　　　　　　　　　　　　　　　　60 000

承上例，若医院计提坏账准备比例为2%，则应计提坏账准备为190 000元，应冲销坏账准备130 000元。调整分录为：

借：坏账准备　　　　　　　　　　　　　　　　　　130 000
　　　贷：事业基金　　　　　　　　　　　　　　　　　　130 000

（六）冲销开办费

按照新制度规定，医院发生的开办费不再分期摊销，直接计入管理费用。医院应当将原尚未摊销完毕的开办费冲减事业基金。调账时，借记新账中"事业基金"科目，贷记原账中"开办费"科目。

【例1-24】2011年6月30日，某医院转入新账前有尚未冲销的开办费150 000元。追溯调整如下：

借：事业基金　　　　　　　　　　　　　　　　　　150 000
　　　贷：开办费（原账余额）　　　　　　　　　　　　150 000

四、按照新制度将基建账相关数据并入新账

医院应当按照新制度的要求，在按国家有关规定单独核算基本建设投资的同时，将基建账相关数据并入医院会计"大账"。

医院应当在新账中"在建工程"科目下设置"基建工程"明细科目，核算由基建账套并入的在建工程支出。

将2011年6月30日或2011年12月31日原基建账套中相关科目余额并入新账时：按照基建账中"建筑安装工程投资"、"设备投资"、"待摊投资"、"预付工程款"等科目余额，增记新账中"在建工程——基建工程"科目；按照基建账中"交付使用资产"等科目余额，增记新账中"固定资产"等科目；按照基建账中"基建投资借款"科目余额，增记新账中"长期借款"科目；按照基建账中"基建拨款"科目余额，增记新账中"待冲基金"等科目；按照基建账中其他科目余额，分析调整新账中相应科目。

医院执行新制度后，应当至少按月根据基建账中相关科目的发生额，在"大账"中按照新制度对基建相关业务进行会计处理。

【例1-25】 2011年7月31日，某医院资产负债表如表1-13所示：

表1-13

资产	期末余额	负债和净资产	期末余额
流动资产：		流动负债：	
货币资金	21 568 023.15	短期借款	16 000 000.00
短期投资	5 000 000.00	应缴款项	6 245 698.15
财政应返还额度	1 000 000.00	应付票据	1 300 000.00
应收在院病人医疗款	1 680 423.18	应付账款	5 692 337.82
应收医疗款	4 623 015.00	预收医疗款	6 214 000.00
其他应收款	5 247 368.13	应付职工薪酬	2 640 037.00
减：坏账准备	394 815.33	应付福利费	812 654.73
预付账款	500 000.00	应付社会保障费	1 107 546.35
存货	12 660 037.09	应交税费	121 432.78
待摊费用	1 434 000.00	其他应付款	7 452 011.65
一年内到期的长期债权投资	4 000 000.00	预提费用	821 450.00
流动资产合计	57 318 051.22	一年内到期的长期负债	8 960 000.00
非流动资产：		流动负债合计	57 367 168.48
长期投资	1 250 000.00	非流动负债：	
固定资产	110 156 800.00	长期借款	15 000 000.00
固定资产原价	115 689 440.00	长期应付款	40 000 000.00
减：累计折旧	5 532 640.00	非流动负债合计	55 000 000.00
在建工程	1 432 185.00	负债合计	112 367 168.48
固定资产清理	3 260 045.00	净资产：	
无形资产	5 200 000.00	事业基金	5 124 522.18
无形资产原价	8 000 000.00	专用基金	3 000 000.00

续表

资产	期末余额	负债和净资产	期末余额
减:累计摊销	2 800 000.00	待冲基金	45 000 000.00
长期待摊费用	5 400 000.00	财政补助结转(余)	13 500 000.00
待处理财产损溢	560 000.00	科教项目结转(余)	4 000 000.00
非流动资产合计	127 259 030.00	本期结余	1 585 390.56
		净资产合计	72 209 912.74
资产总计	184 577 081.22	负债和净资产总计	184 577 081.22

2011年7月31日，该医院基建账中，科目余额如表1-14所示：

表1-14

序号	会计科目	期末余额
1	银行存款	250 000.00
2	预付工程款	1 100 000.00
3	建筑安装工程投资	25 200 000.00
4	设备投资	84 500 000.00
5	待摊投资	1 500 000.00
6	交付使用资产	32 000 000.00
7	长期借款	50 000 000.00
8	基建拨款	80 000 000.00
9	应付账款	14 550 000.00

将上述基建报表中相关金额直接增计新账中科目，增计后报表余额如表1-15所示：

表1-15

资产	期末余额	负债和净资产	期末余额
流动资产：		流动负债：	
货币资金	21 818 023.15	短期借款	16 000 000.00
短期投资	5 000 000.00	应缴款项	6 245 698.15
财政应返还额度	1 000 000.00	应付票据	1 300 000.00
应收在院病人医疗款	1 680 423.18	应付账款	20 242 337.82
应收医疗款	4 623 015.00	预收医疗款	6 214 000.00
其他应收款	5 247 368.13	应付职工薪酬	2 640 037.00
减:坏账准备	394 815.33	应付福利费	812 654.73

续表

资　产	期末余额	负债和净资产	期末余额
预付账款	1 600 000.00	应付社会保障费	1 107 546.35
存货	12 660 037.09	应交税费	121 432.78
待摊费用	1 434 000.00	其他应付款	7 452 011.65
一年内到期的长期债权投资	4 000 000.00	预提费用	821 450.00
流动资产合计	58 668 051.22	一年内到期的长期负债	8 960 000.00
非流动资产：		流动负债合计	71 917 168.48
长期投资	1 250 000.00	非流动负债：	
固定资产	142 156 800.00	长期借款	65 000 000.00
固定资产原价	147 689 440.00	长期应付款	40 000 000.00
减：累计折旧	5 532 640.00	非流动负债合计	105 000 000.00
在建工程	112 632 185.00	负债合计	176 917 168.48
固定资产清理	3 260 045.00	净资产：	
无形资产	5 200 000.00	事业基金	5 124 522.18
无形资产原价	8 000 000.00	专用基金	3 000 000.00
减：累计摊销	2 800 000.00	待冲基金	125 000 000.00
长期待摊费用	5 400 000.00	财政补助结转（余）	13 500 000.00
待处理财产损溢	560 000.00	科教项目结转（余）	4 000 000.00
非流动资产合计	270 459 030.00	本期结余	1 585 390.56
		净资产合计	152 209 912.74
资产总计	329 127 081.22	负债和净资产总计	329 127 081.22

五、会计报表新旧衔接

（一）编制2011年7月1日或2012年1月1日期初资产负债表

医院应当根据新账各会计科目期初余额，按照新制度编制2011年7月1日或2012年1月1日期初资产负债表。

（二）自2011年7月1日起执行新制度的医院对2011年度会计报表的编制

1. 2011年7—12月会计报表。医院在编制2011年7—12月的月末资产负债表时，不要求填列"年初余额"栏。医院在编制2011年7—12月的月度收入费用总表、医疗收入费用明细表时，应在表中"本月数"栏之前增加"1—6月"栏，该栏数据根据2011年1—6月原账中收支数据按新制度收支分类口径进行调整后的数据填列（不改变原账中收支计量口径）。表中"本月数"栏按新制度规定的填列口径填列7—12月各月份的数据。表中"本年累计数"栏按照表中"1—6月"栏数据加上7—12月按新制度口径计算的数据填列。

2. 2011年度会计报表。医院编制的2011年度会计报表应包括资产负债表、收入费用总表和医疗收入费用明细表，不要求编制该年度现金流量表和财政补助收支情况表。

在编制2011年年末资产负债表时，不要求填列"年初余额"栏。在编制2011年度收入费用总表和医疗收入费用明细表时，不要求填列上年比较数，但应在"本年累计数"栏之前增加"1—6月"栏，该栏数据的填列方法同上述2011年7—12月报表的编制。

（三）医院2012年度会计报表的编制

医院应当按照新制度规定编制2012年的月度、季度、年度会计报表。在编制2012年度收入费用总表、医疗收入费用明细表、财政补助收支情况表时，不要求填列上年比较数。

第三节 医院会计制度的一般原则和会计核算规定

根据会计核算、监督对象和适用范围的相关规定，医院会计属于预算会计范畴，其以货币为计量单位，对医疗服务的经济过程中运用的经济资源及其成果进行系统的记录、计算、分析、检查，并作出预测，参与决策，实施监督，旨在提高效益的一项经济管理活动。

一、医院会计的特点

医院是政府实行一定福利政策的社会公益性事业单位，医院的资金来源主要是由国家预算拨款的专项补助和开展医疗业务活动取得的收入两部分组成。医院是非盈利、以社会效益为主的单位。

（一）医院会计实行基金制会计原则

医院资金要依据国家有关法规，以提供社会医疗服务保障为目的，必须按照规定的资金用途使用。会计核算要反映各项基金按预期目的运用的结果。

（二）医院会计应当适应国家预算的执行情况

本次医院财务会计制度改革中，新颁布的《财政部、卫生部关于印发〈医院财务制度〉的通知》（财社［2010］306号）明确规定，"医院所有收支应全部纳入预算管理"，"医院要实行全面预算管理，建立健全预算管理制度，包括预算编制、审批、执行、调整、决算、分析和考核等制度"。

（三）会计核算不仅要以收支结余核算为中心，同时也要求进行成本核算

医院资金不具有盈利性和增值性，医院会计不要求与企业会计一样进行盈亏核算，原会计制度不要求进行成本核算，只进行有关资金的收支结余的核算。但新《医院会计制度》旨在为"改革公立医院补偿机制，落实政府投入政策，完善医药价格机制"

服务，因而对成本核算提出了新的要求。新《医院财务制度》明确规定："根据核算对象的不同，成本核算可分为科室成本核算、医疗服务项目成本核算、病种成本核算、床日和诊次成本核算。成本核算一般应以科室、诊次和床日为核算对象，三级医院及其他有条件的医院还应以医疗服务项目、病种等为核算对象进行成本核算。在以上述核算对象为基础进行成本核算的同时，开展医疗全成本核算的地方或医院，应将财政项目补助支出所形成的固定资产折旧、无形资产摊销纳入成本核算范围；开展医院全成本核算的地方或医院，还应在医疗成本核算的基础上，将科教项目支出形成的固定资产折旧、无形资产摊销纳入成本核算范围"。

（四）医院会计实行权责发生制

根据医院经济活动特点，为正确反映各个会计期间实现的收入和应负担的费用，从而确定各期的财务状况、财务成果以及现金流量，医院会计的记账基础实行权责发生制。

（五）医院会计存在对外投资的核算管理

财务制度对医院的对外投资进行了严格限制，规定医院可以在保证正常运转和事业发展的前提下，投资范围仅限于对医疗服务相关领域；且除允许进行购买国家债券等投资外，不允许从事股票、期货、基金、企业债券等对外投资。因此，医院存在对外投资和投资收益的核算，但其核算内容相对企业而言要少得多。新《医院财务制度》将对外投资按照投资回收期的长短分为长期投资和短期投资，对投资收益的确认仍然沿袭了《事业单位会计准则》的做法，虽然要求在新旧制度衔接时对长期债权投资进行追溯调整并补计长期债权利息，但对长期股权投资并未要求按权益法在会计期末以被投资单位的账面净资产价值与所占股份比例计算调整长期股权投资的账面价值，即仍然采用成本法进行核算。

二、医院会计核算的作用

医院会计核算的作用主要体现在以下几个方面。

（一）为决策者提供决策依据

财务会计是将经营活动转化为经济信息的国际通用语言。医院会计通过其核算职能，提供医院有关的财务状况、收支状况、现金流量情况等方面的信息，这些财务信息是包括政府、债权人、投资者以及其他利益相关方在内的决策者进行正确决策的依据。

（二）可以促进医院加强经营管理

医院会计通过真实地反映财务信息，为参与医院的经营决策、考核医院管理人员的工作业绩、加强医院内部管理奠定基础，促进医院的可持续发展，有助于提高经济和社会效益。

（三）有助于考核管理层履行经济责任的情况

医院会计通过提供医院的会计信息，为评价医院的经营情况提供评价依据，有助于考核管理层履行经济责任的情况。

（四）有助于完善医药价格机制，为改革公立医院补偿机制提供参考

通过加强医院的成本核算，提供医院各层级的成本信息，为制定和完善合理、公平的医药价格机制提供信息基础，同时为改革公立医院补偿机制提供可参考的会计信息。

三、医院会计核算的基本前提和基础

（一）医院会计制度核算的基本前提

会计核算的基本前提，也称会计假设，它是人们对那些未经确切认识或无法正面论证的经济事物和会计现象，根据客观的正常情况或趋势所作出的合乎事理的推断。医院会计核算的基本前提包括会计主体、持续经营、会计分期和货币计量四个方面的内容。

1. 会计主体。会计主体是指医院会计确认、计量和报告的空间范围。

会计主体是会计工作为其服务的特定单位和组织，明确会计主体是组织会计核算工作的首要前提。

在会计主体假设前提下，医院应当对其自身发生的交易或者事项进行会计确认、计量和报告，医院会计核算应当以医院自身发生的各项经济业务为对象，记录和反映其自身的各项经济活动。应当明确的是，医院自身发生的交易或者事项和医院所有者发生的交易或者事项是不同的，后者是属于医院所有者这个主体所发生的，不能纳入医院会计核算的范畴。

另外，还需特别指出的是，会计主体与法律主体并不是等同的概念，所有的会计主体不一定都是法律主体，但所有的法律主体都应该是会计主体。例如：一家医院拥有若干分院，为了全面反映各分院的财务状况与经营成果，可以将各分院作为一个会计主体开展会计核算，但分院却不是法律主体。

区别一个医院或医疗机构是否是一个会计主体，主要看以下几个方面：

（1）是否拥有独立的资金；

（2）是否进行独立的经济活动；

（3）是否实行独立的会计报告。

2. 持续经营。持续经营前提，是指在正常情况下，医院将按照既定的经营方针和预定的经营目标一直无限期的运营下去，而不会存在破产和停业清算的情况。它是会计假设中一个极为重要的内容。有了持续经营前提，医院在会计信息的收集和处理上所使用的会计处理方法才能保持稳定，会计记录和会计报表才能真实可靠。会计核算上所使用的一系列会计处理方法都是建立在持续经营的前提基础上的。

例如在持续经营的前提下，医院可以正常使用它所拥有的资产，偿还正常的债务、进行会计记录、按照成本记账、确定折旧方法计提折旧费用等。

但是，在市场经济条件下，由于价值规律和竞争而产生优胜劣汰，医院也无法违背这一规律。医院的关、停、并、转，使正常的经营活动无法维持，即持续经营前提已不能成立，因此，建立在此前提之下的各种会计准则将不再适用，而只能用另外一种特殊的会计准则进行会计处理。如对破产清算的单位，历史成本原则已不适用，必须用清算价格来确定其财产价值，其会计处理也就应当遵循清算会计的相关规定。

《事业单位会计准则》中对事业单位持续经营前提规定为：会计核算应当以事业单位各项业务活动持续正常地进行为前提。医院的会计核算也应遵循这一会计假设。

3. 会计分期。会计分期，是指人为地把持续不断的医院业务运营活动，划分为一个首尾相接、连续的、等间距的会计期间，以便分期地确定费用、收入和经营成果或收支结余，分期地确定各期初期末的资产、负债和净资产的数量，进行结账和编制会计报表，及时有效地向有关方面提供财务状况和财务成果的会计信息。

在会计分期的假设前提下，医院应当划分会计期间，分期结算账目和编制会计报表。会计分期规定了会计核算的时间范围，是适时总结业务活动或预算执行情况的重要前提条件之一。会计期间的划分，为各期间的财务状况、收支结余成果和现金流量状况的纵向比较提供了基础。会计期间一般以"一年标准"来划分，所以又称为会计年度。会计期间可以是"历年制"，也可以是"营业年"制。我国事业会计准则规定，事业单位会计采用"历年制"，即每年1月1日至12月31日为一会计年度，中间还可分为季度和月份，均按公历制计算。

由于会计期间是人为划分的，因此也就称为是一种"假设"。根据世界各国对预算年度的规定不同，会计年度采用的形式有：公历制（即每年1月1日起至本年12月31日止），如中国、德国、匈牙利、波兰、瑞士、朝鲜等国；四月制（即每年4月1日起至次年3月31日止），如英国、加拿大、印度、日本、新加坡等国；七月制（即每年7月1日起至次年6月30日止），如瑞典、澳大利亚等国；十月制（即每年10月1日起至次年9月30日止），如美国、缅甸、泰国、斯里兰卡等国。

《事业单位会计准则》对会计分期前提的规定是：会计核算应当划分会计期间，分期结算账目和编制会计报表。会计期间分为年度、季度和月份。会计年度、季度和月份的起讫日期采用公历日期。会计期间的划分，为财务报告期间和截止日的确定提供了基础，《医院会计制度》规定，医院财务报告分为年度财务报告和中期财务报告。以短于一个完整的会计年度的期间（如季度、月度）编制的财务报告为中期财务报告。年度财务报告则是以整个会计年度为基础编制的财务报告。

4. 货币计量。货币计价前提，又称货币计量单位，是指会计主体的业务管理活动及其结果，必须以货币作为计量尺度予以综合反映。会计核算必须选择货币作为会计核算上的计量单位，并以货币形式反映单位的生产、经营的全过程，从而使会计核算的对象统一表现为货币运动，全面反映单位的财务状况和经营成果，由此可见，会计计量之所以以货币为统一计量单位，主要是因为货币是现代经济中一切有价物的共同尺度，是商品交换的媒介物，是债权债务清算的手段。

会计综合反映医院的资产、负债、净资产、收支和支出诸方面的信息，货币是最理想的计量单位，其他如实物、劳务计量尺度都不具有这种功能。

货币计价前提包括三个方面的内容：

（1）货币计量单位是会计计量的基本计量单位，其他单位是辅助的；

（2）在多种货币同时存在的条件下，或某些业务是用外币折算时，需要确定一种货币为记账本位币，我国会计准则规定以人民币为记账本位币；

(3) 货币计量单位是借助价格来完成的,如某些经济业务没有客观形成的市场价格作为计量依据时,应选择合理的评估方法来完成计量工作。

《事业单位会计准则》中对事业单位货币计价前提的规定是:会计核算以人民币为记账本位币。发生外币收支的,应当折算为人民币核算。

应当注意的是,货币计量前提是以币值的相对稳定为基础的,在恶性通货膨胀或物价急剧变化的情况下,应当考虑采用物价变动会计的计量和确认方法。

(二) 医院会计制度核算的基础

在医院会计实务中,其交易或者事项的发生时间与相关货币收支时间有时并不完全一致,例如,某些款项已经收到,但医疗服务并未提供,或者某款项已支付,但却并非本期经营活动所发生的,因此,为了更加真实地反映特定会计期间的财务状况,按照最新《医院会计制度》(财会〔2010〕27号)文件规定,医院会计采用权责发生制基础。

在这里,权责发生制从原来的会计核算原则转化为现在的核算基础,即不属于核算前提,也不属于核算原则。之所以如此转化,是因为权责发生制是相对于收付实现制的会计基础,其贯穿于整个医院会计准则体系的整个过程,属于财务会计的基本问题,层次较高,统驭作用强。

权责发生制,又称应计制或应计基础、应收应付制,是指医院会计以收入和支出(费用)是否已经发生为标准来确认本期收入与支出(费用)的处理方式,即以收付应归属期间为标准,确定本期收入和支出(费用)的处理方法。其主要内容为:凡是当期已经实现的收入和已经发生应当在本期负担的支出(费用);无论款项是否收支,都应当作为本期的收入和支出(费用)处理;凡是不属于本期的收入和支出(费用),即使款项已经在本期收付,也不应作为本期的收入和支出(费用)入账。

由于医院是公益性事业单位,不以盈利为目的,以及其提供医疗服务价格由政府限定,因此收入难以完全抵补费用支出,需要取得财政以适当方式给予的差额补助,在会计核算上通过采用权责发生制,开展成本核算,可以合理确定各期结余或亏损,加强经济管理,提高资金使用效益。

此外,我国预算会计(含行政单位会计、事业单位会计除经营业务)要求采用收付实现制,因此,医院取得的财政补助收入、科教项目收入以及相应发生的财政项目补助支出、科教项目支出应采用收付实现制进行核算。

收付实现制原则,又称现金制,实收实付制,是指以货币资金的实收实付为基础来确认收入和支出(费用)的处理方式。凡是在本期实际收到的款项,或在本期实际支出的款项,无论该项收入、支出(费用)发生在什么时间,是否应归本期,都作为本期的收入支出(费用)处理。

以拨款的方式从财政部门、主管部门或举办单位取得的经费来源,不需要偿还,但要对支出情况进行严格的考核和监督,保证预算资金的安全。

四、医院会计制度核算对象和会计要素

（一）医院会计制度核算对象

医院会计核算对象是医院资金的运动。医院资金由预算资金和经营资金两部分组成，都要加强核算和管理。

医院资金的运动如图 1-24 所示。

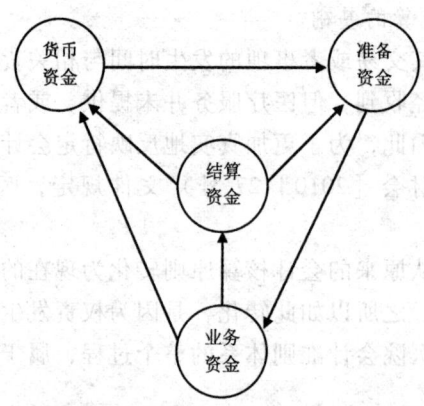

图 1-24 医院资金运动图

（二）医院会计核算的要素

会计要素是指会计对象的构成要素。会计要素是会计准则的一个重要内容，是对会计对象具体内容所做的最基本的分类，是会计对象基本的也是主要的组成部分，是会计对象的具体化，是进行会计核算的第一步，也是会计报表的组成项目。

新的《医院会计制度》规定的会计核算要素是资产、负债、净资产、收入、费用。医院的这五个会计对象的要素决定了医院经济交易和经济事项进入会计核算系统的范围和类别，对会计信息输出结果，从而直接指导具体的确认与计量活动。

在医院会计要素中，资产、负债、净资产，是医院财务状况的静态表现，也是资产负债表的要素；收入、费用，是医院财务收支状况的动态表现，也是收入支出表的要素。通过医院会计五个要素的静态和动态的表现，可以较为系统的观察、描述医院的整个财务收支活动。

关于各个要素的详细介绍详见第二章至第六章。

五、医院会计制度核算的基础规范

医院会计核算的基础性规范，是指医院会计核算的一般原则，是对会计工作及由此产生的会计信息的基本要求，是我国会计核算工作应当遵循的最基本的原则性规范。会计核算的一般原则包括两个方面的内容：

一是对会计工作及会计信息的质量要求，主要有真实性原则、相关性原则、可比性原则、一致性原则、重要性原则和明晰性原则等；

二是对资产、负债、收入、费用等各要素的确认、计量方面的原则，主要有按实际成本（或历史成本）计价原则、配比原则、谨慎性原则等。

（一）真实性原则

真实性原则，是指医院会计核算应以实际发生的经济业务和以合法的凭证为依据，进行会计计量、编报财务报告，客观真实地反映医院的财务收支状况及其结果。按照这个要求，会计核算的对象应该是医院实际已经发生的经济业务，并有合法的凭证作依据，利用符合经济业务特点的方法或标准进行核算。

会计信息的真实性，是保证医院会计核算质量的首要条件。真实性原则要求会计处理必须作到内容真实确切、数字准确无误、项目全面完整、手续齐全完备、资料及时可靠。

（二）有用性原则

有用性原则，又称相关性原则，是指医院会计核算所提供的会计信息应当符合国家宏观经济管理的要求，满足利益相关各方的需要，即预算管理和有关各方了解医院财务状况及收支情况的需要，满足医院内部加强管理的需要。会计信息有用性，是随着医院的内外环境的变化而变化的。在计划经济时期，医院的会计工作和会计信息主要是为满足国家对其直接管理而服务的，其信息的主要内容是资金的收、付、存及支出的基本内容。随着社会主义市场经济等外部形势的变化，医院的会计信息也必须随之变动。医院的资产、负债、净资产及其变化情况，已成为最为有用的经济信息，成为加强医院内部、外部管理的必需。因此，医院必须按有用性原则进行会计处理，并提供有用的会计信息。

（三）可比性原则

可比性原则，又称统一性原则，是指医院会计核算应当按照统一规定的会计处理方法进行，同行业不同单位会计指标应当口径一致，相互可比。这条原则要求的内容：一是会计处理在同一行业内、医院之间应采取统一的方式和方法，统一按行业会计制度进行；二是同一医院在不同地点、不同时间，发生的相同类型的经济业务，应采用统一的方式、方法处理，以保证医院内部各类业务事项的可比性，会计信息的可比性，是提高会计信息可利用程度的一个很重要内容。

（四）一致性原则

一致性原则，是指医院各个会计期间共同所用的会计处理方法、程序和依据应当前后一致，不得随意变更。如确有必要变更，应当将变更的情况、原因和对医院财务收支及结果的影响在财务报告中说明。在会计核算中，某些业务往往存在着多种核算方法可供选择使用，如材料的计价方法、累计折旧、坏账准备的计提方法及收支结余确定方法等。为了保证会计报表前后期有关数据的可比性，防止因会计政策和会计估计变更影响会计数据的客观性，会计处理方法必须前后各期一致。

（五）及时性原则

及时性原则，是指对医院的各项经济业务应当及时进行会计核算。及时性内容包括两个方面：一是医院的会计处理应当及时，即会计事项的账务处理应当在当期内进行，不能延至下一会计期间或提前至上一会计期间；二是会计报表应在会计期间结束后，按规定日期呈报给上级主管部门、财政部门、出资者及其各方利益关系人，不得影响有关各方使用报表。及时性原则是保证会计信息使用者及时利用会计信息的必要条件，但医院不得为满足及时性原则而提前结账和赶制会计报表，否则将违背真实性原则。

（六）明晰性原则

明晰性原则，又称清晰性原则，可理解性和可辨认性原则，是指医院会计记录和会计报告应当清晰明了，便于理解和运用。提供会计信息的目的在于使用，要使用会计信息就必须理解、明了会计信息所说明的问题。因此，要求医院所提供的会计信息简明、易懂、明了地反映医院的财务状况和业务运营成果。

（七）历史成本原则

历史成本原则，又称按实际成本计价原则、原始成本原则，是指医院的各项财产物资应当按照取得或购建时的实际价值核算，除国家另有规定者外，一律不得自行调整其账面价值。由于历史成本具有客观性，是交易过程形成的成本，没有随意性；同时，历史成本资料容易采集；历史成本反映财产物资取得时的价值，既有案可查，前后又具有可比性，同时又能反映物价波动情况。

（八）配比原则

配比原则，又称收入与费用相配比原则，是指医院的支出（费用）与取得的收入应当相互配比，以求得合理的结余。配比原则包括三个方面的内容：一是收入必须与取得时付出的成本、费用相配比，这样才能确定取得的某类收入是否可抵偿其耗费；二是某一部门的收入必须与该部门的成本、费用相配比，它可以衡量和考核某一部门的业绩；三是某个会计期间的收入必须与该期间的耗费相配比，即本会计期间内的总收入应与总的成本、费用相配比，从而确定出本期医院的结余情况。

根据收入与成本、支出（费用）之间的关系，配比的方式有直接配比、间接配比和期间配比三种。凡是与各项收入有直接联系的费用、支出，如材料费、人工费，都可以作为直接配比的项目直接处理；对与收入没有直接联系的间接费用，则按一定的标准分摊，确定为某类收入的费用；对会计期间发生的管理费用，则应采用期间配比的方式，作为期间费用直接列入当期的支出。医院会计的配比原则与权责发生制的应用是相互联系的，即会计基础采用权责发生制的单位，支出与相关的收入应当相互配比。在配比原则下，将会发生待摊费用和预提费用等核算内容。

（九）重要性原则

重要性原则，又称充分性原则，是指医院的会计报告应当全面反映医院的财务收支情况及其结果，对于重要的经济业务，应当单独反映，力求精确，并予重点说明。

（十）专款专用原则

专款专用原则，是指对指定用途的资金，应按规定的用途使用，并单独反映。这条原则是事业单位会计特有的一条准则，它只存在于事业单位会计，包括医院。在资金投入主体较多，投入项目较多的医院，必须按资金取得时规定的不同用途使用资金，专款专用并专设账户；会计报表应单独反映其取得、使用情况，从而保证专用资金的使用效果。

六、医院会计核算的程序

医院会计核算程序包括填制会计凭证、登记会计账簿和编制会计报表，是医院会计工作的核心任务，为了连续、全面、系统地反映医院的经济活动，为会计信息使用者提供系统的会计信息，合理、科学地组织会计核算工作，医院必须根据自身的具体情况，确定相应的会计核算程序，使会计凭证的填制、会计账簿的登记和会计报表的编制能够有机地结合起来，做到相互配合，相互衔接，从而形成一个严密的核算体系。

会计核算程序又称会计核算组织形式或称账务处理程序，它是指账簿组织、记账程序和记账方法有机结合的形式和步骤。

账簿组织是指会计凭证、会计账簿和会计报表的种类、格式及会计凭证与会计账簿、会计账簿与会计报表之间的关系。记账程序是指运用一定的记账方法，从填制和审核会计凭证、登记会计账簿到编制会计报表的工作程序，即对发生的经济业务利用会计凭证、会计账簿和会计报表进行核算的步骤与过程。记账方法是指医院反映和监督经济业务活动所必须采用的技术手段或工具。

事实上，会计凭证、会计账簿和会计报表三种会计核算方法并不是彼此孤立的，如何应用会计凭证、会计账簿和会计报表等方法，与医院所确定的记账程序有着密切的关系，即使是对于同样的经济业务进行账务处理，如果采用的记账程序不同，所采用的会计凭证、会计账簿和会计报表的种类与格式也有所不同。不同种类与格式的会计凭证、会计账簿、会计报表与一定的记账程序和记账方法相结合，就形成了在做法上有着一定区别的会计核算组织程序。因此，医院应当根据实际情况，选用恰当的会计核算程序，以便有效地组织会计核算工作。

七、医院会计的记账方法

记账方法就是运用一定的记账符号和记账原理将经济业务登记在账簿中的技术方法，是会计核算的主要方法。现在被公认的并被世界各国所普遍采用的一种科学的记账方法是复式记账法。

复式记账法是指对发生的每一笔经济业务，都要用相等的金额，在两个或两个以上相互联系的账户中进行登记的一种记账方法。其优点在于：

1. 账户之间形成了一个完整的账户体系；
2. 可以了解每项经济活动的来龙去脉；
3. 可以进行试算平衡，以便检查账户记录的正确性。

在我国历史上，复式记账有借贷记账法、增减记账法、收付记账法三种，但现在规定使用的只有借贷记账法，我国医院会计的记账方法便主要采用借贷记账法。

借贷记账法是以"借"和"贷"作为记账符号，建立在"资产＝负债＋净资产"的医院会计恒等式的基础上，以"有借必有贷，借贷必相等"为记账规则，反映会计要素的增减变动情况的一种复式记账方法。

借贷记账法下，账户分为左右两方，一方登记增加，另一方登记减少，至于哪一方登记增加、哪一方登记减少，取决于所记录的经济业务和账户的性质。

医院会计科目中，资产和费用类账户的增加计入借方，其减少计入贷方；而负债、净资产和收入账户的增加计入贷方，其减少计入借方。其账户基本结构图见图 1-25。

借方	账户名称	贷方
资产增加		资产减少
费用增加		费用减少
负债减少		负债增加
净资产减少		净资产增加
收入减少		收入增加

图 1-25

八、医院会计核算应当注意的几个问题

根据《医院会计制度》财会〔2010〕27号文件，医院会计制度核算应当注意以下几点：

1. 医院应当按照下列规定运用会计科目：

（1）医院应当按照医院会计制度的规定，设置和使用会计科目。在不影响会计处理和编报会计报表的前提下，可以自行设置医院会计制度规定之外的明细科目。

（2）医院会计制度统一规定会计科目的编号，以便于编制会计凭证、登记账簿、查阅账目，实行会计信息化管理。医院不得随意打乱重编。

（3）医院在编制会计凭证、登记会计账簿时，应当填列会计科目的名称，或者同时填列会计科目的名称和编号，不得只填列科目编号、不填列科目名称。

2. 医院会计机构设置、会计人员配备、会计档案管理、内部会计监督与控制以及相关会计基础工作等，应按照《中华人民共和国会计法》、会计基础工作规范、会计档案管理办法等规定执行。

3. 医院对基本建设投资的会计核算除按照医院会计制度执行外，还应按国家有关规定单独建账、单独核算。

第二章 资产的核算

第一节 资产概述

《医院会计制度》中所述的资产,是指医院过去的交易或者事项形成的,由医院所拥有或控制的,能以货币计量,并预期能给医院带来一定经济利益的经济资源,包括医院的各种财产、债权和其他权利。是医院用来取得预期收益的各种财产、物资、债权,以及其他财产权利的总称。

一、资产的特征

医院资产具有以下基本特征:

(一)资产是由医院过去的交易或事项形成的

资产必须是现实的资产,对于预期将在未来发生的交易或事项可能产生的结果,不属于医院现实的资产,不得作为资产确认。如:医院有购买某医疗物资的计划或意愿,但是购买行为尚未发生,此物资就不符合资产的定义,不能因此而确认为医院的资产。

(二)资产应为医院所拥有或控制

在一般情况下,一项财产、债权或其他权利能否作为医院的资产,主要是看其所有权是否属于该医院,如果医院拥有其所有权,即作为资产确认。如果不拥有其所有权,但能够对其进行实质控制,该项财产、债权或其他权利也应作为资产确认。实质控制是指医院对该项财产具有管理权,能够自主地运用它进行经济活动,并承担由此而产生的各种风险。如融资租入的固定资产,医院虽不拥有其所有权,但能够对其进行实际控制,也应将其作为该医院的资产。

(三)预期能给医院带来一定的经济利益

收益性是区分资产与费用的本质特征。资产预期能给医院带来经济利益是指直接或者间接导致现金和现金等价物流入医院的潜力。经济资源存在形式,有有形的,如现金、存货、固定资产等,也有无形的,如专利权、商誉等。凡有助于医院目前和未来业务活动的开展,并为医院带来一定经济利益,而医院又有权使用,并且能以货币进行计量的经济资源,即应作为医院的资产予以确认。根据这一特征,医院拥有的但已经不能为医院带来经济效益的项目,如陈旧毁损已无价值的实物资产等便不能再作为医院的资产进行确认,应该将其转入相关费用或损失。

二、资产的确认条件

要确认一项资产,在符合资产定义的基础上,应同时满足以下条件时,才能予以确认。

1. 与该资产有关的经济利益很可能流入医院。经济环境的变幻莫测,使与资产有关的经济利益能否流入医院或流入多少便具有了一定的不确定性。根据所取得的证据,如果与资产有关的经济利益很可能流入医院,就可以将其确认为资产,反之,则不能予以确认。

2. 该资产的成本或者价值能够可靠地计量。医院的资产均能够以货币来计量。资产取得的途径不同,其价值的确定方式有别。医院的有些资产不是通过交易取得,其取得成本不能直接获得,但只要能够可靠地估计,也应作为资产加以确认。

对于符合资产的定义和上述确认条件的资产,均应该计入资产负债表,否则,不能计入。

三、资产的计价

资产计价,是指以一定的货币单位计量资产的价值。医院资产种类繁多,包括货币性的、非货币性的;有形的、无形的。各项资产(包括货币资金)都需要用一定的货币单位计量其价值,这是进行价值核算的前提,也是会计工作的一项重要内容。采用不同的计价标准和方法,必然影响以货币表现的财产状况,并影响成本、费用、收益和损失的计算,从而影响财务成果的确定。

在会计实务中,资产计价主要是对非货币性资产进行货币计量。包括一定时期内对增加的资产、减少的资产以及结存的资产进行计价。

《医院会计制度》规定,资产的增加、减少结存均采用"历史成本"原则计价,只有增加的资产与取得该资产的实际成本不一致或结存资产的成本价与市价差距较大时,才可用一定的方法对资产账面价值进行调整。

资产计价采用"历史成本"原则,是因为按实际成本是以实际发生的业务为依据,可以验证,具有客观性。在币值比较稳定的情况下,采用这种计价标准所提供的数据资料,有利于分析对比不同时期的财务状况及其变动的趋势。

四、资产的分类

按流动性的不同,资产可分为流动资产和非流动资产。资产的流动性是指资产转化为现金或被耗用掉的速度。

流动资产是指可以在一年内变现或耗用的资产,医院的流动资产包括库存现金、银行存款、零余额账户用款额度、其他货币资金、短期投资、财政应返还额度、应收款项(包括应收在院病人医疗款、应收医疗款、其他应收款)、预付款项、库存物资、在加工物资、待摊费用等;

非流动资产是指在一年以上变现或耗用的资产，包括长期投资（包括长期股权投资和长期债权投资）、固定资产、在建工程、无形资产、长期待摊费用等。

与旧《医院会计制度》相比，新的《医院会计制度》对于资产的划分，取消了开办费。新制度要求医院发生的开办费不再分期摊销，直接计入管理费用，并对尚未摊销完的开办费进行追溯调整。

根据新《医院会计制度》，资产所包括的具体内容如表2-1所示：

表2-1　　　　　　　　　　资产类会计科目名称和编号

序号	编号	名称
1	1001	库存现金
2	1002	银行存款
3	1003	零余额账户用款额度
4	1004	其他货币资金
5	1101	短期投资
6	1201	财政应返还额度
	120101	财政直接支付
	120102	财政授权支付
7	1211	应收在院病人医疗款
8	1212	应收医疗款
9	1215	其他应收款
10	1221	坏账准备
11	1231	预付账款
12	1301	库存物资
13	1302	在加工物资
14	1401	待摊费用
15	1501	长期投资
	150101	股权投资
	150102	债权投资
16	1601	固定资产
17	1602	累计折旧
18	1611	在建工程
19	1621	固定资产清理
20	1701	无形资产
21	1702	累计摊销
22	1801	长期待摊费用
23	1901	待处理财产损溢

第二节　资产类会计科目的运用

一、库存现金

（一）库存现金的管理

1. 库存现金的使用范围。《现金管理暂行条例》规定，医院可在下列范围使用现金：

（1）职工工资，津贴。

（2）个人劳务报酬。

（3）根据国家制度条例的规定，颁发给个人的科学技术，文化艺术，体育等方面的各种奖金。

（4）各种劳保，福利费用以及国家规定的对个人的其他支出，如退休金，抚恤金，职工困难生活补助等。

（5）向个人收购农副产品和其他物资的价款。

（6）出差人员必须随身携带的差旅费。

（7）结算起点（1 000元）以下的零星支出。超过结算起点的应实行银行转账结算，结算起点的调整由中国人民银行确定报国务院备案。

（8）中国人民银行确定需要现金支付的其他支出。如采购地点不确定，交换不便，抢险救灾以及其他特殊情况，办理转账结算不够方便，必须使用现金的支出。对于这类支出，现金支取单位应向开户银行提出书面申请，由本单位财会部门负责人签字盖章，开户银行审查批准后予以支付现金。

除上述（5）、（6）两项外，其他各项在支付给个人的款项中，支付现金每人不得超过1 000元，超过限额的部分根据提款人的要求，在指定的银行转存为储蓄存款或以支票、银行本票予以支付。医院与其他单位的经济往来除规定的范围可以使用现金外，应通过开户银行进行转账结算。

2. 库存现金使用限额。库存现金限额是指为保证各单位日常零星支付按规定允许留存的现金的最高数额。

库存现金的限额，由开户行根据开户单位的实际需要和距离银行远近等情况核定。医院库存现金限额一般按照3—5天日常零星开支所需现金确定。远离银行机构或交通不便的医院可依据实际情况适当放宽，但最高不得超过15天。核定的库存现金限额，医院必须严格遵守。需要增加或者减少库存现金限额的，应当向开户银行提出申请，由开户银行核定。

3. 库存现金的收支。医院现金收入应当于当日送存开户银行。当日送存确有困难的，由开户银行确定送存时间；医院支付现金时，可以从本单位库存现金限额中支付或从开户银行提取，不得从现金收入中坐支。所谓坐支现金是指医院业用收入的现金直接支付自己的支出。因特殊情况确需坐支现金的，应当事先报经开户银行审查批准，由开户银行核定坐支范围和限额。

（二）库存现金科目设置

医院应设置"库存现金"账户，逐笔记载现金收付，对库存现金的收支和结存情况进行核算。其借方登记收到的现金，贷方登记支出的现金。当收到现金时，借记"库存现金"科目，贷记其他相关科目；当支付现金时，借记其他相关科目，贷记"库存现金"科目。本科目期末借方余额，反映医院实际持有的库存现金。

（三）库存现金的账务处理

1. 从银行提取现金，按照提取金额，借记"库存现金"科目，贷记"银行存款"科目；将现金存入银行，按照存入金额，借记"银行存款"科目，贷记"库存现金"科目。

【例 2-1】某医院签发现金支票一张，由出纳人员从银行存款账户提取现金 20 000 元备发工资，把现金放到保险柜保管。根据支票存根会计处理如下：

借：库存现金　　　　　　　　　　　　　　　　　　　　20 000
　　贷：银行存款　　　　　　　　　　　　　　　　　　　　20 000

【例 2-2】某医院将当日收到的全部门诊收入、住院收入、药品收入等现金总额 1 000 000 元存入开户行，医院根据银行回单应作如下会计处理：

借：银行存款　　　　　　　　　　　　　　　　　　　　1 000 000
　　贷：库存现金　　　　　　　　　　　　　　　　　　　　1 000 000

2. 从零余额账户中提取现金，借记"库存现金"科目，贷记"零余额账户用款额度"科目。

【例 2-3】医院计划购买卫生材料一批，从零余额账户中提取现金 50 000 元，医院根据相关会计凭证作如下会计分录：

借：库存现金　　　　　　　　　　　　　　　　　　　　50 000
　　贷：零余额账户用款额度　　　　　　　　　　　　　　　50 000

3. 因支付内部职工出差等原因所需的现金，按照借出金额，借记"其他应收款"科目，贷记"库存现金"科目；收到出差人员交回的差旅费剩余款并结算时，按实际收回的现金，借记"库存现金"科目，按应报销的金额，借记有关科目，按实际借出的现金，贷记"其他应收款"科目。

【例 2-4】某医院管理部门负责人张欣到外地出差，预借差旅费 5 000 元。出差回来后报销 4 800 元，交回现金 200 元，根据借款单、飞机票、食宿费等发票会计处理如下：

（1）发生借款时：

借：其他应收款——张欣　　　　　　　　　　　　　　　　5 000
　　贷：库存现金　　　　　　　　　　　　　　　　　　　　5 000

（2）报销费用时：

借：库存现金　　　　　　　　　　　　　　　　　　　　　　　200
　　　管理费用　　　　　　　　　　　　　　　　　　　　　　4 800
　　　　贷：其他应收款——张欣　　　　　　　　　　　　　　　　　5 000

4. 因其他原因收到现金，借记"库存现金"科目，贷记有关科目；支出现金，借记有关科目，贷记"库存现金"科目。

【例2-5】 该医院用现金支付职工工资20 000元，根据职工工资表，会计处理如下：

借：应付职工薪酬　　　　　　　　　　　　　　　　　　　20 000
　　　贷：库存现金　　　　　　　　　　　　　　　　　　　　　20 000

【例2-6】 某医院为门诊病人张某开出西药1 500元，该费用全部由病人张某自付。该笔业务会计处理如下：

借：库存现金　　　　　　　　　　　　　　　　　　　　　1 500
　　　贷：医疗收入——门诊收入——药品收入——西药　　　　　1 500

（四）库存现金日记账

为了加强对医院库存现金的管理，随时掌握库存现金的收付和库存余额，医院应当设置"现金日记账"，按照业务发生顺序逐笔登记，按照明细分类核算。库存现金日记账的借方登记库存现金的增加额，贷方登记库存现金的减少额，余额在借方。每日终了，应当计算当日的现金收入合计数、现金支出合计数和结余数，并将结余数与实际库存数核对，做到账实相符。

库存现金日记账的一般格式如表2-2所示：

表2-2　　　　　　　　　　　　　　　库存现金日记账　　　　　　　　　　　　　　单位：元

年		凭证		摘要	对方账户	借方	贷方	余额
月	日	字	号					

（五）库存现金的清查

库存现金的清查是指对库存现金的盘点与核对，并以实存数和库存现金日记账余额核对，从而检查现金是否有短缺或溢余及医院遵守货币资金管理制度的情况。

医院应于每日终了，对库存现金进行核对、清查。每日账款核对中发现现金溢余或短缺的，应当及时进行处理。

库存现金的清查盘点，应当编制库存现金盘点表。盘点表格式如表2-3所示：

表2-3　　　　　　　　　　　　　　**库存现金盘点表**　　　　　　　　　盘点日期：

实有现金盘点记录			检查核对记录		
面值	张(枚)数	金额	项目	行次	金额
100元			盘点日账面余额	(1)	
50元			至盘点日未入账的收入凭证金额	(2)	
20元			至盘点日未入账的付出凭证金额	(3)	
10元			盘点日账面应有余额	(4)=(1)+(2)-(3)	—
5元			盘点日实有现金余额	(5)	
2元			盘点日应有余额与实际余额差异	(6)=(4)-(5)	—
1元			差异原因：		
5角					
2角					
1角					
5分					
2分					
1分					
合计		—			

盘点说明：

会计主管：　　　　　　　　　　出纳：　　　　　　　　　　监盘人员：

无论是否发现问题，都应将清查盘点结果填列在"库存现金清查盘点报告"上。"库存现金清查盘点报告"的一般格式如表2-4所示。

表2-4　　　　　　　　　　　　**库存现金清查盘点报告**

医院名称：　　　　　　　　　　　年　月　日　　　　　　　　　　　　单位：元

账面金额	实存金额	盘盈	盘亏	原因分析

盘点人：　　　　　　　　　　监盘人：　　　　　　　　　　制表人：

如果发现现金溢余，属于应支付给有关人员或单位的部分，借记"库存现金"科目，贷记"其他应付款"科目；属于无法查明的其他原因的部分，借记"库存现金"科目，贷记"其他收入"科目。

【例2-7】某医院在库存现金清查中,发现现金比账面余额多出120元。经反复核查,原因仍不明,经批准转作"其他收入"处理。会计处理如下:

借:库存现金　　　　　　　　　　　　　　　　　　　　　　120
　　贷:其他收入　　　　　　　　　　　　　　　　　　　　　120

如发现现金短缺,属于应由责任人赔偿的部分,借记"其他应收款"科目,贷记"库存现金"科目;属于无法查明原因的部分,报经批准后,借记"其他支出"科目,贷记"库存现金"科目。

【例2-8】某医院在库存现金清查中,发现现金比账面余额短缺280元,经查,上述现金短缺中,有150元属于出纳员王华的责任,应由王华赔偿,剩余130元现金短缺属于无法查明的其他原因,经批转为"其他支出"处理。会计处理如下:

借:其他应收款——王华　　　　　　　　　　　　　　　　　150
　　其他支出　　　　　　　　　　　　　　　　　　　　　　130
　　贷:库存现金　　　　　　　　　　　　　　　　　　　　　280

收到出纳员王华的赔款时:

借:库存现金　　　　　　　　　　　　　　　　　　　　　　150
　　贷:其他应收款　　　　　　　　　　　　　　　　　　　　150

二、银行存款

(一)银行存款的管理

银行存款是指医院存入银行的各种存款。

医院应按规定在银行开设和使用存款账户。正确开立和使用银行账户是做好资金结算工作的基础,医院只有在银行开立了存款账户,才能通过银行同其他单位进行结算,办理资金的收付。

根据《人民币银行结算账户管理办法》的相关规定,医院只能选择一家银行的一个营业机构开立一个基本存款账户,主要用于办理日常的转账结算和现金收付。医院的工资等现金的支取,只有通过该账户办理。医院可在其他银行的一个营业机构开立一个一般存款账户,该账户可办理转账结算和存入现金,但不能支取现金。临时存款账户是存款人因临时经营活动需要开立的账户,如医院临时性采购资金等。专用存款账户是医院因特定用途需要开立的账户。

(二)银行存款结算方式

所谓结算方式,是指用一定的形式和条件来实现各单位(或个人)之间货币收付的程序和方法。结算方式是办理结算业务的具体组织形式,是结算制度的重要组成部分。

结算方式的主要内容包括:商品交易货款支付的地点、时间和条件,商品所有权转移的条件,结算凭证及其传递的程序和方法等。

现行的银行结算方式包括:银行汇票、商业汇票、银行本票、支票、汇兑、委托收款、异地托收承付、信用证等八种。这八种结算方式根据结算形式的不同,可以划分为票据结算和支付结算两大类；根据结算地点的不同，可以划分为同城结算方式、异地结算方式和通用结算方式三大类。其中，同城结算方式是指在同一城市范围内各单位或个人之间的经济往来，通过银行办理款项划转的结算方式，具体有支票结算方式和银行本票结算方式。异地结算方式是指不同城镇、不同地区的单位或个人之间的经济往来通过银行办理款项划转的结算方式，具体包括银行汇票结算方式、汇兑结算方式和异地托收承付、信用证结算方式；而信用证结算方式往往用于国际结算。通用结算方式是指既适用于同一城市范围内的结算，又适用于不同城镇、不同地区的结算，具体包括商业汇票结算方式和委托收款结算方式，其中商业汇票结算方式又可分为商业承兑汇票结算方式和银行承兑汇票结算方式。现行七种结算方式的分类如图 2-1 所示：

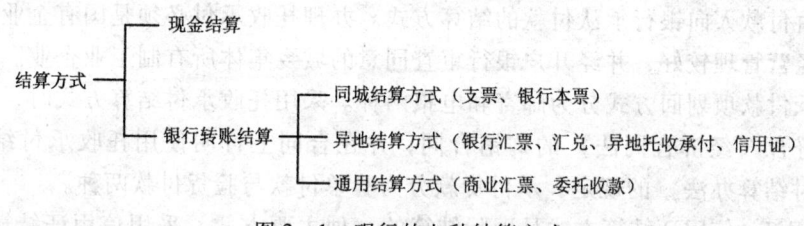

图 2-1 现行的七种结算方式

1. 银行汇票。银行汇票是汇款人将款项交存当地出票银行，由出票银行签发的，由其在见票时，按照实际结算金额无条件支付给收款人或持票人的票据。它具有使用灵活、票随人到、兑现性强等特点。适用于先收款后发货或钱货两清的商品交易。单位和个人各种款项结算，均可使用银行汇票。银行汇票的付款期限为自出票日起 1 个月内。银行汇票的收款人可以将银行汇票背书转让给他人。

2. 银行本票。银行本票是银行签发的，承诺自己在见票时无条件支付确定的金额给收款人或者持票人的票据。银行本票由银行签发并保证兑付，而且见票即付，具有信誉高，支付功能强等特点。银行本票发定额本票和不定额本票。定额本票的面值有 1 000 元、5 000 元、10 000 元和 50 000 元。银行本票的付款期限为自出票日起最长不超过 2 个月。银行本票可以根据需要在票据交换区域内背书转让。

3. 商业汇票。商业汇票是出票人签发的，委托付款人在指定日期无条件支付确定的金额给收款人或者持票人的票据。在银行开立存款账户的法人以及其他组织之间须具有真实的交易关系或债权债务关系，才能使用商业汇票。商业汇票的付款期限由交易双方商定，最长不得超过 6 个月。商业汇票提示付款期限自汇票到期日起 10 日内。商业汇票可以由付款人签发并承兑，也可经由收款人签发交由付款人承兑。商业汇票可背书转让。

商业汇票按承兑人不同分为商业承兑汇票和银行承兑汇票两种。商业承兑汇票是由银行以外的付款人承兑。银行承兑汇票由银行承兑，由开立存款账户的存款人签发。

4. 支票。支票是单位或个人签发的，委托办理支票存款业务的银行在见票时无条件支付确定的金额给收款人或者持票人的票据。支票结算方式是同城结算中应用比较广泛的一种结算方式。单位和个人的同一票据交换区域的各种款项结算，均可以使用支票。现金支票只能用于支取现金；转账支票只能用于转账；普通支票可以用于支取现金，也可以用于转账。支票的提示付款期限为自出票日起 10 日，中国人民银行另有规定的除外。

5. 汇兑。汇兑是汇款人委托银行将其款项支付给收款人的结算方式。汇兑分信汇和电汇两种。汇兑结算方式适用于异地之间的各种款项结算。

6. 委托收款。委托收款是收款人委托银行向付款人收取款项的结算方式。无论单位还是个人都可采用该种方式收取同城和异地的款项。委托收款结算款项划回的方式分为邮寄和电报两种。

7. 托收承付。托收承付是根据购销合同由收款人发货后委托银行向异地付款人收取款项，由付款人向银行承认付款的结算方式。办理托收承付必须是国有企业、供销合作社以及经营管理较好，并经开户银行审查同意的城乡集体所有制工业企业。

托收承付款项划回方式分为邮寄和电报两种。采用托收承付结算方式时，购销双方必须签有符合《经济合同法》的购销合同，并在合同上订明使用托收承付结算方式。按照《支付结算办法》的规定，承付货款分为验单付款与验货付款两种。

8. 信用证。信用证结算方式是国际结算的一种主要方式。采用信用证结算方式的，收款单位收到信用证后，即备货装运，签发有关发票账单，连同运输单据和信用证，送交银行，根据退还的信用证等有关凭证编制收款凭证；付款单位在接到开证行的通知时，根据付款的有关单据编制付款凭证。

（三）银行存款科目设置

医院应设置"银行存款"账户，用于核算医院存入银行的各种存款，并根据币种设置二级科目，在二级科目下按开户银行设置三级明细科目。本科目借方核算存入银行的款项，贷方核算从银行支出的款项，期末借方余额，反映医院实际存放在银行的款项。

需注意的是，医院的银行本票存款、银行汇票存款、信用卡存款等在"其他货币资金"科目核算，不在本科目核算。

（四）银行存款的账务处理

1. 将款项存入银行，借记"银行存款"科目，贷记"库存现金"、"应收医疗款"、"医疗收入"、"科教项目收入"等科目。

【例 2-9】某医院收款员将当日收到的医疗收入 200 000 元存入银行，根据银行回单，财会部门应作如下会计处理：

借：银行存款　　　　　　　　　　　　　　　　　　　　　　200 000
　　贷：医疗收入　　　　　　　　　　　　　　　　　　　　　　200 000

2. 提取和支出存款时，借记"库存现金"、"应付账款"、"医疗业务成本"、"科教项目支出"、"管理费用"等科目，贷记"银行存款"科目。

【例 2-10】医院签发转账支票一张，金额 480 000 元，用于购买一批中药材，药材已验收入库。财会部门根据支票存根和发票编制会计分录如下：

借：库存物资　　　　　　　　　　　　　　　　　　　　　　480 000

　　　　贷：银行存款　　　　　　　　　　　　　　　　　　　　　　　480 000

3. 医院发生外币业务的，应当按照业务发生当日（或当期期初）的即期汇率，将外币金额折算为人民币记账，并登记外币金额和汇率。

期末，各种外币账户的外币余额应当按照期末汇率折合为人民币。按照期末汇率折合的人民币金额与原账面人民币金额之间的差额，作为汇兑损益计入当期管理费用。

（1）以外币购入库存物资、设备等，按照购入当日（或当期期初）的即期汇率将支付的外币或应支付的外币折算为人民币金额，借记"固定资产"、"库存物资"等科目，贷记"银行存款"科目、"应付账款"等科目的外币账户。

（2）会计期末，根据各外币账户按期末汇率调整后的人民币余额与原账面人民币余额的差额，作为汇兑损益，借记或贷记"银行存款"科目、"应付账款"等科目，贷记或借记"管理费用——其他费用"科目。

【例2-11】2011年8月1日，某医院美元银行存款账户余额为200 000美元，假定当日汇率为美元：人民币=1：6.52，即折合人民币1 304 000元；8月10日用美元存款以80 000美元的价格（含所有税费）从国外购入西药B一批存入药库A，假定当日汇率为美元：人民币=1：6.50；8月31日的汇率为美元：人民币=1：6.53。医院按照购入当日的汇率计算，则该项业务会计处理如下：

（1）以美元购买西药时：

借：库存物资——药品——药库A——西药B　　　　　　　　　520 000
　　贷：银行存款——美元（$80 000，@6.50）　　　　　　　　520 000

（2）月底计算汇兑损益时：

计算汇兑损失前，"银行存款——美元户"余额为：784 000元；

8月31日，美元账户余额折合人民币为：(200 000 - 80 000) × 6.53 = 783 600元；

则汇兑损失为：784 000 - 783 600 = 400元

借：管理费用——其他费用　　　　　　　　　　　　　　　　　　400
　　贷：银行存款——美元户　　　　　　　　　　　　　　　　　　400

（五）银行存款日记账

医院应当按开户银行、存款种类及币种等，分别设置"银行存款日记账"，按照业务的发生顺序逐笔登记，每日终了应结出余额。

银行存款日记账的格式如表2-5所示。

（六）银行存款的清查

"银行存款日记账"应定期与"银行对账单"核对，至少每月核对一次。月度终了，医院银行存款账面余额与银行对账单余额之间如有差额，必须逐笔查明原因并进行处理，按月编制"银行存款余额调节表"，调节相符。

双方余额不一致的原因除记账错误外，还可能存在未达账项，具体有以下四种情况：

1. 医院已收款入账，银行尚未收款入账；
2. 医院已付款入账，银行尚未付款入账；

3. 银行已收款入账，医院尚未收款入账；
4. 银行已付款入账，医院尚未付款入账。

表 2-5 银行存款日记账

户名： 账号： 单位：元

年		凭证		摘要	对方账户	借方	贷方	余额
月	日	字	号					

调节后余额相等，则说明双方账目无误，如调节后余额仍不等，应进一步查明原因，进行更正。

【例 2-12】某医院 2011 年 5 月 31 日银行存款日记账余额为 600 000 元，银行转来的对账单余额为 593 000 元。经逐笔核对，发现以下未达账项：

（1）医院送存转账支票 120 000 元，并登记入账，但银行尚为入账；
（2）医院开出转账支票 50 000 元，但持票单位尚未到银行办理转账，银行尚未登记入账；
（3）医院委托银行代收某单位医疗服务收入 68 000 元，银行已登记，但医院尚未收到银行转来的付款通知，尚未登记。
（4）医院应付某医药公司银行承兑汇票一张，计 5 000 元，现已到期；银行代医院划款并入账，但医院尚未收到银行转来的付款通知，尚未登记。

银行存款余额调节表（表 2-6）调节相符后，应由编表人和财务部负责人签字；如发现重大错误或无法调节相符时，应向财务部负责人或总会计师报告。

表 2-6 银行存款余额调节表

户名： 账号： 年 月 日 单位：元

项目	金额	项目	金额
医院账面存款余额	600 000.00	银行对账单余额	593 000.00
加：银行已收，医院未收	68 000.00	加：医院已收，银行未收	120 000.00
减：银行已付，医院未付	5 000.00	减：医院已付，银行未付	50 000.00
调节后余额	663 000.00	调节后余额	663 000.00

会计机构负责人签字： 审核： 编表人签字：

需特别说明的是，医院不能将此余额调节表作为记账的依据，而需等到相关未达账项的结算凭证到达后才能入账。

（七）银行存款核算应注意的问题

1. 医院的一切收入都应及时送存开户银行，一切支出除按规定可以用现金支付以外，都应通过银行办理结算手续。

2. 严格结算纪律，出纳人员负责银行存款的收支业务，但不能兼管稽核、会计档案保管和收入、费用、债权、债务等账目的登记。

3. 支票领用必须由申请人填写《付款申请书》，兼经医院主管领导审批后，财务人员按规定给予领用填写齐全的支票。特殊情况，如签收单位、数量和金额不确定，需征得主管领导同意，方可领取一张空白支票。

4. 严格执行支票管理制度。现金支票、转账支票及其他有价证券，应由出纳专人保管和签发，银行预留印鉴章必须由财务主办会计和出纳人员分别保管和使用。

5. 对收到外单位的支票、汇票、本票等票据，出纳人员应认真审核，并当天送达银行。对特殊情况，即数额较大或由疑点的，为减少损失应及时送交银行辨别真伪，对当时不能送存银行的票据，应视同现金保管。

6. 任何人员都不得将企业账号出租、出借，不得签发空头支票和远期支票，不得外发空白支票。

7. 医院财务人员对各种支票领用，必须建立《支票领用注销登记簿》，由出纳进行序号序时登记，财务主管每月至少核查一次。

8. 出纳人员每月至少核对一次银行对账单与企业银行账簿是否相符。按月编制《银行存款余额调节表》，年度终与对账单装订成册，交主办会计存档。

三、零余额账户用款额度

（一）零余额账户的管理

零余额账户是指财政部门和预算单位在办理直接支付和授权支付业务时，先由代理银行根据支付令（即拨款凭证，下同），通过财政部门零余额账户或预算单位零余额账户将资金支付到供应商或收款人账户。

预算单位零余额账户应用于行政单位会计和事业单位会计中，进行财政授权支付。在办理授权支付业务时，先由代理银行根据支付令，通过预算单位"零余额账户"将资金支付到供应商或收款人账户。虽然支付指令由单位下达，但财政不再将货币资金拨付到预算单位，而是将用款额度划拨到预算单位的"零余额账户"，于当日营业终了前由代理银行依照财政部批准的用款额度与国库单一账户清算，财政授权的转账业务一律通过预算单位零余额账户办理。

（二）零余额账户用款额度科目设置

医院应设置"零余额账户用款额度"科目，用于核算实行国库集中支付的医院根据财政部门批复的用款计划收到的零余额账户用款额度。本科目借方登记收到财政下达的授权支付额度；本科目贷方登记授权支付的支出数。期末借方余额，反映医院尚未支用的零余额账户用款额度。本科目年末应无余额。

（三）零余额账户用款额度账务处理

1. 在财政授权支付方式下，收到授权支付到账额度时，根据收到的额度金额，借记"零余额账户用款额度"科目，贷记"财政补助收入"科目。

【例2－13】2011年10月1日，甲医院向上级主管财政部门申请资金购买医疗设备，经批复，收到代理银行盖章的"授权支付到账通知书"当月授权额度为4 000 000元，医院应根据相关凭证作如下会计处理：

借：零余额账户用款额度　　　　　　　　　　　　　　4 000 000
　　贷：财政补助收入——项目支出　　　　　　　　　　　　4 000 000

2. 支用零余额账户用款额度时，按照支付金额，借记"医疗业务成本"、"财政项目补助支出"等科目，贷记"零余额账户用款额度"科目；对于支用额度为购建固定资产、无形资产或购买药品等库存物资发生的支出，还应借记"在建工程"、"固定资产"、"无形资产"、"库存物资"等科目，贷记"待冲基金——待冲财政基金"科目。

【例2－14】2011年10月20日，医院购买医疗设备一台，价值500 000元，设备已验收合格，货款已支付。医院应根据相关凭证作如下会计处理：

借：财政项目补助支出　　　　　　　　　　　　　　　　500 000
　　贷：零余额账户用款额度　　　　　　　　　　　　　　　500 000
借：固定资产——某医疗设备　　　　　　　　　　　　　　500 000
　　贷：待冲基金——待冲财政基金　　　　　　　　　　　　500 000

3. 从零余额账户提取现金时，借记"库存现金"科目，贷记"零余额账户用款额度"科目。

4. 年度终了，依据代理银行提供的对账单中的注销额度，借记"财政应返还额度——财政授权支付"科目，贷记"零余额账户用款额度"科目。医院本年度财政授权支付预算指标数大于零余额账户用款额度下达数的，根据未下达的用款额度，借记"财政应返还额度——财政授权支付"科目，贷记"财政补助收入"科目。

【例2－15】假设某医院2011年财政部门批准年度预算800万元，累计预算支出数额为780万元，年终，医院应依据本年度财政授权支付预算指标数与当年财政授权支付实际数的差额，作如下会计处理：

借：财政应返还额度——财政授权支付　　　　　　　　　200 000
　　贷：财政补助收入　　　　　　　　　　　　　　　　　200 000

【例2－16】2011年12月31日，医院"零余额账户用款额度"余额为500 000元，年度终了，医院在对该账户进行清零时，应作如下会计处理：

借：财政应返还额度——财政授权支付　　　　　　　　　500 000
　　贷：零余额账户用款额度　　　　　　　　　　　　　　500 000

医院依据下年初代理银行提供的额度恢复到账通知书中的恢复额度，借记"零余额账户用款额度"科目，贷记"财政应返还额度——财政授权支付"科目。下年度医院收到财政部门批复的上年末未下达零余额账户用款额度时，借记"零余额账户用款额度"科目，贷记"财政应返还额度——财政授权支付"科目。

【例2-17】承接上例，2012年1月1日恢复额度时，财政授权支付预算结余资金转入"零余额账户"，依据代理银行提供的额度恢复到账通知书作如下会计处理：

借：零余额账户用款额度　　　　　　　　　　　　　　500 000
　　贷：财政应返还额度——财政授权支付　　　　　　　　　500 000

【例2-18】2012年1月2日，医院收到财政部门批复的财政授权支付上年未下达零余额账户用款额度4 000 000元，医院应根据银行到账通知书作如下会计分录：

借：零余额账户用款额度　　　　　　　　　　　　　　4 000 000
　　贷：财政应返还额度——财政授权支付　　　　　　　　　4 000 000

（四）零余额账户用款额度核算应注意的问题

处理完当月账务后，医院应就"零余额账户"与代理银行提供的对账单核对财政授权支付的额度、支出数、额度结余数，经双方签证后的对账单由医院随同月份会计报表逐级上报。每日终了，医院应编制现金日报表。需注意：

1. 医院出纳账上的"零余额账户"借方余额应该与银行的医院财政支付额度对账表的期末结余额度一致。

2. 医院"零余额账户"借方反映的是医院从财政收到的零余额用款额度，与医院财务账上的财政补助收入等科目的贷方发生额一致；医院"零余额账户"贷方反映医院零余额的支付、退款及缴存现金的数额，与财务账上的授权支付数额一致。

3. 年终时，财政和医院设置整理期，用于处理未达账款等事宜。整理期结束后，财政国库管理机构、财政国库支付执行机构、医院之间及上、下级之间的各有关账户必须完全一致，不应再有未达账项。医院年终结余资金的数额按照财政部门批复的部门预算数额加上年预算结余数额减当年财政国库已支付数额（包括财政直接支付数额和财政授权支付数额）和应缴回财政部门数额后的余额计算。无论财政授权支付还是财政直接支付的结余资金，年终全部转入"财政应返还额度"。下年恢复额度时，财政授权支付结余资金转入"零余额账户"，而财政直接支付结余资金仍保留在"财政应返还额度"科目。支出时，减少"财政应返还额度"。

四、其他货币资金

这里的其他货币资金包括医院的银行本票存款、银行汇票存款、信用卡存款等各种其他货币资金。

银行本票存款是指医院为取得银行本票按规定存入银行的款项，分为定额本票和不定额本票两种。定额本票面额分别为1 000元、5 000元、10 000元和50 000元。本票存款实行全额结算，本票存款额与结算金额的差额一般采用支票或其他方式结清。

银行汇票存款是指医院为取得银行汇票按规定存入银行的款项。银行汇票的出票银行为银行汇票的付款人。银行汇票可以用于转账，注明"现金"字样的银行汇票也可以用于支取现金。

信用卡存款是指医院为取得信用卡按照规定存入银行信用卡专户的款项。

（一）其他货币资金科目设置

医院应设置"其他货币资金"科目，并设置"银行本票存款"、"银行汇票存款"、"信用卡存款"等明细科目，进行明细核算。本科目借方核算医院为取得银行本票、银行汇票、信用卡而存入银行的款项；贷方核算支用或收回而减少的其他货币资金；期末借方余额，反映医院实际持有的其他货币资金。

（二）其他货币资金的账务处理

1. 将款项交存银行取得银行本票、银行汇票，按照取得的银行本票、银行汇票金额，借记"其他货币资金"科目，贷记"银行存款"科目。使用银行本票、银行汇票发生支付，按照实际支付金额，借记"库存物资"等科目，贷记"其他货币资金"科目。如有余款或因本票、汇票超过付款期等原因而退回款项，按照退款金额，借记"银行存款"科目，贷记"其他货币资金"科目。

2. 将款项交存银行取得信用卡，按照交存金额，借记"其他货币资金"科目，贷记"银行存款"科目。用信用卡购物或支付有关费用，借记有关科目，贷记"其他货币资金"科目。医院信用卡在使用过程中，需向其账户续存资金的，按照续存金额，借记"其他货币资金"科目，贷记"银行存款"科目。

【例2-19】某医院采购一批中成药，金额为800 000元，以银行汇票的形式结算，医院填送"银行汇票委托书"后，连同款项一并交存银行。

(1) 取得银行汇票后，根据银行盖章的委托书存根联，会计处理为：

借：其他货币资金——银行汇票存款　　　　　　　　　800 000
　　贷：银行存款　　　　　　　　　　　　　　　　　　800 000

(2) 在本例中，假设实际结算时该批中成药的全部价款和相关费用为760 000元，中草药到货后存放到A药库中，采购员按规定在汇票上填写实际金额后，把银行汇票交给药材公司。医院根据发票及有关凭证，会计处理如下：

借：库存物资——药品——A药库——中成药　　　　　760 000
　　贷：其他货币资金——银行汇票存款　　　　　　　　760 000

收到余款时：

借：银行存款　　　　　　　　　　　　　　　　　　　　40 000
　　贷：其他货币资金——银行汇票存款　　　　　　　　 40 000

医院应加强对其他货币资金的管理，及时办理结算，对于逾期尚未办理结算的银行汇票、银行本票等，应按规定及时转回，按上述规定进行相应账务处理。

五、短期投资

（一）短期投资科目设置

医院应设置"短期投资"科目，用于核算医院购入能随时变现并且持有时间不准备超过1年（含1年）的投资，主要指短期国债。本科目借方登记医院购入债券等各种短期投资的投资成本；贷方登记医院处置债券以及其他投资的投资成本和因取得债券利息或现金股利而冲减的投资成本；期末借方余额，反映医院持有的短期投资的实际成本。本科目应按债券的种类设置明细账，进行明细核算。

当短期投资持有时间超过1年时，判断该项投资是否属于短期投资主要看最初购入投资时的意图，并以相关会议决议作为判断投资时意图的依据。

（二）短期投资的账务处理

1. 医院的短期投资在取得时，应当按照取得时的实际成本（包括购买价款以及税金、手续费等相关费用）作为投资成本，借记"短期投资"科目，贷记"银行存款"等科目。

【例2-20】甲医院于2012年1月1日购入2010年发售的5年期凭证式国债，票面价值1 000 000元，票面年利率为4.60%，支付银行存款1 092 000元；另以银行存款支付税金、手续费等相关费用60 000元。甲医院计划短期持有该债券。

购入国债时，甲医院应做如下会计分录：

借：短期投资——短期债券（2010年5年期国债）　　　1 152 000
　　贷：银行存款　　　　　　　　　　　　　　　　　　1 152 000

2. 短期投资持有期间收到利息等投资收益时，按实际收到的金额，借记"银行存款"等科目，贷记"其他收入——投资收益"科目。

【例2-21】某医院2011年5月5日购入价值10 000元的债券，不准备长期持有，10月7日收到债券利息3 000元。该医院在收到现金股利时的会计处理如下：

借：银行存款　　　　　　　　　　　　　　　　　　　　3 000
　　贷：其他收入——投资收益　　　　　　　　　　　　　3 000

3. 出售短期投资或到期收回短期债券本息，按实际收到的金额，借记"银行存款"科目，按出售或收回短期投资的成本，贷记"短期投资"科目，按其差额，借记或贷记"其他收入——投资收益"科目。

【例2-22】承接【例2-20】，甲医院于2012年4月1日将该债券全部卖出，取得1 160 000元。

转让该国债时，甲医院应做如下会计分录：

借：银行存款　　　　　　　　　　　　　　　　　　　　1 160 000
　　贷：短期投资——2010年5年期国债　　　　　　　　　1 152 000
　　　　其他收入——投资收益　　　　　　　　　　　　　8 000

六、财政应返还额度

（一）财政应返还额度科目设置

医院应设置"财政应返还额度"科目，并设置"财政直接支付"和"财政授权支付"两个明细科目，进行明细核算。"财政应返还额度"科目核算实行国库集中支付的医院应收财政返还的资金额度。本科目期末借方余额，反映医院应收财政返还的资金额度。

（二）财政应返还额度的账务处理

1. 财政直接支付。年度终了，医院根据本年度财政直接支付预算指标数与当年财政直接支付实际支出数的差额,借记"财政应返还额度"科目(财政直接支付),贷记"财政补助收入"科目。下年度财政直接支付上年未支付的预算指标数时,借记相关科目,贷记"财政应返还额度"科目(财政直接支付)。

【例 2-23】某医院 2012 年经过主管财政部门批准的直接支付预算指标为 1 200 000 元,年度终了时,汇总出 2012 年财政直接支付实际下达数为 900 000 元,则 12 月 31 日,会计处理如下:

借:财政应返还额度——财政直接支付　　　　　　　　　300 000
　　贷:财政补助收入　　　　　　　　　　　　　　　　　　300 000

假设 2013 年用 2012 年尚未支付的预算指标数购买医疗设备 A 一套,价值 256 000 元(含全部税费),则医院的会计处理为:

借:财政项目补助支出　　　　　　　　　　　　　　　　　256 000
　　贷:财政应返还额度——财政直接支付　　　　　　　　　256 000
借:固定资产——医疗设备——A　　　　　　　　　　　　256 000
　　贷:待冲基金——待冲财政基金　　　　　　　　　　　　256 000

2. 财政授权支付。年度终了,医院依据代理银行提供的对账单中的注销额度,借记"财政应返还额度"科目(财政授权支付),贷记"零余额账户用款额度"科目。医院本年度财政授权支付预算指标数大于零余额账户用款额度下达数的,根据未下达的用款额度,借记"财政应返还额度"科目(财政授权支付),贷记"财政补助收入"科目。

下年初,医院依据代理银行提供的额度恢复到账通知书中的恢复额度,借记"零余额账户用款额度"科目,贷记"财政应返还额度"科目(财政授权支付)。下年度医院收到财政部门批复的上年末未下达零余额账户用款额度时,借记"零余额账户用款额度"科目,贷记"财政应返还额度"科目(财政授权支付)。

【例 2-24】承接上例,假如该医院为财政授权支付方式下进行财政返还,2012 年 12 月 31 日,某医院代理银行转来对账单中的注销额度为 200 000 元,医院根据对账单做如下会计处理:

(1) 计提财政应返还额度时:

借:财政应返还额度——财政授权支付　　　　　　　　　300 000
　　贷:财政补助收入　　　　　　　　　　　　　　　　　　300 000

(2) 收到银行对账单时:

借:财政应返还额度——财政授权支付　　　　　　　　　200 000
　　贷:零余额账户用款额度　　　　　　　　　　　　　　　200 000

(3) 该医院主管财政部门批复上年年末未下达零余额账户用款额度时:

借:零余额账户用款额度　　　　　　　　　　　　　　　　500 000
　　贷:财政应返还额度——财政授权支付　　　　　　　　　500 000

七、应收在院病人医疗款

（一）应收在院病人医疗款科目设置

医院应设置"应收在院病人医疗款"科目，用于核算医院因提供医疗服务而应向住院病人收取的医疗款。并应当按照住院病人对"应收在院病人医疗款"进行明细核算。本科目期末借方余额，反映医院尚未结算的应收在院病人医疗款。

（二）应收在院病人医疗款的账务处理

1. 发生应收住院病人医疗款时，按照应收未收金额，借记"应收在院病人医疗款"科目，贷记"医疗收入"科目。

【例 2-25】金瑾由于肾结石到某医院做手术并住院治疗，预交医疗款 20 000 元，花费手术费 8 000 元、住院费 5 000 元，全部自费。医院应做如下会计处理：

（1）收到预交医疗款时：

借：库存现金　　　　　　　　　　　　　　　　　　　　　　　20 000
　　贷：预收医疗款——住院病人——金瑾　　　　　　　　　　　　20 000

（2）发生各类费用时：

借：应收在院病人医疗款——金瑾　　　　　　　　　　　　　　13 000
　　贷：医疗收入——住院收入——床位费　　　　　　　　　　　　5 000
　　　　　　　　　　　　　　　——手术费　　　　　　　　　　　8 000

2. 住院病人办理出院手续，结算医疗费时，如病人应付的医疗款金额大于其预交金额，应按病人补付金额，借记"库存现金"、"银行存款"等科目，按病人预交金额，借记"预收医疗款"科目，按病人应付的医疗款金额，贷记"应收在院病人医疗款"科目；

如病人应付的医疗款金额小于其预交金额，应按病人预交金额，借记"预收医疗款"科目，按病人应付的医疗款金额，贷记"应收在院病人医疗款"科目，按退还给病人的差额，贷记"库存现金"、"银行存款"等科目。

【例 2-26】承上例，在金瑾办理出院手续时，医院与其进行结算时：

借：预收医疗款——住院病人——金瑾　　　　　　　　　　　　20 000
　　贷：应收在院病人医疗款——住院病人——金瑾　　　　　　　13 000
　　　　库存现金　　　　　　　　　　　　　　　　　　　　　　7 000

结转住院病人自负部分以外的应收医疗款或结转病人结算欠费，按应收在院病人医疗款总额中扣除病人自负部分以外的金额，或病人结算欠费金额，借记"应收医疗款"科目，贷记"应收在院病人医疗款"科目。

【例 2-27】承上例，假设金瑾全部医疗款中，自负为 6 000 元，其余由基本医疗保险代为支付，则有：

（1）收到预交医疗款时：

借：库存现金　　　　　　　　　　　　　　　　　　　　　　　20 000
　　贷：预收医疗款——住院病人——金瑾　　　　　　　　　　　20 000

(2) 发生各类费用时：

借：应收在院病人医疗款——金瑾　　　　　　　　　　　　13 000
　　贷：医疗收入——住院收入——床位费　　　　　　　　　　5 000
　　　　　　　　　　　　　　——手术费　　　　　　　　　　8 000

(3) 金瑾办理出院结算手续时：

借：预收医疗款——住院病人——金瑾　　　　　　　　　　20 000
　　应收医疗款——医疗保险机构——金瑾　　　　　　　　　7 000
　　贷：应收在院病人医疗款——住院病人——金瑾　　　　　13 000
　　　　库存现金　　　　　　　　　　　　　　　　　　　　14 000

(4) 收到社保机构拨付的医疗款时：

借：银行存款　　　　　　　　　　　　　　　　　　　　　7 000
　　贷：应收医疗款——医疗保险机构——金瑾　　　　　　　7 000

八、应收医疗款

（一）应收医疗款科目设置

医院应设置"应收医疗款"科目，该科目核算医院因提供医疗服务而应向门诊病人、出院病人、医疗保险机构等收取的医疗款。并应当按照门诊病人、出院病人、医疗保险机构等设置明细账，进行明细核算。本科目期末借方余额，反映医院尚未收回的应收医疗款金额。

（二）应收医疗款的账务处理

1. 结算门诊病人医疗费时，发生病人欠费的，按应收未收金额，借记"应收医疗款"科目，贷记"医疗收入"科目。

门诊病人发生的医疗费中应由医疗保险机构等负担的部分，借记"应收医疗款"科目，贷记"医疗收入"科目。

【例2-28】2011年11月12日，张华到医保定点医院看病发生医疗费10 000元（其中门诊费500元，住院费9 500元）其中由医疗保险机构负担70%，剩余的30%由张华自付，张华已经预付医疗款2 000元。医院应作如下会计处理：

(1) 收到张华预交医疗款时：

借：库存现金　　　　　　　　　　　　　　　　　　　　　2 000
　　贷：预收医疗款——住院病人——张华　　　　　　　　　2 000

(2) 发生各项费用时：

借：应收在院病人医疗款——住院病人——张华　　　　　　10 000
　　贷：医疗收入——住院收入　　　　　　　　　　　　　　9 500
　　　　　　　　——门诊收入　　　　　　　　　　　　　　500

2. 住院病人办理出院手续结算医疗费时，结转出院病人自负部分以外的应收医疗款或结转出院病人结算欠费，按应收在院病人医疗款总额中扣除病人自负部分以外的金额，或病人结算欠费金额，借记"应收医疗款"科目，贷记"应收在院病人医疗款"

科目。

【例2-29】承上例，经医院领导批准，同意张华办理出院手续，医院应作如下会计处理：

借：应收医疗款——医疗保险机构——张华　　　　　　　7 000
　　应收医疗款——张华　　　　　　　　　　　　　　　1 000
　　预收医疗款——住院病人——张华　　　　　　　　　2 000
　　贷：应收在院病人医疗款——住院病人——张华　　　　　10 000

3. 收到病人等交来的医疗欠费时，按照实际收到的金额，借记"银行存款"、"库存现金"等科目，贷记"应收医疗款"科目。

【例2-30】承上例，张华交来医疗欠费1 000元，医院应作如下会计处理：

借：库存现金　　　　　　　　　　　　　　　　　　　　1 000
　　贷：应收医疗款——张华　　　　　　　　　　　　　　　1 000

4. 同医疗保险机构结算应收医疗款时，按照实际收到的金额，借记"银行存款"科目，按照医院因违规治疗等管理不善原因被医疗保险机构拒付的金额，借记"坏账准备"科目，按照应收医疗保险机构的金额，贷记"应收医疗款"科目，按照借贷方之间的差额，借记或贷记"医疗收入——门诊收入、住院收入（结算差额）"科目。

【例2-31】承接上例，月底，在同医疗保险机构清算时，收到应由保险机构承担的医疗款7 000元，医院应根据相关凭证作如下会计处理：

借：银行存款　　　　　　　　　　　　　　　　　　　　7 000
　　贷：应收医疗款——医疗保险机构——张华　　　　　　　7 000

5. 医院应当于每年年度终了，对应收医疗款进行全面检查，计提坏账准备。对于账龄超过规定年限、确认无法收回的应收医疗款，应当按照有关规定报经批准后，按照无法收回的应收医疗款金额，借记"坏账准备"科目，贷记"应收医疗款"科目。

【例2-32】2011年12月底，医院期末新增应收医疗款余额1 000 000元，应计提坏账准备40 000元；经对应收医疗款进行全面检查，发现有应收未收陈刚的医疗款5 000元，已无法收回。报经批准后，进行相应的会计处理。

（1）期末计提坏账准备

借：管理费用——坏账准备　　　　　　　　　　　　　　40 000
　　贷：坏账准备　　　　　　　　　　　　　　　　　　　40 000

（2）经批准，确认坏账损失时：

借：坏账准备　　　　　　　　　　　　　　　　　　　　5 000
　　贷：应收医疗款——陈刚　　　　　　　　　　　　　　　5 000

如果已转销的应收医疗款在以后期间又收回，应按实际收回的金额，借记"应收医疗款"科目，贷记"坏账准备"科目；同时，借记"银行存款"等科目，贷记"应收医疗款"科目。

【例2-33】承上例，假设上述已经转销的应收陈刚医疗款5 000元，后经追款，又收回3 000元。医院应进行如下会计处理：

借:应收医疗款——陈刚	3 000
贷:坏账准备	3 000
借:库存现金	3 000
贷:应收医疗款——陈刚	3 000

九、其他应收款

(一) 其他应收款账户设置

医院应设置"其他应收款"科目,该科目核算医院除财政应返还额度、应收在院病人医疗款、应收医疗款、预付账款以外的其他各项应收、暂付款项,包括职工预借的差旅费、拨付的备用金、应向职工收取的各种垫付款项、应收长期投资的利息或利润等。本科目应按其他应收款的项目分类以及不同的债务人设置明细账,进行明细核算。本科目期末借方余额,反映医院尚未收回的其他应收款金额。

(二) 其他应收款的账务处理

1. 持有长期股权投资期间,被投资单位宣告分派利润时,按应享有的份额,借记"其他应收款"科目,贷记"其他收入——投资收益"科目。实际收到所分派的利润,按照实际收到的金额,借记"银行存款"科目,贷记"其他应收款"科目。

2. 持有的分期付息、到期还本的长期债券投资,已到付息期而尚未领取的利息,应于确认利息收入时,借记"其他应收款"科目,贷记"其他收入——投资收益"科目。实际收到利息,按实际收到的金额,借记"银行存款"科目,贷记"其他应收款"科目。到期一次还本付息的长期债券投资应收取的利息,在"长期投资"科目核算,不在本科目核算。

3. 发生的其他各种应收、暂付款项等,借记"其他应收款"科目,贷记"银行存款"、"库存现金"等科目;收回或转销各种款项时,借记"库存现金"、"银行存款"等科目,贷记"其他应收款"科目。

实行定额备用金制度的医院,对于领用的备用金应定期向财会部门报销。财会部门根据报销数用现金补足备用金定额时,借记有关科目,贷记"库存现金"、"银行存款"科目,报销数和拨补数都不再通过本科目核算。

【例2-34】某医院对备用金实行定额预付制,2012年1月份发生如下业务:

(1) 1月5日,核定管理部门的定额备用金为5 000元,财务部门开出现金支票;

(2) 1月10日,医院管理部门负责人报销购买办公用品的费用2 200元,并补齐备用金。

(3) 1月20日,经批准核减管理部门定额备用金,核定定额为3 000元。

(4) 1月31日,由于机构变动,经批准撤销管理部门定额备用金,管理部分负责人交回现金3 000元。

上述业务会计处理如下:

(1) 核定管理部门定额备用金并用现金支票支付时:

借:其他应收款——备用金——管理部门	5 000

　　　　贷：银行存款　　　　　　　　　　　　　　　　　　　　　5 000
（2）医院管理部门负责人报销费用时：
　　借：管理费用——办公费　　　　　　　　　　　　　　　　 2 200
　　　　贷：库存现金　　　　　　　　　　　　　　　　　　　　 2 200
（3）核减管理部门备用金定额，并收回现金时：
　　借：库存现金　　　　　　　　　　　　　　　　　　　　　　 2 000
　　　　贷：其他应收款——备用金——管理部门　　　　　　　　 2 000
（4）撤销定额备用金时：
　　借：库存现金　　　　　　　　　　　　　　　　　　　　　　 3 000
　　　　贷：其他应收款——备用金——管理部门　　　　　　　　 3 000

4. 医院应当于每年年度终了，对其他应收款进行全面检查，计提坏账准备。对于账龄超过规定年限、确认无法收回的其他应收款，应当按照有关规定报经批准后，按照无法收回的其他应收款金额，借记"坏账准备"科目，贷记"其他应收款"科目。

如果已转销的其他应收款在以后期间又收回，应按实际收回的金额，借记"其他应收款"科目，贷记"坏账准备"科目；同时，借记"银行存款"等科目，贷记"其他应收款"科目。

【例 2-35】2012 年 1 月 5 日，医院收到已在 2011 年 12 月底计提坏账准备的应收张三借款 8 000 元，医院应根据相关会计凭证作如下会计处理：
　　借：其他应收款——张三　　　　　　　　　　　　　　　　 8 000
　　　　贷：坏账准备　　　　　　　　　　　　　　　　　　　　 8 000
　　借：库存现金　　　　　　　　　　　　　　　　　　　　　　 8 000
　　　　贷：其他应收款——张三　　　　　　　　　　　　　　　 8 000

（三）其他应收款的审查

其他应收款容易成为套取现金，设立"小金库"的重要渠道，因此医院应当对其他应收款重点审查。

审查的主要内容如下：

1. 是否建立了明确的职责分工制度，总账和明细账户的登记是否由不同人员分别登记，现金收款员是否从事其他应收款的记账工作；
2. 是否建立了备用金领用和报销制度，并严格执行；
3. 是否建立了定期清理制度，是否及时催收，是否有长期挂账现象；
4. 是否记有不属于该账户核算范围的各种应收和暂付款项；
5. 是否有违规转销的情况等。

十、坏账准备

（一）坏账准备科目设置

医院应设置"坏账准备"科目，用于核算医院对应收医疗款和其他应收款提取的坏账准备。本科目期末贷方余额，反映医院提取的坏账准备金额。

(二) 坏账准备的计提方法

医院应当于每年年度终了，对应收医疗款和其他应收款进行全面检查，分析其可收回性，对预计可能产生的坏账损失计提坏账准备、确认坏账损失并计入当期管理费用。

医院可以采用应收款项余额百分比法、账龄分析法、个别认定法等方法计提坏账准备。坏账准备提取方法一经确定，不得随意变更。如需变更，应当按照规定权限报经批准，并在会计报表附注中予以说明。

需要特别注意的是，与旧的《医院会计制度》规定的累计计提不应超过应收医疗款和应收在院病人医药费科目余额的3%—5%相比，新的《医院会计制度》规定，累计计提的坏账准备不应超过年末应收医疗款和其他应收款科目余额的2%—4%。

当期应补提或冲减的坏账准备金额的计算公式如下：

当期应补提或冲减的坏账准备 = 当期按应收医疗款和其他应收款计算应计提的坏账准备金额 - 本科目贷方余额（或 + 本科目借方余额）

(三) 坏账准备的账务处理

1. 提取坏账准备时，借记"管理费用"科目，贷记"坏账准备"科目；冲减坏账准备时，借记"坏账准备"科目，贷记"管理费用"科目。

2. 医院同医疗保险机构结算时，存在医院因违规治疗等管理不善原因被医疗保险机构拒付情况的，按照拒付金额，借记"坏账准备"科目，贷记"应收医疗款"科目。

3. 对于账龄超过规定年限并确认无法收回的应收医疗款或其他应收款，应当按照有关规定报经批准后，按照无法收回的应收款项金额，借记"坏账准备"科目，贷记"应收医疗款"、"其他应收款"科目。

如果已转销的应收医疗款、其他应收款在以后期间又收回，按照实际收回的金额，借记"应收医疗款"、"其他应收款"科目，贷记"坏账准备"科目；同时，借记"银行存款"等科目，贷记"应收医疗款"、"其他应收款"科目。

【例2-36】某医院采用余额百分比法核算应收医疗款和其他应收款的坏账准备，"坏账准备"账户2012年年初余额为贷方40 000元，当年同医疗保险机构结算时，被医疗保险机构拒付60 000元，确认无法收回其他应收款5 000元。已转销的其他应收款在当年又收回3 500元，2012年年末"应收医疗款"余额500 000元，"其他应收款"账户余额100 000元，根据历史经验，该医院按照余额的3%计提还账准备。

(1) 被医疗保险机构拒付时：

借：坏账准备　　　　　　　　　　　　　　　　　　　　　　　　60 000
　　贷：应收医疗款　　　　　　　　　　　　　　　　　　　　　　60 000

(2) 确认无法收回的其他应收款时：

借：坏账准备：　　　　　　　　　　　　　　　　　　　　　　　5 000
　　贷：其他应收款　　　　　　　　　　　　　　　　　　　　　　5 000

(3) 收回已核销的其他应收款时：

借：其他应收款：　　　　　　　　　　　　　　　　　　　　　　3 500
　　贷：坏账准备：　　　　　　　　　　　　　　　　　　　　　　3 500

借：银行存款　　　　　　　　　　　　　　　　　　　　　　　3 500
　　　贷：其他应收款　　　　　　　　　　　　　　　　　　　　　3 500

（4）计提2011年坏账准备时：

①计提前"坏账准备"账户的余额为40 000 - 60 000 - 5 000 + 3 500 = -21 500，即借方余额21 500元

②计算当期应计提的坏账准备：

当期应计提的坏账准备金额 = （500 000 + 100 000）× 3% = 18 000（元）

③当期应补提或冲减的坏账准备 = 18 000 + 21 500 = 39 500（元）

借：管理费用——坏账损失　　　　　　　　　　　　　　　　　39 500
　　　贷：坏账准备　　　　　　　　　　　　　　　　　　　　　　39 500

十一、预付账款

（一）预付账款科目设置

医院应设置"预付账款"科目，该科目核算医院预付给商品供应单位或者服务提供单位的款项。本科目应按商品供应单位或服务提供单位设置明细账，进行明细核算。本科目期末借方余额，反映医院实际预付尚未结算的款项。

（二）预付账款的账务处理

1. 因采购设备等而预付款项时，按照实际预付的金额，借记"预付账款"科目，贷记"银行存款"等科目。

2. 收到所购设备等时，按照应计入购入资产成本的金额，借记"固定资产"等科目，按预付的款项，贷记"预付账款"科目，按退回或补付的款项，借记或贷记"银行存款"等科目。

【例2-37】A医院2011年4月18日根据合同规定向B医疗设备供应商预付设备款为100 000元，4月20日收到设备与B供应商提供的发票一张，发票上注明的医疗设备金额为106 000元，同日向B供应商补付设备款6 000元，假设不考虑相关税费，A医院对此业务的会计处理如下：

（1）4月18日，预付设备款时：

借：预付账款——B医疗设备供应商　　　　　　　　　　　　100 000
　　　贷：银行存款　　　　　　　　　　　　　　　　　　　　　　100 000

（2）4月20日，收到设备补付价款时：

借：固定资产　　　　　　　　　　　　　　　　　　　　　　　106 000
　　　贷：预付账款——B医疗设备供应商　　　　　　　　　　　　100 000
　　　　　银行存款　　　　　　　　　　　　　　　　　　　　　　6 000

（三）预付账款的检查

医院应当于每年年度终了，对预付账款进行检查。如果有确凿证据表明预付账款并不符合预付款项性质，或者因供货单位破产、撤销等原因已无望再收到所购货物的，应当先将其转入其他应收款，然后再按规定进行处理。预付账款转入其他应收款前后的账

龄可连续计算。将预付账款账面余额转入其他应收款时，借记"其他应收款"科目，贷记"预付账款"科目。

【例 2 - 38】 承接上例，如果 B 医疗设备供应商因经营不善破产，无法向医院提供所购买的医疗设备，则医院财务部门应做如下会计处理：

借：其他应收款——B 医疗设备供应商　　　　　　　　　　100 000
　　贷：预付账款——B 医疗设备供应商　　　　　　　　　　100 000

十二、库存物资

（一）库存物资科目设置

医院应设置"库存物资"科目，用于核算医院为开展医疗服务及其辅助活动而储存的药品、卫生材料、低值易耗品和其他材料的实际成本。本科目应当按照库存物资的类别，如"药品"、"卫生材料"、"低值易耗品"、"其他材料"等设置一级明细科目。"药品"一级明细科目下应设置"药库"、"药房"两个二级明细科目，并按"西药"、"中成药"、"中草药"进行明细核算。医院物资管理等部门应当在本科目明细账下，按品名、规格等设置数量金额明细账。本科目期末借方余额，反映医院库存物资的实际成本。

（二）库存物资的账务处理

1. 取得库存物资。库存物资在取得时，应当以其成本入账。取得库存物资单独发生的运杂费，能够直接计入医疗业务成本的，计入医疗业务成本；不能直接计入医疗业务成本的，计入管理费用。

（1）外购库存物资。外购的库存物资，其成本按照采购价格（含增值税额，下同）确定。外购的物资验收入库，按确定的成本，借记"库存物资"科目，贷记"银行存款"、"应付账款"等科目。

使用财政补助、科教项目资金购入的物资验收入库，按确定的成本，借记"库存物资"科目，贷记"待冲基金"科目；同时，按照实际支出金额，借记"财政项目补助支出"、"科教项目支出"等科目，贷记"财政补助收入"、"零余额账户用款额度"、"银行存款"等科目。

【例 2 - 39】 2011 年 10 月 6 日，某医院以财政授权支付资金购买一批中草药，价值 150 000 元（包含全部税费），药品已经验收入库。财务部门根据相关凭证应做如下会计处理：

借：库存物资——药品——药库——中草药　　　　　　　150 000
　　贷：待冲基金　　　　　　　　　　　　　　　　　　　150 000
借：财政项目补助支出　　　　　　　　　　　　　　　　150 000
　　贷：零余额账户用款额度　　　　　　　　　　　　　　150 000

（2）自制库存物资。自制的库存物资加工完成并验收入库，按照所发生的实际成本（包括耗用的直接材料费用、发生的直接人工费用和分配的间接费用），借记"库存物资"科目，贷记"在加工物资"科目。

【例 2-40】某医院自行研制一批中成药,耗用原材料 150 000 元,支付研制人员的工资为 50 000 元,并已经完工入库。根据相关会计凭证,会计处理如下:

领取原材料和分配工资费用时账务处理:

借:在加工物资——中成药　　　　　　　　　　　　　　　200 000
　　贷:库存物资——原材料　　　　　　　　　　　　　　　150 000
　　　　应付职工薪酬——研发人员工资　　　　　　　　　　 50 000

加工完并验收入库时账务处理:

借:库存物资——中成药　　　　　　　　　　　　　　　　 200 000
　　贷:在加工物资——中成药　　　　　　　　　　　　　　 200 000

(3) 委托加工物资。委托外单位加工收回的库存物资,按照所发生的实际成本(包括加工前发出物资的成本和支付的加工费),借记"库存物资"科目,贷记"在加工物资"科目。

(4) 接受捐赠的库存物资。接受捐赠的库存物资,其成本比照同类或类似物资的市场价格或有关凭据注明的金额确定。接受捐赠的物资验收入库,按照确定的成本,借记"库存物资"科目,贷记"其他收入"科目。

【例 2-41】某药品供应商向某医院捐赠药品一批,价值 600 000 元。医院在收到该药品后,应做如下会计处理:

借:库存物资　　　　　　　　　　　　　　　　　　　　　600 000
　　贷:其他收入——捐赠收入　　　　　　　　　　　　　　600 000

2. 发出库存物资。库存物资在发出时,应当根据实际情况采用个别计价法、先进先出法或者加权平均法确定发出物资的实际成本。计价方法一经确定,不得随意变更。

(1) 领用库存物资。开展业务活动领用或加工发出库存物资,按照其实际成本,借记"医疗业务成本"、"管理费用"、"在加工物资"等科目,贷记"库存物资"科目。

【例 2-42】某医院以库存中草药自行研发制作中药制剂,该中药制剂的成本为 220 000 元。医院财务部门在接到药品出库单等相关凭证时,应做如下会计处理:

借:在加工物资——中药制剂　　　　　　　　　　　　　　220 000
　　贷:库存物资——药品——药库——中草药　　　　　　　220 000

低值易耗品应当于内部领用时一次性摊销,个别价值较高或领用报废相对集中的,可采用五五摊销法。

(2) 领取药品。药房从药库领取药品,按照领取药品的成本,借记"库存物资"科目(药品——药房),贷记"库存物资"科目(药品——药库)。确认药品收入结转药品成本时,按照发出药品的实际成本,借记"医疗业务成本"科目,贷记"库存物资"科目(药品——药房)。

【例 2-43】某医院把存放于药库的中成药 500 盒,每盒成本 20 元,转到药房。会计处理如下:

借:库存物资——药品——药房——中成药　　　　　　　　 10 000
　　贷:库存物资——药品——药库——中成药　　　　　　　 10 000

在本例中，假定销售该中成药10盒给患者，则应做如下会计分录：

借：医疗业务成本——药品费 200
　　贷：库存物资——药品——药房——中成药 200

（3）结转材料成本。确认卫生材料收入结转材料成本时，按照发出材料的实际成本，借记"医疗业务成本"科目，贷记"库存物资"科目。

【例2-44】某医院把一批卫生材料用于医疗活动，该卫生材料的实际成本为5 000元。则应作如下会计分录：

借：医疗业务成本——卫生材料费 5 000
　　贷：库存物资——卫生材料 5 000

（4）对外捐赠库存物资。对外捐赠发出库存物资，按照其实际成本，借记"其他支出"科目，贷记"库存物资"科目。

【例2-45】某医院为了发扬人道主义精神，向遭受地震灾害的地区捐赠市场价值250 000元的西药，该西药的实际成本为250 000元，药品直接从药库领取。应做如下会计分录：

借：其他支出——捐赠支出 250 000
　　贷：库存物资——药品——药库——西药 250 000

（5）领用财政补助、科教项目资金形成的库存物资。使用财政补助、科教项目资金形成的库存物资，应在发出、领用物资时，按发出物资对应的待冲基金金额，借记"待冲基金"科目，贷记"库存物资"科目。

【例2-46】医院使用财政补助购入的一批西药药品存放于药库，价值200 000元，发出该物资时应作如下会计分录：

借：待冲基金 200 000
　　贷：库存物资——药品——药库——西药 200 000

（6）低值易耗品报废。低值易耗品报废时，按照报废低值易耗品的残料变价收入扣除相关处置费用后的金额，借记"库存现金"、"银行存款"等科目，贷记"医疗业务成本"、"管理费用"等科目或"应缴款项"科目（按规定上缴时）。

【例2-47】医院办公室到仓库领取按照低值易耗品管理的工具一件，该工具价值600元，采用五五摊销法进行核算，报废时残料变价净收入100元，按规定应上缴。

（1）领取低值易耗品时：

借：库存物资——低值易耗品——在用 600
　　贷：库存物资——低值易耗品——库存 600

（2）摊销50%低值易耗品的价值时：

借：管理费用 300
　　贷：库存物资——低值易耗品——摊销 300

（3）低值易耗品报废时：

借：管理费用 300
　　贷：库存物资——低值易耗品——摊销 300

借：库存物资——低值易耗品——摊销　　　　　　　　　　　　　　　600
　　　　　贷：库存物资——低值易耗品——在用　　　　　　　　　　　　　600
　（4）取得低值易耗品变价收入时：
　　借：库存现金　　　　　　　　　　　　　　　　　　　　　　　　　　100
　　　　　贷：应缴款项　　　　　　　　　　　　　　　　　　　　　　　　100

（三）库存物资的清查

医院的各种库存物资，应当定期进行清查盘点，每年至少盘点一次。对于发生的盘盈、盘亏以及变质、毁损等物资，应当先记入"待处理财产损溢"科目，并及时查明原因，根据管理权限报经批准后及时进行账务处理：

1. 库存物资盘盈。盘盈的库存物资，按比照同类或类似物资的市场价格确定的价值，借记"库存物资"科目，贷记"待处理财产损溢——待处理流动资产损溢"科目。报经批准处理时，借记"待处理财产损溢——待处理流动资产损溢"科目，贷记"其他收入"科目。

2. 库存物资盘亏、变质、毁损。盘亏、变质、毁损的库存物资，按照库存物资账面余额减去该物资对应的待冲基金数额后的金额，借记"待处理财产损溢——待处理流动资产损溢"科目，按该库存物资对应的待冲基金数额，借记"待冲基金"科目，按该库存物资账面余额，贷记"库存物资"科目。

报经批准处理时，按照相关待处理财产损溢金额扣除可以收回的保险赔偿和过失人的赔偿等后的金额，借记"其他支出"科目，按照已收回或应收回的保险赔偿和过失人赔偿等，借记"库存现金"、"银行存款"、"其他应收款"等科目，按照相关待处理财产损溢的账面余额，贷记"待处理财产损溢——待处理流动资产损溢"科目。

【例2-48】某医院一批存于药库的西药丢失，该药品原价80 000元，对应的"待冲基金——待冲财政基金"明细科目贷方余额为50 000元，报经批准后，确定由保管人张艳赔付20 000元。

（1）发现盘亏时：
　　借：待处理财产损溢——待处理流动资产损溢　　　　　　　　　　30 000
　　　　待冲基金——待冲财政基金　　　　　　　　　　　　　　　　50 000
　　　　　贷：库存物资——药品——药库——西药　　　　　　　　　　80 000
（2）报经批准核销，并收到个人责任赔付时：
　　借：其他应收款——张艳　　　　　　　　　　　　　　　　　　　20 000
　　　　其他支出　　　　　　　　　　　　　　　　　　　　　　　　10 000
　　　　　贷：待处理财产损溢——待处理流动资产损溢　　　　　　　　30 000
　　借：库存现金　　　　　　　　　　　　　　　　　　　　　　　　20 000
　　　　　贷：其他应收款——张艳　　　　　　　　　　　　　　　　　20 000

（四）规范库存物资管理

库存物资是医院为保证医疗服务活动正常进行而储存的消耗性流动资产，规范医院库存物资管理，做到计划采购、保障供应、减少流动资金占用和损失，降低医疗成本，提高医院资金使用效益，需做到以下几点：

1. 加强库存物资的内部控制制度建设。建立健全库存物资的采购制度、保管制度、清查盘点制度、报废审批制度等相关内部控制制度，明确管理职责，为库存物资管理提供健全的管理制度基础。

2. 实行全面预算管理，创新库存物资的管理途径。由于医院库存物资数量大、品种繁多，占用资金较多，具有较强的变现能力。库存物资管理好坏，对医院经济管理、业务活动和财务状况有着很大影响。医院库存物资管理必须既要保证医疗业务需要，又要防止积压，影响资金周转。为提高库存物资的使用效益，必须做到库存物资的存量要适中、储备要适宜，并确保库存物资的安全、完整。把库存物资管理纳入全面预算管理，最大限度地提高资金的使用效益。

3. 加强库存物资的明细管理，建立健全库存物资明细管理登记制度。库存物资管理部门要设立库存物资明细账簿，把所有的库存物资按明细计价入账，专人保管，为库存物资的盘点核对提供基础。

4. 建立健全收发登记制度，库房人员应当逐日逐笔对库存物资的收发登记入库存物资明细账簿，并定期与财务进行账务核对，确保账账相符。

5. 适时进行库存物资的清查盘点，确保账实相符。对库存物资，应定期、不定期进行清点，年终必须进行全面清查盘点。由于医院库存物资品种繁多，工作量大，涉及财务部门、仓储保管部门等多个部门。因此，在库存物资清查盘点中，应指定专人负责，有计划、有步骤地开展。库存物资盘点完毕后，应填制"盘点（报损）情况报告表"，并报送财务部门和相关主管人员。

6. 及时处理盘盈、盘亏、过期报废等物资。对于盘盈、盘亏、破损及报废的医疗物资，资产管理部门应根据医院领导批示，及时处理破损、报废物资，财务部门应根据"盘点（报损）情况报告表"及医院领导批示及时编制记账凭证入账，确保库存物资账实相符。

十三、在加工物资

（一）在加工物资科目设置

医院应设置"在加工物资"科目，用于核算医院自制或委托外单位加工的各种药品、卫生材料等物资的实际成本。本科目应设置"自制物资"、"委托加工物资"两个一级明细科目，并按照物资类别或品种设置明细账，进行明细核算。

自制药品、卫生材料等的，应当在本科目的相关明细科目下归集自制物资发生的直接材料、直接人工（专门从事物资制造工人的人工费）等直接费用；自制多种药品、卫生材料发生的间接费用，在本科目的"自制物资"一级明细科目下单独设置"间接费用"二级明细科目予以归集，会计期末，再按一定的分配标准和方法，分配计入有关药品、卫生材料的成本。

本科目期末借方余额，反映医院自制或委托外单位加工但尚未完工的各种物资的实际成本。

(二) 在加工物资的账务处理

1. 自制物资。

(1) 为自制物资领用库存药品、材料等，借记"在加工物资"科目（自制物资——××药品、材料），贷记"库存物资"科目。

(2) 专门从事物资制造的人员发生的直接人工费用，借记"在加工物资"科目（自制物资——××药品、材料），贷记"应付职工薪酬"、"应付福利费"、"应付社会保障费"等科目。

(3) 为自制物资发生其他直接费用，借记"在加工物资"科目（自制物资——××药品、材料），贷记"银行存款"等科目。

(4) 为自制物资发生的间接费用，借记"在加工物资"科目（自制物资——间接费用），贷记"银行存款"、"应付职工薪酬"等科目。

期末按照受益对象及规定的标准和方法分配间接费用时，借记"在加工物资"科目（自制物资——××药品、材料），贷记"在加工物资"科目（自制物资——间接费用）。

间接费用一般可以按生产工人工资、生产工人工时、机器工时、耗用材料的数量或成本、直接费用（直接材料和直接人工）或药品、材料产量等进行分配。医院可根据自己的具体情况自行选择分配方法。分配方法一经确定，不得随意变更。

(5) 已经制造完成并验收入库的药品、卫生材料，按所发生的实际成本（包括耗用的直接材料费用、发生的直接人工费用和分配的间接费用），借记"库存物资"科目，贷记"在加工物资"科目（自制物资）。

【例2-49】某医院自制A中成药，从药库领取中草药成本50 000元，为生产A中成药应支付职工薪酬20 000元，福利费2 400元，社会保障费5 000元，发生其他支出5 000元（以银行存款支付），发生间接制造费用3 000元（该间接费用同时用于生产A和B两种中成药，按照医院成本分配方法，A中成药应分配2 000元），药品完工后直接入库保存。

(1) 领取制作A药品的中草药时：

借：在加工物资——自制物资——A药品   50 000
  贷：库存物资——药品——药库——中草药   50 000

(2) 计提制作A药品职工薪酬等时：

借：在加工物资——自制物资——A药品   27 400
  贷：应付职工薪酬   20 000
    应付福利费   2 400
    应付社会保障费   5 000

(3) 支付制作A药品的其他费用时：

借：在加工物资——自制物资——A药品   5 000
  贷：银行存款   5 000

(4) 发生间接费用时：

借：在加工物资——自制物资——间接费用　　　　　　　　　3 000
　　　贷：银行存款　　　　　　　　　　　　　　　　　　　　　　　　3 000
（5）分配间接费用时：
借：在加工物资——自制物资——A 药品　　　　　　　　　　2 000
　　　　　　　　　　　　　　——B 药品　　　　　　　　　　1 000
　　　贷：在加工物资——自制物资——间接费用　　　　　　　　　3 000
（6）完工入库时：
借：库存物资——药品——药库——中成药（A）　　　　　　84 400
　　　贷：在加工物资——自制物资——A 药品　　　　　　　　　　84 400

2. 委托加工物资。

（1）发给外单位加工的药品、卫生材料等，按照其实际成本，借记"在加工物资"科目（委托加工物资），贷记"库存物资"科目。

（2）支付加工费用，按实际支付的金额，借记"在加工物资"科目（委托加工物资），贷记"银行存款"等科目。

（3）委托加工完成的药品、卫生材料等验收入库，按加工前发出物资的成本和加工成本，借记"库存物资"科目，贷记"在加工物资"科目（委托加工物资）。

【例 2 - 50】2012 年 3 月 10 日，某医院委托某中成药制造商为其加工生产一批中成药，当日，医院将中成药所需原材料发给该制造商，原材料成本为 200 000 元，所需药品加工费为 50 000 元。3 月 28 日，制造商将加工完成的药品送到医院，经检验，该批药品符合标准，并验收入库，医院开出转账支票一张支付药品加工费。该医院根据应根据相关会计凭证做如下处理：

（1）发出材料时：
借：在加工物资——委托加工物资　　　　　　　　　　　　200 000
　　　贷：库存物资　　　　　　　　　　　　　　　　　　　　　　　200 000
（2）支付加工费时：
借：在加工物资——委托加工物资　　　　　　　　　　　　　50 000
　　　贷：银行存款　　　　　　　　　　　　　　　　　　　　　　　 50 000
（3）药品验收入库时：
借：库存物资　　　　　　　　　　　　　　　　　　　　　　250 000
　　　贷：在加工物资——委托加工物资　　　　　　　　　　　　　250 000

十四、待摊费用

（一）待摊费用科目设置

医院应设置"待摊费用"科目，用于核算医院已经支出，但应当由本期和以后各期分别负担的分摊期在 1 年以内（含 1 年）的各项费用，如预付保险费、预付租金等。

医院的待摊费用应当按照其受益期限在 1 年内分期平均摊销，计入当期费用。如果某项待摊费用已经不能使医院受益，应当将其摊余价值一次全部转入当期费用。

本科目应当按照摊销费用种类设置明细账,进行明细核算。

本科目期末借方余额,反映医院各种已支出但尚未摊销的费用。

(二)待摊费用的账务处理

1. 发生待摊费用时,借记"待摊费用"科目,贷记"银行存款"等科目。

2. 按照受益期限分期平均摊销时,借记"医疗业务成本"、"管理费用"等科目,贷记"待摊费用"科目。

【例2-51】2012年1月1日,某医院预付第一季度医疗设备财产保险费45 000元,以银行存款支付。医院应根据支票存根和相关凭证做如下会计处理:

(1) 1月1日,预付保费时:

借:待摊费用——预付医疗设备保险费　　　　　　　　　45 000
　　贷:银行存款　　　　　　　　　　　　　　　　　　　　45 000

(2) 1月31日,分摊保费时:

借:医疗业务成本　　　　　　　　　　　　　　　　　　15 000
　　贷:待摊费用——预付医疗设备保险费　　　　　　　　15 000

(3) 3月份分摊保费时,会计处理与(2)相同。

十五、长期投资

(一)长期投资科目设置

医院应设置"长期投资"科目,用于核算医院持有时间准备超过1年(不含1年)的各种股权性质的投资,以及购入的在1年内(含1年)不能变现或不准备随时变现的债权性质的投资。

本科目应当设置"股权投资"、"债权投资"两个一级明细科目,并在一级明细科目下按股权投资被投资单位和债权投资的种类设置明细账,进行明细核算。到期一次还本付息的长期债权投资,还应在"债权投资"一级明细科目下设置"成本"、"应收利息"两个明细科目,进行明细核算。

本科目期末借方余额,反映医院持有的长期投资的价值。

(二)长期投资的账务处理

1. 股权投资

(1)长期股权投资的取得。长期股权投资在取得时,应当按照取得时的实际成本作为其初始投资成本。

以货币资金取得的长期股权投资,按照实际支付的全部价款(包括购买价款以及税金、手续费等相关费用)作为投资成本,借记"长期投资"科目(股权投资),贷记"银行存款"等科目。

以固定资产取得的长期股权投资,按照评估价加上发生的相关税费作为投资成本,借记"长期投资"科目(股权投资),按照投出固定资产已提的折旧,借记"累计折旧"科目,按发生的相关税费,贷记"银行存款"、"应交税费"等科目,按投出固定资产的账面余额,贷记"固定资产"科目,按其差额,贷记"其他收入"科目或借记

"其他支出"科目。

以已入账无形资产取得的长期股权投资,按照评估价加上发生的相关税费作为投资成本,借记"长期投资"科目(股权投资),按照投出无形资产已提的摊销额,借记"累计摊销"科目,按发生的相关税费,贷记"银行存款"、"应交税费"等科目,按照投出无形资产的账面余额,贷记"无形资产"科目,按其差额,贷记"其他收入"科目或借记"其他支出"科目。以未入账的无形资产取得的长期股权投资,按照评估价加上发生的相关税费作为投资成本,借记"长期投资"科目(股权投资),按发生的相关税费,贷记"银行存款"、"应交税费"等科目,按其差额,贷记"其他收入"科目。

无偿调入的长期股权投资,按在调出单位的原账面价值加上发生的相关税费作为其投资成本,借记"长期投资"科目(股权投资),按发生的相关税费,贷记"银行存款"、"应交税费"等科目,按其差额,贷记"其他收入"科目。

(2) 长期股权投资的持有。长期股权投资持有期间,应当采用成本法核算。采用成本法核算的长期股权投资,除非追加(或收回)投资,长期股权投资的账面价值一般保持不变。

被投资单位宣告分派利润时,按照宣告分派的利润中属于医院应享有的份额,确认当期投资收益,借记"其他应收款"科目,贷记"其他收入——投资收益"科目。实际收到利润时,按照实际收到的金额,借记"银行存款"等科目,贷记"其他应收款"科目。

(3) 长期股权投资的处置。处置长期股权投资时,按照实际取得的价款,借记"银行存款"等科目,按照所处置长期股权投资的账面余额,贷记"长期投资"科目(股权投资),按照尚未领取的已宣告分派的利润,贷记"其他应收款"科目,按照其差额,借记或贷记"其他收入——投资收益"科目。

【例 2 - 52】2012 年 4 月 15 日,甲医院以 A 设备投资乙医疗企业,从而持有被投资医疗企业 20% 的股权,当日办妥全部过户手续,医院院长办公会决议长期持有该股份,并形成会议纪要,该股权的评估价值为 2 000 000 元。A 设备账面余额 2 800 000 元,已计提折旧 1 000 000 元,以该固定资产换取股权投资需要交纳增值税 38 500 元,税款尚未支付。2012 年 5 月 6 日,乙医疗企业宣布分配股利 2 000 000 元,股利于 5 月 10 日发放。2012 年 6 月 12 日,甲医院转让所持有的乙医疗企业股份的 30%,所得价款 650 000 元已存入银行。

(1) 4 月 15 日,取得长期股权时:

借:长期投资——股权投资——乙医疗企业	2 038 500
累计折旧	1 000 000
贷:固定资产——A 设备	2 800 000
应交税费——应交增值税	38 500
其他收入——固定资产处置收益	200 000

(2) 5 月 6 日,宣布发放股利时:

借：其他应收款——乙医疗企业　　　　400 000（2 000 000×20%）
　　贷：其他收入——投资收益　　　　　　　　　　　　400 000
5月10日，收到股利时：
借：银行存款　　　　　　　　　　　　400 000
　　贷：其他应收款——乙医疗企业　　　　　　　　　　400 000
（3）6月12日，转让部分股权时：
借：银行存款　　　　　　　　　　　　650 000
　　贷：长期投资——股权投资——乙医疗企业　611 550（2 038 500×30%）
　　　　其他收入——投资收益　　　　　　　　　　　　 38 450

2. 债权投资。

（1）长期债权投资的取得。长期债权投资在取得时，应当按照取得时的实际成本作为其初始投资成本。

以货币资金购入的长期债权投资，按照实际支付的全部价款（包括购买价款以及税金、手续费等相关费用）作为其投资成本，借记"长期投资"科目（债权投资），贷记"银行存款"等科目。

无偿调入的长期债权投资，按在调出单位的原账面价值加上发生的相关税费作为其投资成本，借记"长期投资"科目（债权投资），按发生的相关税费，贷记"银行存款"、"应交税费"等科目，按其差额，贷记"其他收入"科目。

（2）长期债权投资的持有。长期债权投资持有期间，应当按照票面价值与票面利率按期计算确认利息收入。如为到期一次还本付息的债权投资，借记"长期投资"科目（债权投资——应收利息），贷记"其他收入——投资收益"科目；如为分期付息、到期还本的债权投资，借记"其他应收款"科目，贷记"其他收入——投资收益"科目。

（3）长期债权投资的出售。出售长期债权投资或到期收回长期债权投资本息，按照实际收到的金额，借记"银行存款"等科目，按照债券初始投资成本和已计未收利息金额，贷记"长期投资"科目（债权投资——成本、应收利息）（到期一次还本付息债券），或"长期投资"科目（债权投资）、"其他应收款"科目（分期付息债券），按照其差额，贷记或借记"其他收入——投资收益"科目。

【例2-53】某医院2012年8月1日购入当日发行的5年期国债，票面价值为2 000 000元，票面年利率为6%，一次还本付息。相关税费为80 000元，以银行存款支付。该医院在购买该债券时计划长期持有，但由于某种原因，医院于12月31日将该债券全部出售，取得2 200 000元。会计处理如下：

（1）8月1日，取得债券时：
借：长期投资——债券投资——成本——5年期国债　2 080 000
　　贷：银行存款　　　　　　　　　　　　　　　　　2 080 000
（2）8月31日，计提利息时：
借：长期投资——债权投资——应收利息——5年期国债　10 000
　　贷：其他收入——投资收益　　　　　　　　　　　　10 000

9、10、11月底，做相同的会计分录。
(3) 12月31日，出售债券时：
借：银行存款　　　　　　　　　　　　　　　　　　　2 200 000
　　贷：长期投资——股权投资——成本——5年期国债　　2 080 000
　　　　　　　　——应收利息——5年期国债　　　　　　　50 000
　　　　其他收入——投资收益　　　　　　　　　　　　　　70 000

十六、固定资产

（一）固定资产的定义与内容

固定资产是指医院持有的预计使用年限在1年以上（不含1年）、单位价值在规定标准以上、在使用过程中基本保持原有物质形态的有形资产。单位价值虽未达到规定标准，但预计使用年限在1年以上（不含1年）的大批同类物资，应作为固定资产管理。

医院固定资产包括房屋及建筑物、专用设备、一般设备和其他固定资产。相关说明如下：

1. 对于应用软件，如果其构成相关硬件不可缺少的组成部分，应当将该软件价值包括在所属硬件价值中，一并作为固定资产进行核算；如果其不构成相关硬件不可缺少的组成部分，应当将该软件作为无形资产核算。

2. 医院的图书应当参照固定资产进行管理，不计提折旧。

（二）固定资产科目设置

医院应设置"固定资产"科目，本科目核算医院固定资产的原价。同时应当设置"固定资产登记簿"和"固定资产卡片"，按固定资产类别、使用部门和每项固定资产设置明细账，进行明细核算。医院应当在固定资产明细账中登记每项固定资产原价中财政补助资金、科教项目资金、其他资金的金额及其所占的比例。

出租、出借或作为担保的固定资产，应设置备查簿进行登记。

经营租入的固定资产，应当另设辅助簿进行登记，不在本科目核算。

本科目期末借方余额，反映医院固定资产的原价。

（三）固定资产的账务处理

1. 固定资产的取得。医院取得的固定资产，应当按取得时的实际成本作为入账成本。

（1）外购的固定资产，其成本包括实际支付的买价、相关税费以及使固定资产达到交付使用状态前所发生的可直接归属于该项资产的运输费、装卸费、安装费和专业人员服务费等。

以一笔款项购入多项没有单独标价的固定资产，按照各项固定资产同类或类似资产市场价格的比例对总成本进行分配，分别确定各项固定资产的入账成本。

购入不需要安装的固定资产，借记"固定资产"科目，贷记"银行存款"、"应付账款"等科目。购入需要安装的固定资产，借记"在建工程"科目，贷记"银行存款"、"应付账款"等科目。发生安装费用，借记"在建工程"科目，贷记"银行存款"等科目。安装完毕交付使用时,借记"固定资产"科目,贷记"在建工程"科目。

购入固定资产扣留质量保证金的,应当在取得固定资产时,按照确定的成本,借记"固定资产"科目(不需安装)或"在建工程"科目(需要安装),按照实际支付的价款,贷记"银行存款"、"应付账款"等科目,按照扣留的质量保证金,贷记"其他应付款"科目;质保期满支付质量保证金时,借记"其他应付款"科目,贷记"银行存款"等科目。

【例 2-54】某医院向 A 医疗设备供应商购买一套医疗设备,该设备需要安装,设备价格为 1 600 000 元(包含全部税费),扣留质量保证金 30 000 元(设备无障碍运营三个月后返还),价款以银行存款支付。该医院的会计处理为:

(1)设备开始安装时:
借:在建工程——某医疗设备　　　　　　　　　　　　　　　1 600 000
　　贷:银行存款　　　　　　　　　　　　　　　　　　　　　　1 570 000
　　　　其他应付款——A 医疗设备供应商　　　　　　　　　　　30 000

(2)设备安装合格时:
借:固定资产——某医疗设备　　　　　　　　　　　　　　　1 600 000
　　贷:在建工程——某医疗设备　　　　　　　　　　　　　　　1 600 000

(3)设备无障碍运营,支付质量保证金时:
借:其他应付款——A 医疗设备供应商　　　　　　　　　　　30 000
　　贷:银行存款　　　　　　　　　　　　　　　　　　　　　　30 000

使用财政补助、科教项目资金购入固定资产的,按构成固定资产成本的支出金额,借记"固定资产"科目(不需安装)或"在建工程"科目(需要安装),贷记"待冲基金"科目;同时,借记"财政项目补助支出"、"科教项目支出"科目,贷记"财政补助收入"、"零余额账户用款额度"、"银行存款"等科目。

【例 2-55】某医院采购一套医疗设备,不需要安装,设备价款和其他费用共计2 600 000 元。该医院实行国库集中支付,根据财政部门批复的用款计划收到零余额账户用款额度 2 600 000 元,收到设备后以汇兑方式向供货商付款。

(1)取得财政补助时:
借:零余额账户用款额度　　　　　　　　　　　　　　　　　2 600 000
　　贷:财政补助收入——项目支出　　　　　　　　　　　　　　2 600 000

(2)收到设备时:
借:固定资产——某医疗设备　　　　　　　　　　　　　　　2 600 000
　　贷:待冲基金——待冲财政基金　　　　　　　　　　　　　　2 600 000

(3)支付设备款时:
借:财政项目补助支出　　　　　　　　　　　　　　　　　　2 600 000
　　贷:零余额账户用款额度　　　　　　　　　　　　　　　　　2 600 000

(2)自行建造固定资产。自行建造的固定资产,其成本包括该项资产完工交付使用前所发生的全部必要支出。工程完工交付使用时,按自行建造过程中发生的实际支出,借记"固定资产"科目,贷记"在建工程"科目。

(3) 改、扩建固定资产。在原有固定资产基础上进行改建、扩建、大型修缮后的固定资产,其成本按照原固定资产账面价值①("固定资产"科目账面余额减去"累计折旧"科目账面余额后的净值)加上改建、扩建、修缮发生的支出,减去改建、扩建、修缮过程中的变价收入,再扣除固定资产拆除部分的账面价值后的金额确定。

将固定资产转入改建、扩建、大型修缮时,应按固定资产的账面价值,借记"在建工程"科目,按已计提的折旧,借记"累计折旧"科目,按固定资产的原价,贷记"固定资产"科目。工程完工交付使用时,按工程实际成本,借记"固定资产"科目,贷记"在建工程"科目。

【例 2-56】某医院 A 区住院部使用多年需要修缮,该房产原值 50 000 000 元,已计提折旧 25 000 000 元,部分废料变卖,取得销售款 50 000 元,支付给装修公司的装修费 150 000 元。医院会计处理如下:

(1) A 区住院部转入修缮时:

借:在建工程——A 区住院部　　　　　　　　　　　25 000 000
　　累积折旧——A 区住院部　　　　　　　　　　　25 000 000
　　贷:固定资产——A 区住院部　　　　　　　　　　　50 000 000

(2) 取得废料收入时:

借:银行存款　　　　　　　　　　　　　　　　　　50 000
　　贷:在建工程——A 区住院部　　　　　　　　　　　50 000

(3) 支付装修费时:

借:在建工程——A 区住院部　　　　　　　　　　　150 000
　　贷:银行存款　　　　　　　　　　　　　　　　　150 000

(4) 装修结束转入固定资产时:

借:固定资产——A 区住院部　　　　　　　　　　　25 100 000
　　贷:在建工程——A 区住院部　　　　　　　　　　　25 100 000

(4) 融资租入固定资产。融资租入的固定资产,其成本按照租赁协议或者合同确定的价款、运输费、途中保险费、安装调试费等确定。按照确定的成本,借记"固定资产"科目,按租赁协议或合同确定的租赁价款,贷记"长期应付款"科目,按照实际支付的运输费、保险费、安装调试费等相关费用,贷记"银行存款"等科目。

【例 2-57】某医院急需一台医疗设备,但由于资金周转紧张,决定向 A 租赁公司融资租入该设备,该设备价值为 6 000 000 元,医院从 2012 年 1 月 1 日起开始租赁,共租赁 5 年,医院每月底向租赁公司支付租赁费 100 000 元,租赁期满后,该设备归医院所有。

医院的相关会计处理为:

---

① 医院会计制度所称账面价值,是指某会计科目的账面余额减去相关备抵科目(如"坏账准备"、"累计折旧"、"累计摊销")账面余额后的净值。所称账面余额,是指某会计科目的账面实际余额。

(1) 取得医疗设备时：

借：固定资产——某医疗设备　　　　　　　　　　　　　6 000 000
　　贷：长期应付款——A租赁公司　　　　　　　　　　　　　　6 000 000

(2) 每月月底支付租金时：

借：长期应付款——A租赁公司　　　　　　　　　　　　100 000
　　贷：银行存款　　　　　　　　　　　　　　　　　　　　　　100 000

在这里，融资租赁的判断标准为：

在租赁期满时，所租赁资产的所有权转移给承租人；

即使租赁期满时，资产的所有权不转移，但租赁期占租赁资产使用寿命的75%以上；

租金总额占租赁资产价值的90%以上；

租赁资产的性质较特殊，只有承租人才能使用。

(5) 无偿调入或接受捐赠固定资产。无偿调入或接受捐赠的固定资产，其成本比照同类或类似资产的市场价格或有关凭据注明的金额加上相关税费确定。按确定的成本，借记"固定资产"科目（不需安装）或"在建工程"科目（需要安装），按发生的相关税费，贷记"银行存款"等科目，按其差额，贷记"其他收入"科目。

【例2-58】东方医院接受世纪房地产开发公司捐赠的房屋一栋，该房产账面原值为20 000 000元，已计提折旧5 000 000元，医院办理房产过户时，以银行存款交纳契税600 000元，用现金支付其他费用75 000元。房产已经交付使用。

东方医院的相关会计处理为：

借：固定资产——房屋建筑　　　　　　　　　　　　　1 567 500
　　贷：其他收入——接受捐赠收入　　　　　　　　　　　　 15 000 000
　　　　应交税金——应交契税　　　　　　　　　　　　　　　 600 000
　　　　库存现金　　　　　　　　　　　　　　　　　　　　　　75 000
借：应交税金——应交契税　　　　　　　　　　　　　　600 000
　　贷：银行存款　　　　　　　　　　　　　　　　　　　　　　600 000

2. 计提折旧。按月提取固定资产折旧时，按照财政补助、科教项目资金形成的金额部分，借记"待冲基金"科目，按照应提折旧额中的其余金额部分，借记"医疗业务成本"、"管理费用"等科目，按照应计提的折旧额，贷记"累计折旧"科目。

【例2-59】2011年9月30日，某医院计提固定资产折旧300 000元。经分解，其中财政补助项目资金形成部分为90 000元、科教项目资金形成部分为30 000元、管理部门使用资产折旧20 000元、病房使用固定资产折旧160 000元。

医院的相关会计处理为：

借：医疗业务成本——住院部成本　　　　　　　　　　160 000
　　待冲基金——待冲财政基金　　　　　　　　　　　　90 000
　　　　　　——待冲科教项目基金　　　　　　　　　　30 000
　　管理费用——折旧费用　　　　　　　　　　　　　　20 000

贷：累计折旧　　　　　　　　　　　　　　　　　　　　　　　　　　　　300 000

　　3. 固定资产的更新改造。与固定资产有关的更新改造等后续支出，应分别以下情况处理：

　　（1）为增加固定资产的使用效能或延长其使用寿命而发生的改建、扩建或大型修缮等后续支出，应当计入固定资产账面价值，通过"在建工程"科目核算。有关账务处理参见"在建工程"科目。

　　（2）为了维护固定资产的正常使用而发生的修理费等后续支出，应当计入当期费用，借记"医疗业务成本"、"管理费用"等科目，贷记"银行存款"等科目。

　　4. 固定资产的处置。固定资产在处置（包括出售、报废、毁损、对外投资、无偿调出、对外捐赠等）时，应分别以下情况处理：

　　（1）出售、报废、毁损的固定资产，按照所处置固定资产的账面价值减去该资产对应的尚未冲减完毕的待冲基金余额后的金额，借记"固定资产清理"科目，按照已提取的折旧，借记"累计折旧"科目，按照相关待冲基金余额，借记"待冲基金"科目，按照固定资产的账面余额，贷记"固定资产"科目。

　　（2）以固定资产对外投资，按照评估价加上发生的相关税费作为投资成本，借记"长期投资——股权投资"科目，按照投出固定资产已提的折旧，借记"累计折旧"科目，按发生的相关税费，贷记"银行存款"、"应交税费"等科目，按投出固定资产的账面余额，贷记"固定资产"科目，按其差额，贷记"其他收入"科目或借记"其他支出"科目。

　　（3）无偿调出、对外捐赠固定资产，按照发出固定资产已提的折旧，借记"累计折旧"科目，按照发出固定资产对应的尚未冲减完毕的待冲基金余额，借记"待冲基金"科目，按发出固定资产的账面余额，贷记"固定资产"科目，按其差额，借记"其他支出"科目。

　　【例 2 - 60】某医院行政办公车辆由于司机的责任事故报废，该车辆购置原价300 000 元，已提折旧 200 000 元，相关"待冲基金——待冲财政基金"贷方余额为10 000 元，保险公司赔付 80 000 元，司机赔付 20 000 元。报废车辆取得的销售款 1 000元存入银行，需交税费 150 元。

　　医院的相关会计处理为：

　　（1）汽车报废时：

　　借：固定资产清理——行政办公车辆　　　　　　　　　　　　　　　　90 000
　　　　累计折旧——行政办公车辆　　　　　　　　　　　　　　　　　　200 000
　　　　待冲基金——待冲财政基金　　　　　　　　　　　　　　　　　　10 000
　　　　贷：固定资产——行政办公车辆　　　　　　　　　　　　　　　　300 000

　　（2）取得车辆报废收入时：

　　借：银行存款　　　　　　　　　　　　　　　　　　　　　　　　　　1 000
　　　　贷：固定资产清理——行政办公车辆　　　　　　　　　　　　　　1 000

　　（3）计算应支付的手续费：

借：固定资产清理——行政办公车辆　　　　　　　　　　　　150
　　　　贷：其他应付款——应付税费　　　　　　　　　　　　　　　　150
（4）支付相关手续费：
　　借：其他应付款——应付税费　　　　　　　　　　　　　　150
　　　　贷：库存现金　　　　　　　　　　　　　　　　　　　　　　　150
（5）计提保险公司和司机赔付时：
　　借：其他应收款——保险公司赔款　　　　　　　　　　　80 000
　　　　　　　　　　——司机赔款　　　　　　　　　　　　20 000
　　　　贷：固定资产清理——行政办公车辆　　　　　　　　　　　100 000
（6）收回保险公司及个人赔付时：
　　借：银行存款　　　　　　　　　　　　　　　　　　　　80 000
　　　　库存现金　　　　　　　　　　　　　　　　　　　　20 000
　　　　贷：其他应收款——保险公司　　　　　　　　　　　　　　80 000
　　　　　　　　　　——司机　　　　　　　　　　　　　　　　　20 000
（7）车辆清理完毕时结转收入：
　　借：固定资产清理——行政办公车辆　　　　　　　　　　10 850
　　　　贷：其他收入　　　　　　　　　　　　　　　　　　　　　10 850

（四）固定资产的清查

　　医院的固定资产应当定期进行清查盘点，每年至少盘点一次。对于盘盈、盘亏的固定资产，应当及时查明原因，根据规定的管理权限报经批准后及时进行账务处理。盘盈的固定资产，应当按照同类或类似资产市场价格确定的价值入账，并确认为当期收入；盘亏的固定资产，应先扣除可以收回的保险赔偿和过失人的赔偿等，将净损失确认为当期支出。

　　1. 固定资产盘盈。盘盈的固定资产，按照同类或类似资产市场价格确定的价值，借记"固定资产"科目，贷记"待处理财产损溢——待处理非流动资产损溢"科目。报经批准处理时，借记"待处理财产损溢——待处理非流动资产损溢"科目，贷记"其他收入"科目。

　　2. 固定资产盘亏。盘亏的固定资产，按照固定资产账面价值减去该资产对应的尚未冲减完毕的待冲基金余额后的金额，借记"待处理财产损溢——待处理非流动资产损溢"，按已计提的折旧，借记"累计折旧"科目，按相关待冲基金余额，借记"待冲基金"科目，按固定资产的账面余额，贷记"固定资产"科目。

　　报经批准处理时，按照相关待处理财产损溢金额扣除可以收回的保险赔偿和过失人的赔偿等后的金额，借记"其他支出"科目，按照已收回或应收回的保险赔偿和过失人赔偿等，借记"库存现金"、"银行存款"、"其他应收款"等科目，按照相关待处理财产损溢余额，贷记"待处理财产损溢——待处理非流动资产损溢"科目。

　　【例2-61】某医院丢失医疗设备A一台，设备原值为200 000元，已计提折旧150 000元，对应的"待冲基金——待冲科教项目基金"贷方余额为20 000元，经查，该设备丢失属于保管人的责任，报经批准后，损失由责任人赔偿。

医院的会计处理为：

（1）盘亏时：

借：待处理财产损溢——待处理非流动资产损溢　　　　　　　30 000
　　累计折旧　　　　　　　　　　　　　　　　　　　　　　150 000
　　待冲基金——待冲科教项目基金　　　　　　　　　　　　 20 000
　　贷：固定资产——医疗设备A　　　　　　　　　　　　　200 000

（2）收到个人赔款时：

借：库存现金　　　　　　　　　　　　　　　　　　　　　　30 000
　　贷：待处理财产损溢——待处理非流动资产损溢　　　　　 30 000

（五）固定资产管理

1. 建立和完善固定资产内部控制制度。建立和完善固定资产投资立项、审批、招投标、竣工验收等建设项目管理制度；建立和完善固定资产采购、保管、调拨、使用、清理、报废等管理制度，建立岗位责任制，落实管理责任，确保固定资产的安全、完整；提高资产使用效率，建立资产共享、共用制度。

2. 建立和完善固定资产分类管理制度。由于医院固定资产包括房屋建筑物、专用设备、一般设备、机具器具、图书等，资产种类繁多，单位价值差异较大，而医院固定资产管理人员有限，因此，必须对固定资产实施分类管理，对大型设备、专用设备等单位价值较大的资产应当重点管理；对一般设备和单位价值较低的固定资产，应当设立固定资产登记簿，适时进行监督管理。确保固定资产的管理效率。

3. 将固定资产纳入全面预算管理，严格履行固定资产审批制度，大型医疗设备等固定资产的购建和租赁，要符合区域卫生规划，经过科学论证，并按国家有关规定报经主管部门会同有关部门批准。

4. 加强在建工程的财务监督，对于尚未达到交付使用状态的建设工程。医院财务人员除按本制度核算外，还应按国家有关规定单独建账、单独核算，严格控制工程成本，做好工程概、预算管理，工程完工后应尽快办理工程结算和竣工财务决算，并及时办理资产交付使用手续。

5. 加强固定资产改建、扩建或大型修缮等后续支出的管理，严格执行主管部门制定的大型修缮确认标准。对能增加固定资产的使用效能或延长其使用寿命而发生的改建、扩建或大型修缮等后续支出，应当记入固定资产及其他相关资产；为维护固定资产的正常使用而发生的修理费等后续支出，应当计入当期支出。

6. 医院应设置专门管理机构或专人，使用单位应指定人员对固定资产实施管理，建立健全三账一卡制度，即：财务部门负责总账和一级明细分类账，固定资产管理部门负责二级明细分类账，使用部门负责建卡（台账）；大型医疗设备实行责任制，指定专人管理，制定操作规程，建立设备技术档案和使用情况报告制度。

7. 医院应当对固定资产定期进行实地盘点。对盘盈、盘亏的固定资产，应当及时查明原因，并根据规定的管理权限，报经批准后及时进行处理。

固定资产管理部门要对固定资产采取电子信息化管理，定期与财务部门核对，做到账账相符、账卡相符、账实相符。

8. 医院调拨、出售、转让、报废固定资产或者发生固定资产毁损时，应当按照国有资产管理规定处理。

十七、累计折旧

（一）累计折旧科目设置

医院应设置"累计折旧"科目，用于核算医院固定资产计提的累计折旧。本科目应当按照所对应固定资产的类别及项目设置明细账，进行明细核算。本科目期末贷方余额，反映医院提取的固定资产折旧累计数。

（二）累计折旧计提方法

医院应当对除图书外的固定资产计提折旧，在固定资产的预计使用年限内系统地分摊固定资产的成本。医院原则上应当根据固定资产的性质，采用年限平均法或工作量法计提折旧。折旧方法一经确定，不得随意变更。确需采用其他折旧方法的，应按规定报经审批，并在会计报表附注中予以说明。医院计提固定资产折旧不考虑预计净残值。

医院一般应当按月提取折旧，当月增加的固定资产，当月不提折旧，从下月起计提折旧；当月减少的固定资产，当月照提折旧，从下月起不提折旧。

固定资产提足折旧后，无论能否继续使用，均不再提取折旧；提前报废的固定资产，也不再补提折旧。

计提融资租入固定资产折旧时，应当采用与自有固定资产相一致的折旧政策。能够合理确定租赁期届满时将会取得租入固定资产所有权的，应当在租入固定资产尚可使用年限内计提折旧；无法合理确定租赁期届满时能够取得租入固定资产所有权的，应当在租赁期与租入固定资产尚可使用年限两者中较短的期间内计提折旧。

固定资产发生更新改造等后续支出而延长其使用年限的，应当按照更新改造后重新确定的固定资产的成本以及重新确定的折旧年限，重新计算折旧额。

医院固定资产折旧年限如表 2-7 所示。

表 2-7　　　　　　　　　　　　医院固定资产折旧年限表

设备分类名称	折旧年限	备注
一、房屋及建筑物		
1. 业务用房		
钢结构	50 年	
钢筋混凝土结构	50 年	
砖混结构	30 年	
砖木结构	30 年	
2. 简易房	8 年	围墙、货场等
3. 其他建筑物	8 年	

续表

设备分类名称	折旧年限	备注
二、专用设备		
1. 医用电子仪器	5 年	心、脑、肌电图、监护仪器、除颤器、起搏器等
2. 光学仪器及窥镜	6 年	验光仪、裂隙灯、手术显微镜、内窥镜等
3. 医用超声仪器	6 年	超声诊断仪、超声手术刀、超声治疗机等
4. 激光仪器设备	5 年	激光诊断仪、激光治疗仪、激光手术设备等
5. 医用高频仪器设备	5 年	高频手术、微波、射频治疗设备等
6. 物理治疗及体疗设备	5 年	电疗、光疗、理疗、生物反馈仪等
7. 高压氧舱	6 年	
8. 中医仪器设备	5 年	脉相仪、舌色相仪、经络仪、穴位治疗机、电针治疗仪器
9. 医用磁共振设备	6 年	永磁型、常导型、超导型等
10. 医用 X 线设备	6 年	X 射线诊断、治疗设备、CT、造影机、数字减影机、X 光刀
11. 高能射线设备	8 年	医用加速器、放射治疗模拟机等
12. 医用核素设备	6 年	核素扫描仪、SPECT、钴 60 机、PET 等
13. 临床检验分析仪器	5 年	电泳仪、色谱仪、生化分析仪、血氧分析仪、蛋白测定仪、肌肝测定仪、酶标仪等
14. 体外循环设备	5 年	人工心肺机、透析机等
15. 手术急救设备	5 年	手术床、麻醉机、呼吸机、吸引器等
16. 口腔设备	6 年	牙钻、综合治疗台等
17. 病房护理设备	5 年	病床、推车、婴儿暖箱、通讯设备、供氧设备等
18. 消毒设备	6 年	各类消毒器、灭菌器等
19. 其他	5 年	以上未包括的医药专用设备等
三、一般设备		
1. 家具用具及其他类	5 年	
2. 交通运输设备	10 年	
3. 电子产品及通信设备	5 年	彩电、摄像机、服务器、计算机、电话、传真等
4. 电气设备	5 年	发电机、冰箱、空调、洗衣机等
5. 通用设备	10 年	锅炉、电梯、空调机组、冷藏柜等
四、其他固定资产		
1. 仪器仪表及量具	5 年	电表、万能表、显微镜等
2. 其他		以上未包括的其他固定资产

（三）累计折旧的账务处理

1. 按月提取固定资产折旧时，按照财政补助、科教项目资金形成的金额部分，借记"待冲基金"科目，按照应提折旧额中的其余金额部分，借记"医疗业务成本"（医疗及其辅助活动用固定资产）、"管理费用"（行政及后勤管理部门用固定资产）、"其他支出"（经营出租用固定资产）等科目，按照应计提的折旧额，贷记"累计折旧"科目。

对于具有多种用途、混合使用的房屋等固定资产，其应提的折旧额应采用合理的方法分摊计入有关科目。

【例2-62】某医院有冷藏柜一台，设备原值为720 000元，预计使用年限为10年，按平均年限法计提折旧。则每月月底医院的会计处理为：

借：医疗业务成本——固定资产折旧费　　　　　　　　　　　6 000
　　贷：累计折旧——冷藏柜　　　　　　　　　　　　　　　　6 000

2. 固定资产处置或盘亏时，按照所处置或盘亏固定资产的账面价值减去该资产对应的尚未冲减完毕的待冲基金余额后的金额，借记有关科目，按已提取的折旧，借记"累计折旧"科目，按相关待冲基金余额，借记"待冲基金"科目，按固定资产账面余额，贷记"固定资产"科目。

十八、在建工程

（一）在建工程科目设置

医院应设置"在建工程"科目，用于核算医院为建造、改建、扩建及修缮固定资产以及安装设备而进行的各项建筑、安装工程所发生的实际成本。本科目应当按照具体工程项目等进行明细核算。期末借方余额，反映医院尚未完工的在建工程发生的实际成本。

（二）在建工程的账务处理

1. 建筑工程。

（1）将固定资产转入改建、扩建或大型修缮等时，应按固定资产的账面价值，借记"在建工程"科目，按已计提的折旧，借记"累计折旧"科目，按固定资产的原价，贷记"固定资产"科目。

（2）根据工程价款结算账单与施工企业结算工程价款时，按医院应承付的工程价款，借记"在建工程"科目，贷记"银行存款"等科目。

使用财政补助资金向施工企业支付工程款时，按照支付金额，借记"财政项目补助支出"科目，贷记"财政补助收入"、"零余额账户用款额度"等科目；同时，借记"在建工程"科目，贷记"待冲基金——待冲财政基金"科目。

（3）在改建、扩建、大型修缮过程中收到的变价收入，按收到的金额，借记"银行存款"等科目，贷记"在建工程"科目。

（4）医院为建筑工程借入的专门借款的利息，属于建设期间发生的，计入在建工程成本，借记"在建工程"科目，贷记"长期借款"科目。

（5）工程完工交付使用时，按建筑工程所发生的实际成本，借记"固定资产"科目，贷记"在建工程"科目。

2. 设备安装。

(1) 购入或融资租入需要安装的设备,借记"在建工程"科目,贷记"银行存款"、"应付账款"、"长期应付款"等科目。

使用财政补助资金购入需安装设备时,按照支付金额,借记"财政项目补助支出"等科目,贷记"财政补助收入"、"零余额账户用款额度"等科目;同时,借记"在建工程"科目,贷记"待冲基金——待冲财政基金"科目。

(2) 发生安装费用,借记"在建工程"科目,贷记"银行存款"等科目。

使用财政补助资金支付安装费用时,按照支付金额,借记"财政项目补助支出"等科目,贷记"财政补助收入"、"零余额账户用款额度"等科目;同时,借记"在建工程"科目,贷记"待冲基金——待冲财政基金"科目。

(3) 设备安装完毕交付使用时,借记"固定资产"科目,贷记"在建工程"科目。

【例2-63】某医院对门诊楼进行改建,截止2011年12月31日,该门诊楼账面原值为5 000 000元,经追溯调整后,已计提折旧15 000 000元,对应的"待冲基金——待冲财政基金"贷方余额为25 000 00元。2012年1月15日,根据财政部门批复的用款计划,医院收到零余额账户用款额度20 000 000元。2012年6月20日,收到施工单位转来的工程结算价款通知,应付第一期工程款45 000 000元;2012年6月30日医院以零余额账户用款额度支付20 000 000元、以银行存款支付25 000 000元;2012年9月30日,工程项目竣工验收,结算总价款55 000 000元。2012年10月5日,购入需安装的设备A价值为6 000 000元(其中科研项目资金1 500 000元,资金已于2011年收到),已用银行存款支付,2012年10月15日,支付安装费用50 000元,2012年10月30日,设备安装完毕并交付使用。

医院会计处理如下:

(1) 2012年1月5日,根据项目改建计划,将门诊楼从固定资产转入在建工程

借:在建工程——门诊楼改建工程	35 000 000
累计折旧——门诊楼	15 000 000
贷:固定资产	50 000 000

(2) 2012年1月15日,收到财政拨付的用款额度

借:零余额账户用款额度	20 000 000
贷:财政补助收入——项目支出	20 000 000

(3) 2012年6月20日,收到工程结算价款单

借:在建工程——门诊楼改建工程	45 000 000
贷:应付账款——门诊楼工程款	45 000 000

(4) 2012年6月30日,支付工程结算价款

借:应付工程款——门诊楼工程款	45 000 000
贷:零余额账户用款额度	20 000 000
银行存款	25 000 000

同时：

借：财政项目补助支出　　　　　　　　　　　　　　　　20 000 000
　　　贷：待冲基金——待冲财政基金　　　　　　　　　　　20 000 000

（5）2012 年 9 月 30 日，工程项目竣工验收

借：在建工程——门诊楼改建工程 10 000 000（5 500 万元 - 4 500 万元）
　　　贷：应付账款——门诊楼工程款　　　　　　　　　　　10 000 000

同时，结转在建工程入固定资产

借：固定资产——门诊楼　　　　　　　　　　　　　　　90 000 000
　　　贷：在建工程——门诊楼改建工程　　　　　　　　　　90 000 000

（6）2012 年 10 月 5 日，购入需安装设备

借：在建工程——待安装设备 A　　　　　　　　　　　　 6 000 000
　　　贷：银行存款　　　　　　　　　　　　　　　　　　　 6 000 000

同时：

借：科教项目支出——A 设备支出　　　　　　　　　　　 1 500 000
　　　贷：待冲基金——待冲科教项目基金　　　　　　　　　 1 500 000

（7）2012 年 10 月 15 日，支付安装费用 50 000 元

借：在建工程——待安装设备 A　　　　　　　　　　　　　　50 000
　　　贷：银行存款　　　　　　　　　　　　　　　　　　　　　50 000

（8）2012 年 10 月 30 日，设备安装完毕并交付使用

借：固定资产——A 设备　　　　　　　　　　　　　　　　6 050 000
　　　贷：在建工程——待安装设备 A　　　　　　　　　　　 6 050 000

（9）2012 年 10 月末对门诊楼计提折旧：9 000÷50÷12 = 15（万元）

借：医疗业务成本　　　75 000[（3 500 万元 - 2 500 万元）
　　　　　　　　　　　　　+（5 500 万元 - 2 000 万元）]/（50×12）

　　　待冲基金——待冲财政基金
　　　　　　　　　　75 000（2 500 万元 + 2 000 万元）/（50×12）

　　　贷：累计折旧　　　　　　　　　　　　　　　　　　　　150 000

应注意，由于设备 A 是 2012 年 10 月当月交付使用，当月不计提折旧。

十九、固定资产清理

（一）固定资产清理科目设置

医院应设置"固定资产清理"科目，本科目核算医院因出售、报废、毁损等原因转入清理的固定资产净值及其清理过程中所发生的清理费用和清理收入等。该科目应当按照"处置资产净额"、"处置净收入"以及被清理的固定资产项目设置明细账，进行明细核算。本科目期末如为借方余额，反映医院尚未清理完毕的固定资产清理净损失；如为贷方余额，反映医院尚未清理完毕的固定资产清理净收益。

（二）固定资产清理的账务处理

1. 出售、报废、毁损固定资产转入清理时，按照固定资产的账面价值减去该资产对应的尚未冲减完毕的待冲基金余额后的金额，借记"固定资产清理"科目（处置资产净额），按照已提取的折旧，借记"累计折旧"科目，按照相关待冲基金余额，借记"待冲基金"科目，按照固定资产账面余额，贷记"固定资产"科目。

2. 清理过程中发生的费用和相关税金，按照实际发生额，借记"固定资产清理"科目（处置净收入），贷记"应交税费"、"银行存款"等科目。

3. 固定资产出售、报废、毁损所收回的价款、残料价值和变价收入等，借记"银行存款"等科目，贷记"固定资产清理"科目（处置净收入）；应当由保险公司或过失人赔偿的损失，借记"库存现金"、"银行存款"、"其他应收款"等科目，贷记"固定资产清理"科目（处置净收入）。

4. 出售、报废、毁损固定资产清理完毕，借记"固定资产清理"科目（处置净收入），贷记"其他收入"科目或"应缴款项"科目（按规定上缴时）；同时，借记"其他支出"科目，贷记"固定资产清理"科目（处置资产净额）。

【例2-64】某医院因市政规划需要拆迁，经批准对办公楼进行处置，截至2011年9月30日，该楼账面原值15 000 000元，按50年提取折旧，月折旧额为25 000元，已累计提取折旧额5 000 000元，对应的"待冲基金——待冲财政基金"贷方余额为2 000 00元，处置收入30 000 000元，发生处置费用350 000元，需缴纳营业税金及附加1 650 000元；处置后，按比例应上交财政6 000 000元，该项资产10月份当月已经处置完毕。

医院会计处理如下：

（1）继续计提当月累计折旧

借：管理费用——折旧费	20 000
待冲基金——待冲财政基金	5 000
贷：累计折旧	25 000

（2）将固定资产转入固定资产清理

借：固定资产清理——固定资产净额——办公楼	7 980 000
待冲基金——待冲财政基金	1 995 000
累计折旧——办公楼	5 025 000
贷：固定资产——办公楼	15 000 000

（3）发生清理费用及应支付的税费

借：固定资产清理——清理费用	2 000 000
贷：银行存款	350 000
应交税费——营业税金及附加	1 650 000

（4）收到处置款项

借：银行存款	30 000 000
贷：固定资产清理——处置收入	30 000 000

（5）计算固定资产处置收益
借：固定资产清理——处置收入 30 000 000
　　贷：固定资产清理——固定资产净额——办公楼 7 980 000
　　　　固定资产清理——处置费用 2 000 000
　　　　应缴款项——应缴财政款 6 000 000
　　　　其他收入——固定资产处置收益 14 020 000
（6）上缴财政款
借：应缴款项——应缴财政款 6 000 000
　　贷：银行存款 6 000 000

二十、无形资产

（一）无形资产科目设置

医院应设置"无形资产"科目，用于核算医院为开展医疗服务等活动或为管理目的而持有的且没有实物形态的非货币性长期资产，包括专利权、非专利技术、商标权、著作权、土地使用权等。医院购入的不构成相关硬件不可缺少组成部分的应用软件，应当作为无形资产核算。

本科目应当按照无形资产的类别和项目设置明细账，进行明细核算。

医院应当在无形资产明细账中登记每项无形资产入账成本中财政补助资金、科教项目资金、其他资金的金额及其所占的比例。

本科目期末借方余额，反映医院已入账无形资产的原价。

（二）无形资产的账务处理

1. 无形资产的取得。无形资产在取得时，应当按照取得时的实际成本入账。

（1）外购取得无形资产。购入的无形资产，其成本包括实际支付的购买价款、相关税费以及可归属于该项资产达到预定用途所发生的其他支出。按确定的成本，借记"无形资产"科目，贷记"银行存款"等科目。

使用财政补助、科教项目资金购入无形资产的，按构成无形资产成本的支出金额，借记"无形资产"科目，贷记"待冲基金"科目；同时，借记"财政项目补助支出"、"科教项目支出"科目，贷记"财政补助收入"、"零余额账户用款额度"、"银行存款"等科目。

【例2-65】2012年5月10日，甲医院向乙医院购买某专利技术使用权，使用期限为5年，全部价费合计6 000 000元，甲医院实行国库集中支付，根据财政部门批复的用款计划收到零余额账户用款额度4 800 000元，剩余款项以银行存款支付。甲医院相关会计处理如下：

（1）收到财政批款时：
借：零余额账户用款额度 4 800 000
　　贷：财政补助收入——项目支出 4 800 000
（2）取得专利技术使用权时：

借：无形资产——某专利技术　　　　　　　　　　　　　　6 000 000
　　贷：待冲基金——待冲财政基金　　　　　　　　　　　4 800 000
　　　　银行存款　　　　　　　　　　　　　　　　　　　1 200 000
同时：借：财政项目补助支出　　　　　　　　　　　　　　4 800 000
　　　　贷：零余额账户用款额度　　　　　　　　　　　　4 800 000

（2）自行开发取得无形资产。自行开发并按法律程序申请取得的无形资产，按依法取得时发生的注册费、聘请律师费等费用，借记"无形资产"科目，贷记"银行存款"等科目。

2. 无形资产的摊销。按月计提无形资产摊销时，按照财政补助、科教项目资金形成的金额部分，借记"待冲基金"科目，按照应提摊销额中的其余金额部分，借记"医疗业务成本"、"管理费用"等科目，按照应计提的摊销额，贷记"累计摊销"科目。

【例2-66】承接上例，该专利技术使用权每月进行摊销时的会计处理为：
每月摊销额 = 6 000 000 ÷ 5 ÷ 12 = 100 000（元）；
每月应当冲减的待冲基金 = 480 000 ÷ 5 ÷ 12 = 80 000（元）；
借：医疗业务成本　　　　　　　　　　　　　　　　　　　　20 000
　　待冲基金——待冲财政基金　　　　　　　　　　　　　　80 000
　　贷：累计摊销——某专利技术使用权　　　　　　　　　　100 000

3. 无形资产后续计量。与无形资产有关的后续支出，应分别以下情况处理：

（1）为增加无形资产的使用效能而发生的后续支出，如对软件进行升级或扩展其功能等所发生的支出，应当计入无形资产账面价值，借记"无形资产"科目，贷记"银行存款"等科目。

（2）为了维护无形资产的正常使用而发生的后续支出，如对软件进行漏洞修补等所发生的支出，应当计入当期费用，借记"医疗业务成本"、"管理费用"等科目，贷记"银行存款"等科目。

4. 无形资产的处置。无形资产在处置（包括转让、对外投资、核销等）时，应当分别以下情况处理：

（1）经批准转让无形资产，按照收到的价款，借记"银行存款"等科目，按所发生的相关税费，贷记"应交税费"、"银行存款"等科目，按收到的转让价款扣除相关税费后的金额，贷记"其他收入"科目或"应缴款项"科目（按规定上缴时）；同时，按无形资产账面价值减去该资产对应的尚未冲减完毕的待冲基金余额后的金额，借记"其他支出"科目，按已计提的累计摊销，借记"累计摊销"科目，按相关待冲基金余额，借记"待冲基金"科目，按无形资产账面余额，贷记"无形资产"科目。

（2）以已入账无形资产对外投资，按照评估价加上发生的相关税费作为投资成本，借记"长期投资——股权投资"科目，按照投出无形资产已提的摊销额，借记"累计摊销"科目，按发生的相关税费，贷记"银行存款"、"应交税费"等科目，按照投出无形资产的账面余额,贷记"无形资产"科目,按其差额,贷记"其他收入"科目或借记"其他支出"科目。

(3)无形资产预期不能为医院带来服务潜力或经济利益的,应当将该无形资产的账面价值及相关待冲基金余额予以核销。报经批准后,按准核销无形资产的账面价值减去该资产对应的尚未冲减完毕的待冲基金余额后的金额,借记"其他支出"科目,按准核销无形资产已计提的摊销,借记"累计摊销"科目,按相关待冲基金余额,借记"待冲基金"科目,按准核销无形资产的账面余额,贷记"无形资产"科目。

【例2-67】承接上两例,假设甲医院在使用该专利技术两年后,征得医院的同意后,以3 000 000元的价格转让给丙医院,甲医院适用的营业税税率为5%,不考虑其他税种,尚未摊销的待冲基金上缴财政。

累计摊销额 = 100 000 × 12 × 2 = 2 400 000(元);

待冲基金——待冲财政基金冲回金额 = 20 000 × 12 × 8 = 1 920 000(元);

待冲基金——待冲财政基金余额 = 4 800 000 - 1 920 000 = 2 880 000(元);

应交税费——营业税金 = 3 000 000 × 5% = 150 000(元)。

甲医院会计处理为:

借:待冲基金——待冲财政基金	2 880 000
累计摊销——某专利技术	2 400 000
银行存款	3 000 000
其他支出	750 000
贷:无形资产——某专利技术	6 000 000
应交税费——营业税	150 000
应缴款项——应交财政款	2 880 000
借:应缴款项——应交财政款	2 880 000
贷:银行存款	2 880 000

(三)无形资产的管理

无形资产作为医院资产的重要组成部分,它是一种无实物形态却能长期为单位使用、并给单位带来某种经济利益的非货币性资产。在竞争日益激烈、知识经济凸现的今天,无形资产对医院核心竞争能力的构建和长远发展起到越来越重要的作用,医院加强无形资产的管理,可以从以下几方面入手:

1. 加强对无形资产的会计核算,把无形资产纳入财务监督范畴。由于原《医院会计制度》并不要求进行成本核算,医院除外购的无形资产单独作为无形资产管理外,自制的无形资产往往在形成无形资产前,就直接列为事业支出,未将相应的无形资产纳入财务监督范围,医院账面上无法真实、准确的反映无形资产的价值。会计核算基于谨慎性原则,即便是新的《医院会计制度》,自行开发并依法申请取得的无形资产,也仅按依法取得时发生的注册费、聘请律师费等支出计价,无形资产的价值可能会存在严重低估的情况。因此,加强无形资产核算,把能给企业带来经济效益的无形资产纳入财务监督范围势在必行。

2. 加强对无形资产监管的内部控制制度的建设。加强对医院无形资产的内部控制制度建设，首先必须针对医院的具体情况，逐步建立与其实际工作相适应的无形资产管理制度，包括单位无形资产构建的授权审批、职责分工、风险评估与防范、会计信息控制与沟通、无形资产的使用、调拨、处置、核销等各项制度建设，从而为规范和约束医院自身行为提供合理的保证和依据。同时应当经常对这些内控制度的贯彻实施情况进行独立审计监督、检查和评价，针对其中存在的漏洞、风险和问题，及时提出具有针对性的改进措施和建议，并在实践中逐步完善。

3. 加强无形资产转让、核销的监管。在当今社会财富和经济增长越来越表现为依赖无形资产等知识经济的驱动，它对医院能否形成独特的优势和竞争能力，以及未来的长远发展产生越来越重要的制约作用。加强对无形资产的开发、使用、调拨、转让、核销等无形资产各环节的管理，尤其是对无形资产转让、核销等审批制度的建设，显得越来越重要。无形资产的调出、转让和核销，应该由使用部门责任人写出书面申请，列出清单，报无形资产管理部门、财务部门，两部门组织人员对无形资产的使用价值、性能进行考察评估后上报医院领导、上级主管部门或财政部门批准核销。无形资产管理部门具体实施后，应进行登记备案，及时通知无形资产使用部门和财务部门核销无形资产，以有效杜绝无形资产随意核销。经审批允许转让的无形资产，应由上级主管部门或财政部门根据审批意见，采用招标、拍卖、协议转让等市场化方式公开、公平、公正地统一组织处置工作。

4. 加强对无形资产定期盘点、核对管理，防止无形资产流失。由于无形资产的多样性和无实物形态的特征，无形资产的盘点不像固定资产盘点那样可以实地监盘，主要依靠查阅相关文件资料，询问有关管理人员、实地察看工艺流程等方式，来了解无形资产的权属情况、使用情况。医院财务部门应规范对无形资产的核算管理，建立相应的无形资产明细分类账。无形资产管理部门应当建立无形资产管理台账，无形资产管理部门和财务部门要定期进行核对，至少一年对无形资产进行全面清查一次，以查实无形资产的实有数是否和账面数相符，总账、明细账、台账是否账账相符；无形资产的保管、使用等情况是否正常，及时发现管理中存在的问题，制定相应的改进措施，保证对无形资产的有效管理。

二十一、累计摊销

（一）累计摊销科目设置

医院应设置"累计摊销"科目，用于核算医院无形资产计提的累计摊销。本科目应当按照所对应无形资产的类别及项目设置明细账，进行明细核算。该科目期末贷方余额，反映医院提取的无形资产累计摊销额。

（二）累计摊销方法

医院无形资产应当自取得当月起，在预计使用年限内采用年限平均法分期平均摊销。如预计使用年限超过了相关合同规定的受益年限或法律规定的有效年限，该无形资产的摊销年限按如下原则确定：

1. 合同规定了受益年限但法律没有规定有效年限的，摊销期不应超过合同规定的受益年限；

2. 合同没有规定受益年限但法律规定了有效年限的，摊销期不应超过法律规定的有效年限；

3. 合同规定了受益年限，法律也规定了有效年限的，摊销期不应超过受益年限和有效年限两者之中较短者。

如果合同没有规定受益年限，法律也没有规定有效年限的，摊销期不应超过10年。

（三）累计摊销的账务处理

1. 按月计提无形资产摊销时，按照财政补助、科教项目资金形成的金额部分，借记"待冲基金"科目，按照应提摊销额中的其余金额部分，借记"医疗业务成本"、"管理费用"等科目，按照应计提的摊销额，贷记"累计摊销"科目。

2. 处置无形资产时，按无形资产账面价值减去该资产对应的尚未冲减完毕的待冲基金余额后的金额，借记有关科目，按已计提的累计摊销，借记"累计摊销"科目，按相关待冲基金余额，借记"待冲基金"科目，按无形资产账面余额，贷记"无形资产"科目。

二十二、长期待摊费用

（一）长期待摊费用科目设置

医院应设置"长期待摊费用"科目，用于核算医院已经发生但应由本期和以后各期负担的分摊期限在1年以上（不含1年）的各项费用，如以经营租赁方式租入的固定资产发生的改良支出等。本科目应当按照费用项目进行明细核算。期末借方余额，反映医院尚未摊销完毕的长期待摊费用。

（二）长期待摊费用的账务处理

医院发生的长期待摊费用，借记"长期待摊费用"科目，贷记"银行存款"等科目。摊销长期待摊费用时，借记"管理费用"等科目，贷记"长期待摊费用"科目。

【例2-68】由于门诊需要，甲医院向乙企业租赁临街房租开设门诊，租赁期为20年，租赁费用共计4 800 000元。甲医院采用平均年限法摊销，则甲医院的会计处理如下：

甲医院每月摊销额为：4 800 000÷20÷12＝20 000元

(1) 支付房租时：

借：长期待摊费用　　　　　　　　　　　　　　　　　　　　　　　4 800 000
　　贷：银行存款　　　　　　　　　　　　　　　　　　　　　　　　　4 800 000

(2) 每月计提摊销费时：

借：管理费用　　　　　　　　　　　　　　　　　　　　　　　　　　　20 000
　　贷：长期待摊费用　　　　　　　　　　　　　　　　　　　　　　　　20 000

二十三、待处理财产损溢

(一)待处理财产损溢科目设置

医院应设置"待处理财产损溢"科目,用于核算医院在清查财产过程中查明的各种财产盘盈、盘亏和毁损的价值。本科目应当设置"待处理流动资产损溢"、"待处理非流动资产损溢"明细科目,进行明细核算。本科目期末如为借方余额,反映医院尚未处理的各种财产物资的净损失;如为贷方余额,反映尚未处理的各种财产物资的净溢余。

年度终了报经批准处理后,本科目一般应无余额。

(二)待处理财产损溢的账务处理

医院发现盘盈、盘亏、毁损的财产物资,应当先记入本科目,并及时查明原因,根据管理权限报经批准后及时进行账务处理。年度终了结账前一般应处理完毕。待处理财产损溢的主要账务处理如下:

1. 盘盈的库存物资,按比照同类或类似物资市场价格确定的价值,借记"库存物资"科目,贷记"待处理财产损溢"科目(待处理流动资产损溢)。

盘亏、变质、毁损的库存物资,按其账面余额减去该物资对应的待冲基金数额后的金额,借记"待处理财产损溢"科目(待处理流动资产损溢),按相关待冲基金数额,借记"待冲基金"科目,按该物资账面余额,贷记"库存物资"科目。

2. 盘盈的固定资产,按比照同类或类似资产市场价格确定的价值,借记"固定资产"科目,贷记"待处理财产损溢"科目(待处理非流动资产损溢)。

盘亏的固定资产,按照固定资产账面价值减去该资产对应的尚未冲减完毕的待冲基金余额后的金额,借记"待处理财产损溢"科目(待处理非流动资产损溢),按已计提的折旧,借记"累计折旧"科目,按相关待冲基金余额,借记"待冲基金"科目,按固定资产账面余额,贷记"固定资产"科目。

3. 上述财产物资的盘盈、盘亏、毁损在查明原因,报经批准处理时,作如下账务处理:

盘盈的库存物资、固定资产等,借记"待处理财产损溢"科目,贷记"其他收入"科目。

盘亏、变质、毁损的库存物资以及盘亏的固定资产,按照相关待处理财产损溢金额扣除可以收回的保险赔偿和过失人的赔偿等后的金额,借记"其他支出"科目,按照已收回或应收回的保险赔偿和过失人赔偿等,借记"库存现金"、"银行存款"、"其他应收款"等科目,按照相关待处理财产损溢余额,贷记"待处理财产损溢"科目。

第三章 负债的核算

第一节 负债概述

医院的负债,是指医院所承担的过去因交易或者事项形成的,能以货币计量,需以资产或劳务偿付的现实义务。

一、负债的特征

(一)负债是由于过去交易或经济事项而发生的,现在已经承担的责任

医院向另一企业、事业单位赊购药品一批,在医院取得药品的同时,即产生了应付账款。这笔应付账款按承诺在特定的时间内用资产或劳务偿付,所以说负债是过去的交易或事项所发生的现存义务,只有在经济义务已经既定的情况下,才能确定其为负债,否则,在会计上不予反映。

(二)负债的实质是医院未来的经济利益的流出

负债需要在未来某一特定的时间内,用债权人能够接受的资产或劳务抵偿。所以,无论是交易的承诺,还是法律或政府的规定,都要求医院在将来特定的到期日通过支付现金、转交资产或提供劳务去履行这些已经发生的或已承诺负责的强制性责任。在实务中,履行义务所需流出的经济利益带有不确定性,尤其是与推定义务相关的经济利益通常需要依赖于大量的估计。因此,负债的确认应当与经济利益流出的不确定性程度的判断结合起来,如果有确凿证据表明,与现时义务有关的经济利益很可能流出医院,就应当将其作为负债予以确认;反之,如果医院承担了现时义务,但是会导致企业经济利益流出的可能性很小。就不符合负债的确认条件,不应将其作为负债予以确认。

(三)未来流出医院的经济利益能够可靠地计量

负债的确认在考虑经济利益流出医院的同时,对于未来流出的经济利益的金额应当能够可靠计量。对于与法定义务有关的经济利益流出金额,通常可以根据合同或者法律规定的金额予以确定,考虑到经济利益流出的金额通常在未来期间,有时未来期间较长,有关金额的计量需要考虑货币时间价值等因素的影响。对于与推定义务有关的经济利益流出金额。医院应当根据履行相关义务所需支出的最佳估计数进行估计。并综合考虑有关货币时间价值、风险等因素的影响。

（四）负债一般都有确切的债权人和偿付日期

这是确认负债的必要条件，如购入一台医疗器械，采用付款期为6个月的商业汇票结算方式，这项负债既有明确的债权人，又有确定的付款日期。

二、负债的计量

从会计理论上看，在对资产进行计量时，为了更好地体现公允性和相关性，我们根据资产的流动方向和流动时间，可选择历史成本、重置成本、公允市价或未来现金流量的贴现值等多种计量属性。类似的，负债作为一种义务也应公允表示。

由于某一市场主体的负债即另一市场主体的一项资产。因此，对于负债的计量理应可转换为一项资产的计量。例如甲医院以商业信用从乙企业赊购一批价值500万元的医疗物资，对于甲医院而言是，负债是否可以用500万元来计量，取决于乙企业是否愿意将该500万元作为资产计量，因为在理性和公平竞争的前提下，任何市场主体行使自己权利的能力都几乎一样，但不同财务状况或信用状况的企业履行义务的能力却是不同，是否应该考虑该笔负债未来的可变现能力，也就是负债的公允价值中是否应包括一定的利润，即如果将该负债交由独立的市场第三方处理时其所要求的利润，也即负债的计量是按成本确认还是纳入利润因素，在负债计量中尚存在争议。因此，会计理论要求负债的计量应当按照未来的应付金额的贴现值来计价，该未来应付金额可以包括利润因素，也可以不包括利润因素，其决定权在于市场主体交易谈判时所达成的博弈均衡。

新颁布的《医院会计制度》对资产的计量仅仅选择了历史成本这一可靠性较高的计量属性，并通过计提坏账准备、计提固定资产折旧、采用无形资产摊销、将开办费一次性计入管理费用、将基建支出纳入报表体系等方法，来提高医院财务报表的决策相关性。对于负债的计量，直接采用未来应付金额这一可靠性较高的计量属性来计量也就不难理解。因此，在医院会计核算中，无论是流动负债还是长期负债，都是采用按未来应付金额来计量，并在资产负债表中列示。

三、负债的分类

负债是医院必须履行的责任，但不同的情况下的负债，要求偿付的方式和时间各有差异。以支付期限的"一年标准"来划分，负债分流动负债和非流动负债两种。

流动负债，是指偿付期为一年（含一年）以内的负债，包括短期借款、应付票据、应付账款、预收医疗款、应付职工薪酬、应付社会保障费、预提费用、其他应付款等。

非流动负债，是指偿付期在一年（不含一年）以上的负债，包括长期借款、长期应付款等。

四、负债的内容

负债的具体内容如表3-1所示。

表 3-1　　　　　　　　　负债类会计科目名称和编号

序号	编号	科目名称
24	2001	短期借款
25	2101	应缴款项
26	2201	应付票据
27	2202	应付账款
28	2203	预收医疗款
29	2204	应付职工薪酬
30	2205	应付福利费
31	2206	应付社会保障费
32	2207	应交税费
33	2209	其他应付款
34	2301	预提费用
35	2401	长期借款
36	2402	长期应付款

第二节　负债类会计科目的运用

一、短期借款

短期借款是指医院为维持正常的生产经营所需的资金或为抵偿某项债务而向银行或其他金融机构等外单位借入的、还款期限在一年以下（含一年）的各种借款。

（一）短期借款科目设置

医院应设置"短期借款"科目，用于核算医院向银行或其他金融机构等借入的期限在1年以下（含1年）的各种借款。医院应当按照贷款单位和贷款种类进行明细核算。本科目期末贷方余额，反映医院尚未偿还的短期借款本金。

（二）短期借款的账务处理

1. 借入短期借款。借入各种短期借款时，按照实际借得的金额，借记"银行存款"科目，贷记"短期借款"科目。

2. 预提利息。发生短期借款利息时，借记"管理费用"科目，贷记"预提费用"、"银行存款"等科目。

3. 归还借款。归还借款时，借记"短期借款"科目，贷记"银行存款"科目。

【例 3-1】某医院 2012 年 8 月 7 日向银行借入 60 天期限的短期借款，借款年利率为 8%，借款金额为 2 000 000 元，银行每季度最后一个月 20 日向医院收取利息，到期还本并支付剩余利息。医院的相关会计处理为：

（1）2012 年 8 月 7 日，借入短期借款时：

借：银行存款　　　　　　　　　　　　　　　　　　　　　　2 000 000
　　贷：短期借款　　　　　　　　　　　　　　　　　　　　　　2 000 000

（2）8 月 31 日，医院计提当月利息时：

利息 = 2 000 000 × 8% ÷ 360 × 24 = 10 667 元

借：管理费用　　　　　　　　　　　　　　　　　　　　　　　　10 667
　　贷：预提费用　　　　　　　　　　　　　　　　　　　　　　　10 667

（3）9 月 20 日，支付银行利息时：

9 月份应付利息 = 2 000 000 × 8% ÷ 360 × 20 = 8 889 元

利息合计：10 667 + 8 889 = 19 556 元

借：管理费用　　　　　　　　　　　　　　　　　　　　　　　　8 889
　　预提费用　　　　　　　　　　　　　　　　　　　　　　　　10 667
　　贷：银行存款　　　　　　　　　　　　　　　　　　　　　　　19 556

（4）10 月 6 日，向银行归还借款时：

利息 = 2 000 000 × 8% ÷ 360 × 15 = 6 667 元

借：管理费用　　　　　　　　　　　　　　　　　　　　　　　　6 667
　　短期借款　　　　　　　　　　　　　　　　　　　　　　　2 000 000
　　贷：银行存款　　　　　　　　　　　　　　　　　　　　　　2 006 667

二、应缴款项

（一）应缴款项科目设置

医院应设置"应缴款项"科目，用于核算医院按规定应缴入国库或应上缴行政主管部门的款项。本科目应按应缴款项类别进行明细核算。期末贷方余额，反映医院的应缴未缴款项。年终缴清后，本科目应无余额。

（二）应缴款项的账务处理

1. 出售、报废、毁损固定资产清理后，按照清理收入（包括保险理赔收入）扣除清理费用后的净额，借记"固定资产清理——处置净收入"科目，贷记"其他收入"科目或"应缴款项"科目（按规定上缴时）。

【例 3-2】某医院将一台报废的医疗设备清理，取得清理收入 200 000 元，清理该设备所发生的清理费用为 20 000 元，清理收入按规定应上缴财政。根据相关会计凭证，医院应作如下会计处理：

借：固定资产清理——处置净收入　　　　　　　　　　　　　　180 000
　　贷：应缴款项　　　　　　　　　　　　　　　　　　　　　　180 000

2. 经批准转让无形资产，按照收到的价款，借记"银行存款"等科目，按所发生的相关税费，贷记"应交税费"、"银行存款"等科目，按收到的转让价款扣除相关税费后的金额，贷记"其他收入"科目或"应缴款项"科目（按规定上缴时）。

【例 3-3】某医院将自身拥有的某项专利技术转让，收到转让收入 500 000 元，应交税费 25 000 元，按规定，医院应将该项专利技术转让款上缴财政。则医院的会计处理为：

借：银行存款　　　　　　　　　　　　　　　　　　　　　500 000
　　贷：应交税费　　　　　　　　　　　　　　　　　　　　25 000
　　　　应缴款项　　　　　　　　　　　　　　　　　　　475 000

3. 按规定计算确定或实际取得的其他应缴款项，借记有关科目，贷记"应缴款项"科目。

【例 3-4】某医院取得其他应缴款项 50 000 元，根据银行的到账通知，应作如下会计分录：

借：银行存款　　　　　　　　　　　　　　　　　　　　　50 000
　　贷：应缴款项　　　　　　　　　　　　　　　　　　　50 000

4. 上缴款项时，借记"应缴款项"科目，贷记"银行存款"等科目。

【例 3-5】2011 年 11 月 19 日，某医院将处置报废医疗设备的收入 100 000 元上缴财政，则医院的会计处理为：

借：应缴款项　　　　　　　　　　　　　　　　　　　　100 000
　　贷：银行存款　　　　　　　　　　　　　　　　　　100 000

三、应付票据

应付票据是指医院以商业汇票结算方式购买商品、劳务，所签发的在未来特定日期偿付确定金额的书面承诺。在我国，商业汇票的付款期限最长为 6 个月，因而应付票据属于流动负债。应付票据是延期付款的证明，有承诺的票据作为一种债务凭证。通常，按是否带息，商业汇票可分为带息应付票据和不带息应付票据。

（一）应付票据科目设置

医院应设置"应付票据"科目，用于核算医院购买库存物资、医疗设备，接受服务供应等而开出、承兑的商业汇票，包括银行承兑汇票和商业承兑汇票。

医院应当设置"应付票据备查簿"，详细登记每一应付票据的种类、号数、签发日期、到期日、票面金额、票面利率、合同交易号、收款人姓名或单位名称，以及付款日期和金额等资料。应付票据到期结清时，应当在备查簿内逐笔注销。

本科目期末贷方余额，反映医院持有的尚未到期的应付票据本息。

（二）应付票据的账务处理

1. 发生应付票据。

（1）因购买物资、设备，接受服务供应等开出、承兑商业汇票时，借记"库存物资"、"固定资产"等科目，贷记"应付票据"科目。

（2）支付银行承兑汇票的手续费时，借记"管理费用"科目，贷记"银行存款"科目。

(3) 以商业承兑汇票抵付应付账款时，借记"应付账款"科目，贷记"应付票据"科目。

2. 偿还应付票据。

应付票据到期时，应当分别以下情况处理：

(1) 收到银行支付到期票据的付款通知时，借记"应付票据"科目，贷记"银行存款"科目；

(2) 无力支付票款的，按照应付票据的账面余额，借记"应付票据"科目，贷记"应付账款"科目。

3. 计提利息。如果为带息应付票据，应当在会计期末或票据到期时计算应付利息，借记"管理费用"科目，贷记"应付票据"科目。

到期不能支付的带息应付票据，转入"应付账款"科目核算后，期末时不再计提利息。

【例 3-6】2012 年 12 月 1 日，某医院向 A 医疗设备供应商采购了物理治疗及理疗设备一套，总价值为 3 600 000 元，医院以商业承兑汇票方式结算，期限为三个月，票面年利率为 10%。医院的相关会计处理为：

(1) 12 月 1 日，购入设备时：

借：固定资产	3 600 000
贷：应付票据——A 医疗设备供应商	3 600 000

(2) 会计期末，12 月 31 日，计提利息时：

利息 = 3 600 000 × 10% ÷ 12 × 1 = 30 000（元）

借：管理费用	30 000
贷：应付票据——预提利息费用	30 000

(3) 2013 年 3 月 1 日，票据到期时：

利息 = 3 600 000 × 10% ÷ 12 × 2 = 60 000（元）

借：应付票据——预提利息费用	30 000
管理费用	60 000
应付票据——A 医疗设备供应商	3 600 000
贷：银行存款	3 690 000

假如票据到期时，由于资金周转紧张，医院账户只剩余 3 600 000 元，则未偿还的部分应由"应付票据"科目结转至"应付账款"科目。

借：应付票据——预提利息费用	30 000
管理费用	60 000
应付票据——A 医疗设备供应商	3 600 000
贷：应付账款——A 医疗设备供应商	3 600 000
银行存款	90 000

四、应付账款科目

应付账款是指医院因购买物资、商品和接受劳务供应等经营活动应支付的款项。是买卖双方在购销活动中由于取得物资与支付货款在时间上不一致而产生的负债。

（一）应付账款科目设置

医院应设置"应付账款"科目，用于核算医院因购买库存物资、固定资产和接受服务供应等而应付给供应单位的款项。本科目应当按照债权人等进行明细核算。期末贷方余额，反映医院尚未支付的应付账款。

（二）应付账款的账务处理

1. 发生应付账款。发生应付账款时，按照应付未付金额，借记"库存物资"、"固定资产"等科目，贷记"应付账款"科目。

2. 偿付应付账款。偿付应付账款时，借记"应付账款"科目，贷记"银行存款"等科目。

3. 抵付应付账款。开出、承兑商业汇票抵付应付账款时，借记"应付账款"科目，贷记"应付票据"科目。

4. 转销应付账款。确实无法支付或由其他单位承担的应付账款，借记"应付账款"科目，贷记"其他收入"科目。

【例3-7】2012年5月25日，某医院向A设备制造商购买穴位按摩仪一台，价值200 000元（包括全部税费）。设备已验收入库，账款未支付。

（1）收到设备时：

借：固定资产——穴位按摩仪　　　　　　　　　　　　　　　　200 000
　　贷：应付账款——A设备制造商　　　　　　　　　　　　　　　　200 000

（2）偿付欠款时：

借：应付账款——A设备制造商　　　　　　　　　　　　　　　　200 000
　　贷：银行存款　　　　　　　　　　　　　　　　　　　　　　200 000

（3）由于A设备供应商倒闭，此欠款不用偿付时：

借：应付账款——A设备制造商　　　　　　　　　　　　　　　　200 000
　　贷：其他收入　　　　　　　　　　　　　　　　　　　　　　200 000

（三）应付账款的管理

1. 入账时间。应付账款的入账时间应以与所购买物资所有权有关的风险和报酬已经转移或劳务已经接受为标志。但在实际工作中应区别情况处理：

（1）在物资和发票账单同时到达的情况下。应付账款一般待物资验收入库后，才按发票账单登记入账。这主要是为了确认所购入的物资是否在质量、数量和品种上都与合同上订明的条件相符，以免因先入账而在验收入库时发现购入物资错、漏、破损等问题再行调账；

（2）在物资和发票账单未同时到达的情况下，由于应付账款需根据发票账单登记入账，有时货物已到，发票账单要间隔较长时间才能到达，由于这笔负债已经成立，应作为一项负债反映。为在资产负债表上客观反映医院所拥有的资产和承担的债务，在实际工作中，采用在月份终了将所购物资和应付债务估计入账，待下月初再用红字予以冲回的办法。因购买商品等而产生的应付账款，应设置"应付账款"科目进行核算，用以反映这部分负债的价值。

（3）应付账款一般按应付金额入账，而不按到期应付金额的现值入账。如果购入的资产在形成一笔应付账款时是带有现金折扣的，应付账款入账金额的确定按发票上记载的应付金额的总值（即不扣除折扣）记账。在这种方法下应按发票上记载的全部应付金额，借记有关科目，贷记"应付账款"科目；获得的现金折扣冲减管理费用。

2. 对账。在对账前，财务部门会计对供应商提供的对账资料应进行初步审核，不满足条件的对账资料应要求供应商补充完善。首先审核对账手续，是否经过有权部门的签批，其次审核如下内容：

（1）对于只提供余额无明细账目的对账资料，不予对账。

供应商必须提供最后一次对账以来的全部账目资料。以前从未进行过对账的，必须提供自双方开始业务往来以后的所有账目资料。对于对方因财务决算审计发函要求核对账面余额的，同样应按照上述原则办理。

（2）对于供应商直接依据其销售部门往来资料而非财务部门账目提供对账资料的，不予对账。双方核对的账目主要应是财务账目，供应商销售部门账目可能与其财务部门账目不符，对账基础存在差异，会给以后双方的清算带来不必要的麻烦，因为最后清算以双方财务账目为准。

（3）对于多年无业务往来的供应商前来对账，即使经过企业有权部门签批，供应商的对账资料也必须加盖供应商公章（或财务专用章），或者提供加盖公章的介绍信，否则不予对账。

（4）对于对账手续和账目资料齐全的供应商，应及时对账并出具对账单。

3. 调整账务。

（1）对账后必须及时调整账目。如果对账形成的未达账项在对账单上长期挂账，以后再想调账还需要重新核实，否则会不知道如何进行账务处理；另外，不调整账目会影响医院应付账款的真实余额。

调整账目需要供应商提供复印件的，应要求供应商配合；对于金额较小的未达账项，可以简化处理，凭对账单和医院自制说明作为记账凭证附件进行账务处理。

（2）需要供应商调账的，采购医院还要督促、协助供应商及时调账。因为如果供应商不及时调账，也会影响其应收债权的真实余额。

4. 保管对账单。

（1）每年根据对账次序将对账单装订成册，供应商提供的对账资料作为对账单的附件与对账单一并装订保存，前面要加上对账清单目录（包括供应商所属地区、供应商名称、对账日期等信息）并注明对账单所属年度、装订会计姓名；装订成册的对账单应按照会计档案的保管规定进行管理。

（2）应付账款会计岗位发生变动时，其手头的对账单也要做好移交工作，在会计资料移交清单上应特别注明。

五、预收医疗款科目

（一）预收医疗款科目设置

医院应设置"预收医疗款"科目，用于核算医院从住院病人、门诊病人等预收的款项。医院应当按照住院病人、门诊病人等，对预收医疗款进行明细核算。本科目期末贷方余额，反映医院向住院病人、门诊病人等预收但尚未结算的款项。

（二）预收医疗款的账务处理

1. 收到住院病人、门诊病人预交金，按实际预收的金额，借记"银行存款"、"库存现金"等科目，贷记"预收医疗款"科目。

2. 与门诊病人结算医疗费时，如病人应付的医疗款金额大于其预交金额，按病人补付金额，借记"库存现金"、"银行存款"等科目，按病人预交金额，借记"预收医疗款"科目，按病人应付的医疗款金额，贷记"医疗收入"科目。

3. 住院病人办理出院手续，结算医疗费时，如病人应付的医疗款金额小于其预交金额，应按病人预交金额，借记"预收医疗款"科目，按病人应付的医疗款金额，贷记"应收在院病人医疗款"科目，按退还给病人的差额，贷记"库存现金"、"银行存款"等科目。

【例3-8】刘元到某医保定点医院住院治疗，预交医疗款20 000元，在住院治疗期间，发生的各项费用如下：

（1）化验费：500元；
（2）治疗费：6 000元；
（3）手术费：8 000元；
（4）西药费：600元；
（5）床位费：800元。

费用合计：15 900元，其中11 000元由医疗保险机构支付，其余4 900元由刘元自负。剩余款项15 100元在办理出院手续时退还给刘元。

医院应作如下会计处理：

（1）收到刘元预交款时：

借：库存现金　　　　　　　　　　　　　　　　　　　　　　　20 000
　　贷：预收医疗款——住院病人——刘元　　　　　　　　　　　　20 000

（2）发生各类医疗费用时：

借：应收在院病人医疗款——刘元　　　　　　　　　　　　　　　500
　　贷：医疗收入——住院收入——化验费　　　　　　　　　　　　　500
借：应收在院病人医疗款——刘元　　　　　　　　　　　　　　6 000
　　贷：医疗收入——住院收入——治疗费　　　　　　　　　　　　6 000
借：应收在院病人医疗款——刘元　　　　　　　　　　　　　　8 000
　　贷：医疗收入——住院收入——手术费　　　　　　　　　　　　8 000

借：应收在院病人医疗款——刘元　　　　　　　　　　　　600
　　　　贷：医疗收入——住院收入——药品收入——西药费　　　　600
　　借：应收在院病人医疗款——刘元　　　　　　　　　　　　800
　　　　贷：医疗收入——住院收入——床位费　　　　　　　　800
　(3) 办理出院手续，与刘元结算时：
　　借：预收医疗款——住院病人——刘元　　　　　　　　20 000
　　　　应收医疗款——医疗保险机构　　　　　　　　　　11 000
　　　　贷：应收在院病人医疗款——刘元　　　　　　　　15 900
　　　　　　库存现金　　　　　　　　　　　　　　　　　15 100
　(4) 收到医疗保险机构的款项时：
　　借：银行存款　　　　　　　　　　　　　　　　　　11 000
　　　　贷：应收医疗款——医疗保险机构　　　　　　　　11 000

六、应付职工薪酬科目

（一）应付职工薪酬科目设置

医院应设置"应付职工薪酬"科目，用于核算医院按有关规定应付给职工（包括离退休人员）的各种薪酬，包括工资、津补贴、奖金等。医院应当按国家有关规定设置明细科目，进行明细核算。本科目期末贷方余额，反映医院应付未付的职工薪酬。

（二）应付职工薪酬的账务处理

1. 计算分配应付的职工薪酬，借记"医疗业务成本"、"在加工物资"（专门从事物资自制人员发生）、"管理费用"等科目，贷记"应付职工薪酬"科目。

2. 从应付职工薪酬中代扣代缴的各种款项（如职工基本养老保险费、失业保险费、基本医疗保险费、住房公积金、个人所得税等），借记"应付职工薪酬"科目，贷记"应付社会保障费"、"应交税费"等科目。

3. 支付职工薪酬，借记"应付职工薪酬"科目，贷记"财政补助收入"、"零余额账户用款额度"、"银行存款"等科目。

【例3-9】2012年8月25日，某医院计算应发本月职工薪酬时，应发医务工作人员工资2 000 000元，药品研制人员工资800 000元，离退休人员工资500 000元，行政管理部门工作人员工资300 000元。该医院分别按照工资总额的10%、8%、2%、10%计提基本医疗保险费、基本养老保险费、失业保险费、住房公积金。代扣代缴个人所得税100 000元，职工薪酬全部由财政直接支付。

　(1) 计提职工薪酬时：
　　借：医疗业务成本——人员经费　　　　　　　　　2 000 000
　　　　在加工物资——××物资　　　　　　　　　　　800 000
　　　　管理费用——人员经费　　　　　　　　　　　　800 000
　　　　贷：应付职工薪酬　　　　　　　　　　　　　3 600 000

(2) 计提各类保险费和税费时：

借：应付职工薪酬　　　　　　　　　　　　　　　　　　1 180 000
　　　贷：应付社会保障费——基本医疗保险费　　　　　　　　360 000
　　　　　　　　　　　　——基本养老保险费　　　　　　　　288 000
　　　　　　　　　　　　——失业保险费　　　　　　　　　　 72 000
　　　　　　　　　　　　——住房公积金　　　　　　　　　　360 000
　　　　　应交税费——个人所得税　　　　　　　　　　　　　100 000

(3) 支付职工薪酬时：

借：应付职工薪酬　　　　　　　　　　　　　　　　　　2 420 000
　　　贷：零余额账户用款额度　　　　　　　　　　　　　　2 420 000

(4) 支付社会保障费和代扣代缴个人所得税时：

借：应付社会保障费——基本医疗保险费　　　　　　　　　　360 000
　　　　　　　　　——基本养老保险费　　　　　　　　　　288 000
　　　　　　　　　——失业保险费　　　　　　　　　　　　 72 000
　　　　　　　　　——住房公积金　　　　　　　　　　　　360 000
　　应交税费——个人所得税　　　　　　　　　　　　　　　100 000
　　　贷：零余额账户用款额度　　　　　　　　　　　　　1 180 000

七、应付福利费科目

应付福利费是指医院从费用中提取的、准备用于职工福利方面的资金。比如职工的医疗卫生费用、职工困难补助费，以及应付的医务、福利人员工资等。

（一）应付福利费科目设置

医院应设置"应付福利费"科目，用于核算医院按国家有关规定从成本费用中提取的职工福利费。本科目期末贷方余额，反映医院已提取但尚未支付的职工福利费金额。

（二）应付福利费的账务处理

1. 提取职工福利费时，按提取金额，借记"医疗业务成本"、"在加工物资"、"管理费用"等科目，贷记"应付福利费"科目。

2. 按规定的开支范围支付职工福利费时，借记"应付福利费"科目，贷记"库存现金"、"银行存款"等科目。

【例3-10】承接上例，如果该医院按照14%提取福利费，则计提福利费时应作如下会计处理：

借：医疗业务成本——人员经费　　　　　　　　　　　　　280 000
　　在加工物资——××物资　　　　　　　　　　　　　　112 000
　　管理费用——人员经费　　　　　　　　　　　　　　　112 000
　　　贷：应付福利费　　　　　　　　　　　　　　　　　504 000

八、应付社会保障费

（一）应付社会保障费科目设置

医院应设置"应付社会保障费"科目，用于核算医院按有关规定应付给社会保障机构的各种社会保障费，包括城镇职工基本养老保险费、失业保险费、基本医疗保险费、住房公积金等。本科目应按社会保障费类别设置明细账，进行明细核算。期末贷方余额，反映医院应付但尚未支付给社会保障机构的社会保障费。

（二）应付社会保障费的账务处理

1. 从应付职工薪酬中代扣代缴的社会保障费，借记"应付职工薪酬"科目，贷记"应付社会保障费"科目。

2. 计算确定应由医院为职工负担的社会保障费，借记"医疗业务成本"、"在加工物资"、"管理费用"等科目，贷记"应付社会保障费"科目。

3. 支付社会保障费，借记"应付社会保障费"科目，贷记"财政补助收入"、"零余额账户用款额度"、"银行存款"等科目。

【例3-11】2012年4月30日，医院从发放的医疗服务科室职工工资总额中（工资总额为100万元）计提由医院承担的职工基本医疗保险费、基本养老保险费、失业保险费、住房公积金，其计提比例分别为12%、20%、2%、10%，由财政授权支付。则医院的会计处理为：

借：医疗业务成本	440 000
贷：应付社会保障费——基本医疗保险费	120 000
——基本养老保险费	200 000
——失业保险费	20 000
——住房公积金	100 000

支付社会保障费时：

借：应付社会保障费——基本医疗保险费	120 000
——基本养老保险费	200 000
——失业保险费	20 000
——住房公积金	100 000
贷：零余额账户用款额度	440 000

九、应交税费

（一）应交税费科目设置

医院应设置"应交税费"科目，用于核算医院按照国家有关税法规定应当交纳或代扣代缴的各种税费，包括营业税、城市维护建设税、教育费附加、个人所得税、车船使用税、房产税等。医院应当按应交的税费种类设置明细账，进行明细核算。本科目期末贷方余额，反映医院尚未交纳的税费。

医院应交纳的印花税不需要预提应交税费，直接通过"管理费用"科目核算，不在本科目核算。

(二) 应交税费的账务处理

1. 发生营业税、城市维护建设税、教育费附加纳税义务的，按照税法规定计算的应交税费金额，借记"固定资产清理"（出售不动产应交的税费）、"其他支出"等科目，贷记"应交税费"科目。实际交纳时，借记"应交税费"科目，贷记"银行存款"等科目。

【例3-12】某医院将暂时不用的街边门诊场所出售，获得房产出售收入1 000 000元，应交营业税50 000元，城市维护建设税3 500元，教育费附加1 500元，则医院应作如下会计处理：

(1) 月末计提营业税及其附加时：

借：固定资产清理	55 000
贷：应交税费——营业税	50 000
——城市维护建设税	3 500
——教育费附加	1 500

(2) 下月初交税时：

借：应交税费——营业税	50 000
——城市维护建设税	3 500
——教育费附加	1 500
贷：银行存款	55 000

2. 发生代扣代缴个人所得税纳税义务的，按照税法规定计算应代扣代交的个人所得税，借记"应付职工薪酬"科目，贷记"应交税费"科目。实际交纳时，借记"应交税费"科目，贷记"银行存款"等科目。

【例3-13】2011年12月，医院计提该月的代扣代缴个人所得税200 000元，则医院在该月计提代扣代缴个人所得税和下月实际交纳个人所得税时的会计处理为：

(1) 月末计提代扣代缴的个人所得税时：

借：应付职工薪酬	200 000
贷：应交税费——个人所得税	200 000

(2) 下月初交纳个人所得税时：

借：应交税费——个人所得税	200 000
贷：银行存款	200 000

3. 按税法规定计算的应交房产税、车船使用税等，借记"管理费用"科目，贷记"应交税费"科目。实际交纳时，借记"应交税费"科目，贷记"银行存款"等科目。

【例3-14】根据税法相关规定，医院2011年10月份计算应交的房产税为50 000元，车船使用税为20 000元，则医院在计提应交房产税、车船使用税时与实际交纳税费时的会计处理为：

(1) 月末计提税费时：

借：管理费用	70 000

  贷：应交税费   70 000
（2）实际交纳税费时：
  借：应交税费   70 000
    贷：银行存款   70 000
  4. 发生其他纳税义务的，按照应交纳的税金，借记有关科目，贷记"应交税费"科目。实际交纳时，借记"应交税费"科目，贷记"银行存款"等科目。

十、其他应付款

（一）其他应付款科目设置

  医院应设置"其他应付款"科目，用于核算医院除应缴款项、应付票据、应付账款、预收医疗款、应付职工薪酬、应付福利费、应付社会保障费、应交税费以外的其他各项应付、暂收款项，如存入保证金等。医院应当按照应付、暂收款项的类别和单位或个人设置明细账，进行明细核算。本科目期末贷方余额，反映医院尚未支付的其他应付款项。

（二）其他应付款的账务处理

  1. 发生的各项应付、暂收款项，借记"银行存款"等科目，贷记"其他应付款"科目。

  【例 3-15】A 医院将其自有的医疗设备一台租给 B 医院使用，收到 B 医院交来的押金 100 000 元，则 A 医院的会计处理为：

  借：银行存款   100 000
    贷：其他应付款——A 医院   100 000

  2. 支付款项时，借记"其他应付款"科目，贷记"银行存款"等科目。

  【例 3-16】承接上例，租赁期结束时，B 医院将该医疗设备交回，A 医院在退还押金时，应作如下会计处理：

  借：其他应付款——A 医院   100 000
    贷：银行存款   100 000

  3. 确实无法支付或由其他单位承担的其他应付款，借记"其他应付款"科目，贷记"其他收入"科目。

  【例 3-17】承接上例，假设 B 医院将租赁使用的医疗设备丢失，无法把该设备退还给 A 医院，则 A 医院应作如下会计处理：

  借：其他应付款——A 医院   100 000
    贷：其他收入   100 000

十一、预提费用

  预提费用是指企业按规定预先提取但尚未实际支付的各项费用。

（一）预提费用科目设置

  医院应设置"预提费用"科目，用于核算医院预先提取的已经发生但尚未支付的费用，如预提的短期借款利息等。本科目应当按照预提费用种类设置明细账，进行明细核算。期末贷方余额，反映医院已预提但尚未支付的各项费用。

（二）预提费用的账务处理

1. 按规定预提短期借款利息等时，按照预提的金额，借记"管理费用"等科目，贷记"预提费用"科目。

【例3-18】医院2011年9月1日向银行借款1 000 000元，期限为三个月，年利率为6%，一次还本付息，则医院每月计提利息时应作如下会计处理：

借：管理费用　　　　　　　　　　　　　　　　　　　　　5 000
　　贷：预提费用——预提贷款利息　　　　　　　　　　　　　　5 000

2. 实际支付款项时，借记"预提费用"科目，贷记"银行存款"等科目。

【例3-19】承接上例，11月30日，医院向银行还款时，应作如下会计处理：

借：预提费用——预提贷款利息　　　　　　　　　　　　　　10 000
　　管理费用　　　　　　　　　　　　　　　　　　　　　　5 000
　　短期借款　　　　　　　　　　　　　　　　　　　　1 000 000
　　贷：银行存款　　　　　　　　　　　　　　　　　　　1 015 000

（三）待摊费用与预提费用的联系与区别

待摊费用是指医院已经支出，但应当由本期和以后各期分别负担的、分摊期在1年以内（含1年）的各项费用，如低值易耗品的摊销、预付财产保险费、预付经营租赁固定资产租金、预付报刊订阅费、待摊固定资产修理费用、购买印花税票、国债和一次缴纳税额较多且需要分月摊销的税金等。

待摊费用的特点是支付在前，受益、摊销在后。

预提费用是指医院从成本费用中预先列支但尚未实际支付的各项费用，如银行借款的利息费用、预提的固定资产修理费用、租金和保险费等。

预提费用的特点是受益、预提在前，支付在后。

1. 待摊费用与预提费用的联系。

（1）账户设置的目的相同。两者都属于跨期摊提类账户，此类账户的设置目的是按权责发生制原则，严格划分费用的受益期间，正确计算各个会计期间的成本和盈亏，换句话说就是"谁受益，谁负担费用"。

（2）账户的用途和结构相同。两者是用来核算和监督应由若干个会计期间共同负担的费用，并将这些费用摊配到各个会计期间的账户。借方登记费用的实际支出额或发生额，贷方登记应由各个会计期间负担的费用摊配数。在实际工作中，对于不经常发生的核算单位，两账户可以合二为一，设置一个"待摊和预提费用"账户，借以简化核算手续。"待摊和预提费用"账户的余额应列示待摊费用和预提费用的差额，即以期末待摊费用大于预提费用的差额列为借方余额，而期末预提费用大于待摊费用的差额列为贷方余额。此账户余额列示于资产负债表。

（3）两者均具有流动性。两者的受益期皆在2个月以上1年以下，所以都具有流动性，待摊费用为流动资产，预提费用为流动负债；在一定条件下，预提费用可以转化为待摊费用。

（4）明细账的设置相同。两者都是按费用种类设置明细账，进行明细分类的核算。

（5）审计人员对两者的审计目标相同。审查待摊费用和预提费用是否按权责发生制原则记入当期成本，有无人为调节利润的情况。因为在实际工作中，这两个科目常被医院作为调节生产经营结余的"蓄水池"，用以实现管理层特定目的。

2. 待摊费用与预提费用的区别。

（1）账户的性质不同。账户按经济内容分类中，待摊费用属于资产类账户。因为它是先支付后分摊，占用了医院的资金。该账户借方记录医院各项资产的增加额，贷方记录减少额，余额一般出现在借方，表示期末某一时点医院实际拥有的资产数额。预提费用属于负债类账户。因为它是预先提取，应支付而尚未支付的费用，成为医院的负债。该账户的贷方记录负债的增加额，借方记录减少额，余额一般出现在贷方，反映医院在期末某一时点所承担债务的实际数额。

（2）两种费用的发生和记录受益期的时间不一致。待摊费用是发生或支付在先，摊入受益期在后，即：按实际数支付，按平均数在以后受益期内分摊；预提费用是先将费用计入受益期，支付费用在后，即：按平均数在受益期预提，以后按实际数支付。

（3）填制会计报表的处理原则不同。待摊费用属于费用，发生后据实摊销，事先知道具体的分配标准及分配金额，实务中不会出现贷方余额，填制会计报表时不需要进行调整；而预提费用需要事前估算将要发生费用的摊销标准，事前并不知道具体的金额或标准，所以实务中经常出现多提或少提的现象，容易出现借方余额，此时，一般不需要进行账务处理，但在填制会计报表时，却应进行重分类调整，将其填入"待摊费用"科目，视同待摊费用处理。

十二、长期借款

（一）长期借款科目设置

医院应设置"长期借款"科目，本科目核算医院按规定向银行或其他金融机构借入的偿还期限在1年以上（不含1年）的各项借款及发生的相关利息。医院应当按贷款单位、具体贷款种类等进行明细核算。本科目期末贷方余额，反映医院尚未偿还的长期借款本息。

（二）长期借款的账务处理

1. 借入长期借款时，按照实际借入额，借记"银行存款"科目，贷记"长期借款"科目。

2. 为购建固定资产发生的专门借款利息，属于工程项目建设期间发生的，计入工程成本，借记"在建工程"科目，贷记"长期借款"科目；属于工程完工交付使用后发生的，计入管理费用，借记"管理费用"科目，贷记"长期借款"科目。

其他的长期借款利息应当计入管理费用，借记"管理费用"科目，贷记"长期借款"科目。

3. 归还长期借款本息时，借记"长期借款"科目，贷记"银行存款"科目。

【例3-20】医院于2012年1月1日从银行借入资金50 000 000元,借款期限为3年,年利率为5.4%(到期一次还本付息,不计复利),所借款项已存入银行。医院用该借款购买不需要安装的设备一台,价款48 000 000元,另支付运杂费及保险费1 000 000元,设备已于当日投入使用。

(1) 借入长期借款时:
借:银行存款　　　　　　　　　　　　　　　　　　　50 000 000
　　贷:长期借款　　　　　　　　　　　　　　　　　　50 000 000

(2) 购买设备时:
借:固定资产　　　　　　　　　　　　　　　　　　　49 000 000
　　贷:银行存款　　　　　　　　　　　　　　　　　　49 000 000

(3) 12月31日,计提2012年长期借款利息时:
借:管理费用　　　　　　　　　　　　　　　　　　　2 700 000
　　贷:长期借款　　　　　　　　　　　　　　　　　　2 700 000

(4) 长期借款到期时,医院归还借款时:
借:长期借款　　　　　　　　　　　　　　　　　　　58 100 000
　　贷:银行存款　　　　　　　　　　　　　　　　　　58 100 000

十三、长期应付款

(一) 长期应付款科目设置

医院应设置"长期应付款"科目,用于核算医院发生的偿还期限在1年以上(不含1年)的应付款项,如融资租入固定资产的租赁费等。还应当按照长期应付款的种类设置明细账,进行明细核算。本科目期末贷方余额,反映医院尚未支付的各种长期应付款。

(二) 长期应付款的账务处理

1. 发生长期应付款时,借记"固定资产"等科目,贷记"长期应付款"科目。
2. 支付长期应付款时,借记"长期应付款"科目,贷记"银行存款"科目。

【例3-21】医院于2012年1月1日向A医疗器械供应商融资租入医疗设备一台,价值500 000元,租赁期限为五年,则医院的会计处理为:

借:固定资产——医疗设备　　　　　　　　　　　　　500 000
　　贷:长期应付款——A医疗器械供应商　　　　　　　500 000

第四章 净资产核算

第一节 净资产概述

一、净资产的概念

净资产,是指医院资产减去负债后的余额。包括事业基金、专用基金、待冲基金、财政补助结转(余)、科教项目结转(余)和结余分配等。

医院的净资产公式表示为:净资产=资产-负债。

二、净资产的来源

净资产有以下几种来源:

(一)初始拨款

初始拨款,是指医院起初开办时国家财政的投入,它构成医院最初的净资产来源。

(二)国家基建拨款和专项经费拨款

国家基本建设拨款,是指按照国家有关规定,医院用属于基本建设范围内的基本建设预算拨款购建的固定资产。专项经费拨款,是指以财政预算拨款给医院的财政专项补助和上级主管部门或上级单位拨给医院的指定专项用途的专款,形成的净资产。

(三)收支结余

医院收支结余,是指医院在开展业务活动过程中,所取得的各项收入与支出相抵后的结余,提取职工福利基金后的余额形成的净资产。包括业务收支结余、财政补助结转(余)、科教项目结转(余)。

当期各类收支结余计算公式如下:

业务收支结余=医疗收支结余+其他收入-其他支出

其中:医疗收支结余=医疗收入+财政基本支出补助收入-医疗成本支出-管理费用

财政补助结转(余)/项目支出结转(余)=财政项目支出补助收入-财政项目补助支出

科教项目结转(余)=科教项目收入-科教项目支出

业务收支结余应于期末扣除按规定结转下年继续使用的财政基本支出结转（余）资金后，结转至结余分配，为正数的，可以按照国家有关规定提取专用基金，转入事业基金；为负数的，应由事业基金弥补，不得进行其他分配，事业基金不足以弥补的，转入未弥补亏损。实行收入上缴的地区要根据本地实际，制定具体的业务收支结余率、次均费用等控制指标。超过规定控制指标的部分应上缴财政，由同级财政部门会同主管部门统筹专项用于卫生事业发展和绩效考核奖励。

财政补助结转（余）、科教项目结转（余）结转下年继续使用。

国家另有规定的，从其规定。

医院应加强结余资金的管理，按照国家规定正确计算与分配结余。医院结余资金应按规定纳入单位预算，在编制年度预算和执行中需追加预算时，按照财政部门的规定安排使用。医院动用财政补助结转（余），应严格执行财政部门有关规定和报批程序。

（四）专用基金

专用基金，是指医院按照规定提取或设置的有专项用途的资金，形成的净资产。

（五）接受有关单位、团体或个人的捐赠

接受有关单位、团体或个人的捐赠，是指医院在开展业务活动过程中，接受其他单位、社会团体或个人捐赠的货币、实物等。这些捐赠构成净资产的组成部分。

（六）其他来源

其他来源是指以上各项包括不了的来源，如融资租入的固定资产等。

三、净资产的内容

医院的净资产的分类标准不同，所包含的内容也不同。

（一）净资产按资产提供者是否限定用途分类

净资产按资产提供者是否有限定用途分类，分为永久限定用途的留本基金、暂时限定用途的专用基金和未限定用途的一般基金。

永久限定用途基金，是指资产提供者在提供资产时就限定了此项资产在一个相当长的年度内的用途，医院只能用其增值部分，而不能用本金。医院在收到永久限定用途基金时，应增加报告期的资产和基金。

暂时限定用途基金，是指资产提供者在提供资产时，附加了此项基金的使用限制条件，但这种基金的限制条件会随时间的消逝而失效，或因医院的业务活动满足了资产提供者的限制条件而解除限制。

限制条件有用途限制和时间限制两种。用途限制是资产提供者在提供资产时，明确规定此项基金能用在哪些方面，不能用在哪些方面。如果限制是暂时的，即为暂时限定基金。时间限制是在某一期间内限制，其他期间没有限制。不论是用途限制，还是时间限制，都是暂时的，一旦满足了资产提供者所规定条件，限制就消失了。

未限定用途基金，是指没有任何限定条件的基金。它包括：一是资产提供者在提供资产时，没有附加任何限制条件，医院可以自行支配；二是资产提供者所提供的基金其限定条件随时间消逝或条件满足而失效的暂时限定用途基金，就成为未限定用途的基金，而由医院自行支配；三是由结余形成的基金。

（二）净资产按经济内容分类

净资产按其经济内容分类，分为基金和收支结余两部分。

基金是资产提供者实际投入医院和医院滚存结余的各种资产，多体现为国家对医院的资产所有权。基金按投入的形式划分，可分为货币投入和实物投入。

收支结余，是医院在开展业务活动过程中收入与支出相抵后的余额。收支结余只存在于医院业务活动过程中，年末，应按规定分配，一部分结余转为限定用途的专用基金，剩余余额转为未限定用途的事业基金。收支结余通过结余分配后，它也就不存在了，如果是亏损，则为待分配结余。

净资产的具体内容如表4-1所示。

表4-1　　　　　　　　净资产类会计科目名称和编号

序 号	编 号	名 称
37	3001	事业基金
38	3101	专用基金
39	3201	待冲基金
	320101	待冲财政基金
	320102	待冲科教项目基金
40	3301	财政补助结转（余）
41	3302	科教项目结转（余）
42	3401	本期结余
43	3501	结余分配

第二节　净资产类会计科目的运用

一、事业基金

事业基金，即医院按规定用于事业发展的净资产。包括结余分配转入资金（不包括财政基本支出补助结转）、非财政专项资金结余解除限制后转入的资金等。

事业基金可按规定用于弥补亏损，用于弥补亏损的最高限额为事业基金扣除医院非财政补助资金和科教项目资金形成的固定资产、无形资产等资产净值。

医院应加强对事业基金的管理，统筹安排，合理使用。对于事业基金滚存较多的医院，在编制年度预算时应安排一定数量的事业基金。

（一）事业基金科目设置

医院应设置"事业基金"科目，用于核算医院拥有的非限定用途的净资产，主要包括滚存的结余资金和科教项目结余解除限定后转入的金额等。本科目期末贷方余额,反映医院非限定用途净资产的金额。

医院发生需要调整以前年度结余的事项,凡国家另有规定的,从其规定;没有规定的,应通过本科目进行核算,并在会计报表附注中予以说明。

新的《医院会计制度》取消了对"一般基金"和"投资基金"的划分。

(二)事业基金的账务处理

1. 按规定将科教项目结项后的结余资金转入事业基金时,借记"科教项目结转(余)"科目,贷记"事业基金"科目。

【例4-1】2012年1月1日,某医院主管财政部门拨来2012年教育资金300 000元,用于医院相关科教支出。假设该医院2012年教学相关支出金额为250 000元。当年12月10日,一项科研课题结项通过,报销完所有有关课题支出后剩余课题经费为30 000元。则相关会计处理如下:

(1) 支付结题费用

借:科教项目支出——课题结项支出   20 000
　　贷:库存现金   20 000

(2) 结算科教项目资金结余情况

借:科教项目支出——科教项目   30 000 (300 000 - 250 000 - 20 000)
　　贷:科教项目结转(余)——科教项目结余   30 000

(3) 2012年12月31日,按规定将科教项目结项后的结余资金转入事业基金

借:科教项目结转(余)——科教项目结余   30 000
　　贷:事业基金   30 000

2. 年末,将当年未分配结余转入事业基金时,借记"结余分配——转入事业基金"科目,贷记"事业基金"科目。

【例4-2】某医院2012年底结账时,转入未分配的结余分配的金额为500 000元,提取职工福利基金后,将剩余的450 000元转入事业基金,则该项会计处理为:

(1) 将未分配的本期结余500 000元转入结余分配

借:本期结余   500 000
　　贷:结余分配——未分配结余   500 000

(2) 提取职工福利基金

借:结余分配——提取职工福利基金   50 000
　　贷:专用基金——职工福利基金   50 000

(3) 将本期未分配的结余资金转入事业基金

借:结余分配——转入事业基金   450 000
　　贷:事业基金   450 000

3. 年末,用事业基金弥补亏损时,借记"事业基金"科目,贷记"结余分配——事业基金弥补亏损"科目。

【例4-3】某医院2012年亏损200 000元,经批准同意后,用事业基金弥补,则会

计处理为：

借：事业基金　　　　　　　　　　　　　　　　　　　　　　200 000
　　贷：结余分配——事业基金弥补亏损　　　　　　　　　　　　200 000

二、专用基金

专用基金，即医院按照规定设置、提取具有专门用途的净资产。主要包括职工福利基金、医疗风险基金等。

职工福利基金是指按业务收支结余（不包括财政基本支出补助结转）的一定比例提取、专门用于职工集体福利设施、集体福利待遇的资金。

医疗风险基金是指从医疗支出中计提、专门用于支付医院购买医疗风险保险发生的支出或实际发生的医疗事故赔偿的资金。医院累计提取的医疗风险基金比例不应超过当年医疗收入的1‰—3‰[①]。具体比例可由各省（自治区、直辖市）财政部门会同主管部门（或举办单位）根据当地实际情况制定。

医院应加强对职工福利基金和医疗风险基金的管理，统筹安排，合理使用。对于职工福利基金和医疗风险基金滚存较多的医院，可以适当降低提取比例或者暂停提取。

其他专用基金是指按照有关规定提取、设置的其他专用资金。

各项基金的提取比例和管理办法，国家有统一规定的，按照统一规定执行；没有统一规定的，由省（自治区、直辖市）主管部门（或举办单位）会同同级财政部门确定。

专用基金要专款专用，不得擅自改变用途。

（一）专用基金科目设置

医院应设置"专用基金"科目，用于核算医院按规定设置、提取的具有专门用途的净资产，如职工福利基金、医疗风险基金等。本科目应按照基金类别设置明细账，进行明细核算。期末贷方余额，反映医院按规定设置、提取的具有专门用途净资产的金额。

需注意的是，新的《医院会计制度》取消了"修购基金"等的科目设置。

（二）专用基金的账务处理

1. 按照有关规定提取职工福利基金时，借记"结余分配——提取职工福利基金"科目，贷记"专用基金"科目（职工福利基金）。

【例4-4】某医院2012年年底转入结余分配的金额为400 000元，提取职工福利基金为40 000元。则该项会计处理为：

借：结余分配——提取职工福利基金　　　　　　　　　　　　40 000
　　贷：专用基金——职工福利基金　　　　　　　　　　　　　40 000

2. 按照有关规定提取医疗风险基金时，借记"医疗业务成本"科目，贷记"专用

---

① 医疗风险基金是医改制度为妥善解决医疗风险问题，专门用于支付医疗卫生机构购买医疗风险保险或实际发生的医疗事故赔偿而设立的专项的基金。新《医院财务制度》规定，医院累计提取的医疗风险基金比例不应超过当年医疗收入的1‰—3‰。原制度没有要求计提医疗风险基金。

基金"科目（医疗风险基金）。

【例 4-5】 某医院 2012 年医疗收入为 25 000 000 元，根据相关规定，需按照医疗收入总额的 2‰提取医疗风险基金。则 2012 年末，计提医疗风险基金时，应作如下会计分录：

借：医疗业务成本——提取医疗风险基金　　　　　　　　　　50 000
　　贷：专用基金——医疗风险基金　　　　　　　　　　　　　　　50 000

3. 按规定使用专用基金时，借记"专用基金"科目，贷记"银行存款"等科目。所提取的医疗风险基金不足支付时，按照超出部分的金额，借记"医疗业务成本"科目，贷记"银行存款"等科目。

【例 4-6】 某医院 2012 年 5 月份动用职工福利基金发放职工福利 50 000 元，当月发生一起医疗事故，支付赔偿金 200 000 元，当时医疗风险基金余额为 160 000 元。医院的会计处理为：

借：专用基金——职工福利基金　　　　　　　　　　　　　　50 000
　　　　　　——医疗风险基金　　　　　　　　　　　　　　160 000
　　医疗业务成本——其他费用——医疗事故赔偿支出　　　　40 000
　　贷：银行存款　　　　　　　　　　　　　　　　　　　　　　250 000

三、待冲基金

待冲基金，即财政补助收入和科教项目收入形成的资本性支出净值。

（一）待冲基金科目设置

医院应设置"待冲基金"科目，用于核算医院使用财政补助、科教项目收入购建固定资产、无形资产或购买药品、卫生材料等物资所形成的，留待计提资产折旧、摊销或领用发出库存物资时予以冲减的基金。

本科目应设置"待冲财政基金"和"待冲科教项目基金"两个明细科目，进行明细核算。其中，"待冲财政基金"明细科目核算使用财政补助购建固定资产、无形资产或购买药品、卫生材料等物资所形成的，留待计提资产折旧、摊销或领用发出库存物资时予以冲减的基金；"待冲科教项目基金"明细科目核算使用科教项目收入购入固定资产、无形资产或购买药品、卫生材料等物资所形成的，留待计提资产折旧、摊销或领用发出库存物资时予以冲减的基金。

本科目期末贷方余额，反映医院尚未冲减完毕的待冲基金数额。

（二）待冲基金计量

待冲基金应当在使用财政补助、科教项目收入购建固定资产、无形资产或购买药品、卫生材料等物资发生支出时予以确认，并在相关固定资产、无形资产按期计提折旧、摊销或领用发出库存物资时予以冲减。领用发出库存物资一并冲减的待冲基金金额为发出库存物资所对应的待冲基金金额。随相关固定资产、无形资产各期计提折旧、摊销一并冲减的待冲基金金额按照以下公式计算确定：

相关资产计提折旧、摊销时应冲减的待冲基金金额 = 相关资产应计提的折旧、摊销

额×相关资产入账成本中财政补助资金或科教项目资金所占的比例

相关固定资产、无形资产在提足折旧、摊销前处置、盘亏的,以及相关库存物资在领用发出前发生盘亏、变质、毁损的,应当在将该资产予以冲销的同时,将该资产所对应的尚未冲减完毕的待冲基金一并冲销。

(三)待冲基金的账务处理

1. 使用财政补助资金为购建固定资产、无形资产或购买药品、卫生材料等库存物资发生支出时,按照实际支出金额,借记"财政项目补助支出"等科目,贷记"财政补助收入"、"零余额账户用款额度"、"银行存款"等科目;同时,借记"在建工程"、"固定资产"、"无形资产"、"库存物资"等科目,贷记"待冲基金——待冲财政基金"科目。

【例4-7】2012年10月9日,某医院采购中草药一批,价值为100 000元,使用财政专项资金支付(财政授权支付方式)。医院于10月13日收到财政零余额账户代理银行转来的到账通知书,医院应根据相应凭证作如下会计处理:

借:财政项目补助支出　　　　　　　　　　　　　　　　100 000
　　贷:零余额账户用款额度　　　　　　　　　　　　　　100 000
借:库存物资——药品——药房——中草药　　　　　　100 000
　　贷:待冲基金——待冲财政基金　　　　　　　　　　100 000

2. 使用科教项目资金为购入固定资产、无形资产或购买药品、卫生材料等库存物资发生支出时,按照实际支出金额,借记"科教项目支出"科目,贷记"银行存款"等科目;同时,借记"固定资产"、"无形资产"、"库存物资"等科目,贷记"待冲基金——待冲科教项目基金"科目。

【例4-8】某医院2012年3月1日购入科研用非专利技术,价款合计300 000元,相关会计处理如下:

借:科教项目支出　　　　　　　　　　　　　　　　　　300 000
　　贷:银行存款　　　　　　　　　　　　　　　　　　　300 000
借:无形资产——非专利技术　　　　　　　　　　　　　300 000
　　贷:待冲基金——待冲科教项目基金　　　　　　　　300 000

3. 财政补助、科教项目资金形成的固定资产、无形资产计提折旧、摊销时,按照财政补助、科教项目资金形成的金额部分,借记"待冲基金"科目,按照应提折旧、摊销额中的其余金额部分,借记"医疗业务成本"、"管理费用"等科目,按照应计提的折旧、摊销额,贷记"累计折旧"、"累计摊销"科目。

【例4-9】2012年4月份,某医院医疗设备计提折旧金额为600 000元,该医疗设备中,有70%是使用财政专项资金购买的,则相关会计处理为:

冲销待冲基金的金额 = 600 000 × 70% = 420 000元

借:待冲基金——待冲财政基金　　　　　　　　　　　420 000
　　医疗业务成本——固定资产折旧费　　　　　　　　180 000
　　贷:累计折旧　　　　　　　　　　　　　　　　　　600 000

4. 领用、发出财政补助、科教项目资金形成的库存物资时，按发出物资所对应的待冲基金金额，借记"待冲基金"科目，贷记"库存物资"科目。

【例4-10】某医院领用用财政补助资金购买的中草药一批，该药品的账面价值为200 000元，则医院的会计处理为：

  借：待冲基金——待冲财政基金   200 000
    贷：库存物资——药品——药库——中草药   200 000

5. 处置、盘亏财政补助、科教项目资金形成的固定资产、无形资产，以及财政补助、科教项目资金形成的库存物资发生盘亏、变质、毁损的，应当在进行相关账务处理的同时，按该项资产对应的尚未冲减完毕的待冲基金数额，借记"待冲基金"科目，贷记"固定资产"、"无形资产"、"库存物资"等科目。

【例4-11】2012年12月底，某医院对库存的中草药进行盘查，发现有一批已经腐烂变质，不能再继续使用，该批中草药原值为80 000元，是使用专项财政资金购买的。则相关会计处理为：

  借：待冲基金——待冲财政基金   80 000
    贷：库存物资——药品——库房——中草药   80 000

四、财政补助结转（余）

财政补助结转（余），即医院历年滚存的有限定用途的财政补助结转（余）资金，包括从业务收支结余转入的基本支出结转以及项目支出结转（余）。

（一）财政补助结转（余）科目设置

医院应设置"财政补助结转（余）"科目，用于核算医院历年滚存的财政补助结转和结余资金。

本科目应当设置"财政补助结转"、"财政补助结余"两个一级明细科目。

1. 财政补助结转明细科目。

"财政补助结转"一级明细科目下应设置"基本支出结转"、"项目支出结转"两个二级明细科目。

"基本支出结转"二级明细科目下应按照《政府收支分类科目》中"支出功能分类科目"的相关科目进行明细核算。

"项目支出结转"二级明细科目下应按照《政府收支分类科目》中"支出功能分类科目"的"医疗卫生"、"科学技术"、"教育"等相关科目以及具体项目进行明细核算。

2. 财政补助结余明细科目。

"财政补助结余"一级明细科目下应当按照《政府收支分类科目》中"支出功能分类科目"的相关科目进行明细核算。详见表4-2。

表4-2 科目设置明细表

一级明细	二级明细	三级明细
财政补助结转	基本支出结转	按照《政府收支分类科目》中"支出功能分类科目"的相关科目设置
	项目支出结转	按照《政府收支分类科目》中"支出功能分类科目"的"医疗卫生"、"科学技术"、"教育"等相关科目以及具体项目设置
财政补助结余	按照《政府收支分类科目》中"支出功能分类科目"的相关科目设置	

本科目期末贷方余额，反映医院财政补助结转和结余资金数额。

（二）财政补助结转（余）的账务处理

1. 期末，将本期财政项目补助收入结转入财政补助结转（余）时，借记"财政补助收入——项目支出"科目，贷记"财政补助结转——项目支出结转"科目；将本期财政项目补助支出结转入财政补助结转（余）时，借记"财政补助结转——项目支出结转"科目，贷记"财政项目补助支出"科目。

【例4-12】2012年12月31日，某医院财政项目A补助收入账户贷方余额为300 000元，财政项目A补助支出借方余额为280 000元，则医院将本期财政项目A补助收入结转时，应作如下会计处理：

借：财政补助收入——A项目支出　　　　　　　　　　　　300 000
　　贷：财政补助结转（余）——财政补助结转——A项目支出结转　300 000
借：财政补助结转（余）——财政补助结转——A项目支出结转　280 000
　　贷：财政项目补助支出——A项目支出　　　　　　　　　　280 000

2. 年末，将本年财政基本补助结转转入财政补助结转（余）时，按"财政补助收入——基本支出"明细科目本年发生额减去"医疗业务成本"、"管理费用"科目下"财政基本补助支出"备查簿中登记的本年发生额合计后的金额，借记"本期结余"科目，贷记"财政补助结转——基本支出结转"科目。

【例4-13】2012年12月31日，某医院财政基本补助收入账户贷方余额为500 000元，备查账户中医疗业务成本科目下财政基本补助支出余额为280 000元，管理费用科目下财政基本补助支出余额为170 000元，则医院应作如下会计处理：

财政基本补助结转金额=500 000-280 000-170 000=50 000元。由于医院本期结余中，包含了财政基本补助结余，为单独反映财政补助结余情况，有必要将财政补助结余从本期结余中分解出来，因此：

借：本期结余　　　　　　　　　　　　　　　　　　　　50 000
　　贷：财政补助结转（余）——财政补助结余——基本支出结转　50 000

3. 年末，完成上述（1）、（2）结转后，应当对本科目下"财政补助结转——项目支出结转"明细科目下所属各明细项目的执行情况进行分析，按照有关规定将符合财政补助结余资金性质的对应项目的贷方余额转入本科目下"财政补助结余"明细科目。按照各项目结转金额，借记"财政补助结转——项目支出结转——××项目"科目，贷记"财政补助结余"科目。

【例4-14】承接【例4-12】该医院将财政项目补助收支结转后，"财政补助结转——项目支出结转"明细科目贷方余额20 000元，该A项目已经结项，项目资金结转以后年度用于B项目，则相应的会计处理为：

借：财政补助结转（余）——财政补助结转——项目支出结转——A项目
　　　　　　　　　　　　　　　　　　　　　　　　　　　　　　　20 000
　贷：财政补助结转（余）——财政补助结转——B项目　　　　　20 000

若该A项目已经结项，项目资金解除限定，则相应的会计处理为①：

借：财政补助结转（余）——财政补助结转——项目支出结转——A项目
　　　　　　　　　　　　　　　　　　　　　　　　　　　　　　　20 000
　贷：财政补助结余　　　　　　　　　　　　　　　　　　　　　20 000

4. 按规定向主管部门等上缴财政补助结转和结余资金、注销财政补助结转和结余额度等时，按实际上缴资金数额或注销的资金额度数额，借记"财政补助结转（余）"科目，贷记"财政应返还额度"、"零余额账户用款额度"、"银行存款"等科目。

【例4-15】承接【例4-13】，2012年12月31日，医院财政补助结转的基本支出结转资金余额为50 000元，根据有关规定，该结余资金应该上缴上级主管部门，假设该医院是财政授权支付模式，则在上缴该结余资金时，医院应作如下会计处理：

借：财政补助结转（余）——财政补助结余——基本支出结余　　50 000
　贷：零余额账户用款额度　　　　　　　　　　　　　　　　　50 000

五、科教项目结转（余）

（一）科教项目结转（余）科目设置

医院应设置"科教项目结转（余）"科目，用于核算医院尚未结项的非财政资助科研、教学项目累计所取得收入减去累计发生支出后的，留待下期按原用途继续使用的结转资金，以及医院已经结项但尚未解除限定的非财政科教项目结余资金。

这里的"项目"，指医院从财政部门以外的部门或单位取得的、具有指定用途、项目完成后需要报送项目资金支出决算和使用效果书面报告的资金所对应的项目。

这里的"累计发生支出"，指使用非财政科研、教学项目收入累计所发生的支出。

---

① 戴琼：《事业单位财政拨款结转和结余资金会计核算应用》，中国会计报2010年5月14日第16版、2010年5月21日第16版。

本科目应设置"科研项目结转（余）"、"教学项目结转（余）"两个明细科目，并按具体项目进行明细核算。

本科目期末贷方余额，反映医院留待下期按原用途继续使用的非财政科研、教学项目结转资金数额以及尚未解除限定的非财政科研、教学项目结余资金数额。

（二）科教项目结转（余）的账务处理

1. 期末，结转本期科教项目收入，借记"科教项目收入"科目，贷记"科教项目结转（余）"科目。

2. 期末，结转本期科教项目支出，借记"科教项目结转（余）"科目，贷记"科教项目支出"科目。

3. 科教项目结项后如有结余资金并解除限定可以转入事业基金的，按照结转金额，借记"科教项目结转（余）"科目，贷记"事业基金"科目。

【例4-16】某医院2012年6月份发生如下业务：

（1）6月7日，收到上级主管单位拨来的本学期教育经费300 000元用于教学；6月30日，本月教学结束时，支出总额为180 000元，结余的120 000元根据上级主管单位的规定可以转入事业基金；

（2）6月20日，科研项目经费支出100 000元；

医院应进行如下会计处理：

（1）相关会计分录为：

①6月7日，收到上级主管单位拨来的本学期教育经费时：

借：银行存款　　　　　　　　　　　　　　　　　　　　300 000
　　贷：科教项目收入——教学项目收入　　　　　　　　　　　300 000

②用银行存款支付科教项目支出：

借：科教项目支出　　　　　　　　　　　　　　　　　　180 000
　　贷：银行存款　　　　　　　　　　　　　　　　　　　　180 000

③结转科技项目收入和科教项目支出：

借：科教项目结转（余）——教学项目结余　　　　　　　180 000
　　贷：科教项目支出　　　　　　　　　　　　　　　　　　180 000

借：科教项目收入——教学项目收入　　　　　　　　　　300 000
　　贷：科教项目结转（余）——教学项目结余　　　　　　　300 000

④6月30日，转入事业基金时：

借：科教项目结转（余）——教学项目结余　　　　　　　120 000
　　贷：事业基金　　　　　　　　　　　　　　　　　　　　120 000

（2）相关会计分录为：

①6月20日，发生科研项目经费支出时：

借：科教项目支出——科研项目支出　　　　　　　　　　100 000
　　贷：银行存款　　　　　　　　　　　　　　　　　　　　100 000

②月末结转时：

借：科教项目结转（余）——科研项目结转（余）　　　　100 000
　　贷：科教项目支出——科研项目支出　　　　　　　　　　　　　100 000

六、本期结余

（一）本期结余科目设置

医院应设置"本期结余"科目，用于核算医院本期除财政项目补助收支、科教项目收支以外的各项收入减去各项费用后的结余。

本科目期末如为贷方余额，反映医院自年初至报告期末累计实现的业务结余；如为借方余额，反映医院自年初至报告期末累计发生的业务亏损。年末结转后，本科目应无余额。

期末，本期结余需结转的收入类与费用类项目有：

收入类：医疗收入、财政补助收入（不包项目支出）和其他收入等；

费用类：医疗业务成本、财政补助支出（不包项目支出）、管理费用和其他费用等。

（二）本期结余的账务处理

1. 期末，应将除财政项目补助收支、科教项目收支以外的其他各收入、费用类科目的本期发生额结转入本期结余。按照应结转的各收入类科目的本期发生额，借记"医疗收入"、"财政补助收入——基本支出"、"其他收入"科目，贷记"本期结余"科目；同时，按照应结转的各费用类科目的本期发生额，借记"本期结余"科目，贷记"医疗业务成本"、"管理费用"、"其他支出"科目。

2. 年末，经过上述（1）结转后，首先，应将本年财政基本补助结转转入财政补助结转（余），按"财政补助收入——基本支出"明细科目本年发生额减去"医疗业务成本"、"管理费用"科目下"财政基本补助支出"备查簿中登记的本年发生额合计后的金额，借记"本期结余"科目，贷记"财政补助结转（余）——财政补助结转（基本支出结转）"科目。

其次，将扣除财政基本补助结转后本年实现的业务结余（或发生的业务亏损）结转入结余分配。如扣除财政基本补助结转后本科目为贷方余额（即为本年实现的业务结余），借记"本期结余"科目，贷记"结余分配"科目；如扣除财政基本补助结转后本科目为借方余额（即为本年发生的业务亏损），借记"结余分配"科目，贷记"本期结余"科目。

【例4-17】2012年12月31日，某医院相关账户余额如下：

（1）医疗收入贷方余额：40 000 000元；

（2）财政基本补助收入贷方余额：14 000 000元；

（3）其他业务收入贷方余额：500 000元；

（4）医疗业务成本借方余额：25 000 000元，其中财政基本补助支出10 000 000元；

（5）管理费用借方余额：5 000 000元，其中财政基本补助支出1 000 000元；

（6）其他支出：1 500 000元；

根据相关业务结转各项目如下：

（1）结转收入：

借：医疗收入	40 000 000
财政补助收入——基本支出	14 000 000
其他收入	500 000
贷：本期结余	54 500 000

（2）结转成本：

借：本期结余	31 500 000
贷：医疗业务成本	25 000 000
管理费用	5 000 000
其他支出	1 500 000

（3）结转财政基本补助：

结转金额 = 14 000 000 − 10 000 000 − 1 000 000 = 3 000 000元；

借：本期结余	3 000 000
贷：财政补助结转（余）——财政补助结转——基本支出结转	3 000 000

（4）结转本期结余：

借：本期结余	20 000 000
贷：结余分配	20 000 000

（三）本期结余核算应注意的问题

在进行本期结余核算前需做好以下3个方面的工作：

1. 清理、核对年度预算收支和各项缴拨款项。对财政部门和上级单位之间的全年预算数以及应上缴、拨补的款项等，都应按规定逐笔进行清理结算，保证上下级之间的年度预算数、领拨经费数和上缴、下拨数一致。

2. 清理往来款项。按照规定应当转作各项收入或各项支出的往来款项不能挂在往来款上，凡属本年的各项收支都应及时入账，列入当年收支。

3. 分别计算和分析各项结余，为加强财务管理，提高管理绩效服务。

（1）财政项目补助收支、科教项目收支不通过本期结余科目核算。

（2）财政基本补助结转（余）。财政基本补助结转（余）为财政基本补助收入抵减基本补助支出后的余额，期末应当从本期结余中剥离并单独反映，不直接转入结余分配。

（3）新制度下弱化了药品收支的核算与监督，将其并入医疗收入和医疗业务成本，无需单独反映药品结余和医疗结余。

（4）其他结余。是医院在一定期间其他收入和其他支出相抵后的余额。通过分析结余的构成，可以充分反映医院的医疗服务能力和服务水平。

七、结余分配

(一) 结余分配科目设置

医院应设置"结余分配"科目,用于核算医院当年提取职工福利基金、未分配结余结转事业基金、用事业基金弥补亏损等的情况和结果。本科目应设置"事业基金弥补亏损"、"提取职工福利基金"、"转入事业基金"等明细科目,进行明细核算。

年末将未分配结余转入事业基金后,本科目一般应无余额。本科目年末有借方余额的,表示医院累计未弥补的亏损。

(二) 结余分配的账务处理

1. 年末,将本年扣除财政基本补助结转后实现的业务结余结转入结余分配时,借记"本期结余"科目,贷记"结余分配"科目;将本年扣除财政基本补助结转后发生的业务亏损结转入结余分配时,借记"结余分配"科目,贷记"本期结余"科目。

2. 经过上述结转后,本科目为贷方余额的,可以按国家有关规定提取职工福利基金,剩余部分转入事业基金。提取职工福利基金时,借记"结余分配"科目(提取职工福利基金),贷记"专用基金"科目;将提取职工福利基金后本科目的贷方余额转入事业基金时,借记"结余分配"科目(转入事业基金),贷记"事业基金"科目。

【例4-18】 承上例,假设将2012年收支结余的8%提取职工福利基金,提取后的金额转入事业基金。则相关会计处理为:

(1) 提取职工福利基金:

借:结余分配   1 600 000
  贷:专用基金——职工福利基金   1 600 000

(2) 将提取的职工福利基金转入事业基金:

借:结余分配——转入事业基金   18 400 000
  贷:事业基金   18 400 000

(3) 经过上述(1)结转后,本科目为借方余额的,应由事业基金弥补,不得进行其他分配;事业基金不足以弥补的,为累计未弥补亏损。以事业基金弥补亏损时,借记"事业基金"科目,贷记"结余分配"科目(事业基金弥补亏损)。

【例4-19】 某医院2012年度亏损5 000 000元,经批准用事业基金弥补亏损,假设事业基金余额大于该年度亏损额,则会计处理为:

借:事业基金   5 000 000
  贷:结余分配——事业基金弥补亏损   5 000 000

(三) 结余分配流程

医院业务收支结余应按《医院财务制度》规定,根据规定的分配比例,分配为职工福利基金和事业基金。结余分配程序如图4-1所示。

医院作为国家实行一定福利政策的公益事业单位,是非盈利组织。但非盈利并不等于没有盈利,特别是在目前,我国社会主义市场经济已经建立,随着医院发展和医院业

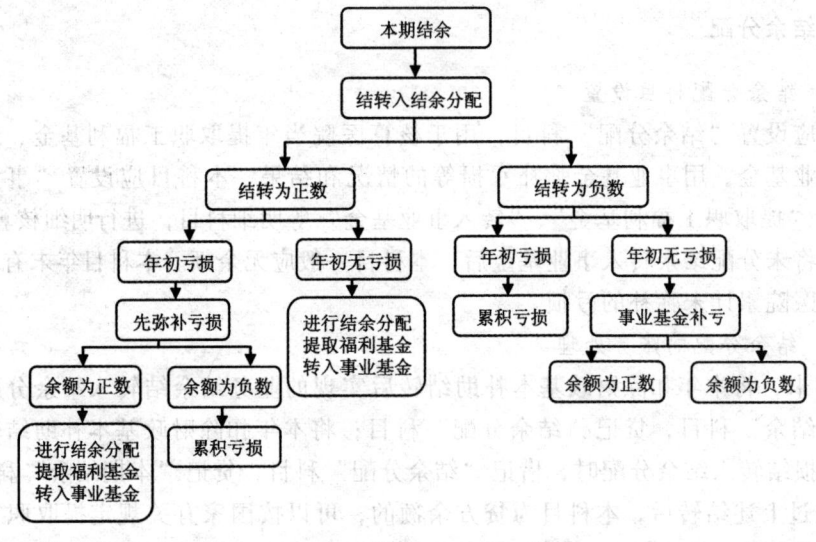

图 4-1 结余分配程序

务的扩大，在财政补助相对不足的情况下，医院在保证社会效益的前提下，越来越注意医院的经济效益。因此，医院更应该加强对结余的管理、核算和控制，以真实、准确地计算和反映医院业务收支结余亏损的形成，向决策者提供信息，及时发现开展业务过程中存在的问题和管理上的薄弱环节，促进医院加强经济核算，提高管理水平。

第五章 收入的核算

第一节 收入概述

收入,是指医院在开展医疗服务及其他活动中,依法通过各种形式、各个渠道取得的非偿还性资金。包括:医疗收入、财政补助收入、科教项目收入和其他收入。

一、收入的基本特征

(一) 有一定的自主性

自主性,是指医院的收入除财政或科教项目的拨款外,还有医院自己组织的收入。这些收入除国家明文规定者外,医院在遵守国家法律、法规的前提下,可以自主使用。

(二) 部分收入具有专用性

部分收入具有专用性,是指医院的收入中,有规定用途的资金,如财政项目支出补助收入。

(三) 收入的分散性

分散性,是指医院类型复杂,收入项目繁多,收入渗透领域广泛、渠道多而分散。收入的分散性,既有利于医院在政策、法规的范围内组织收入补偿支出,又需加强宏观控制和管理。

二、收入的分类

收入按其来源分类,有财政补助收入、科教项目收入、医疗收入、其他收入。具体名称和编号见表 5-1。

财政补助收入是指财政部门代表国家按预算拨给医院的业务补助经费。

科教项目收入是指医院取得的除财政补助收入外专门用于科研、教学项目的补助收入。

医疗收入是指医院在开展医疗服务业务活动过程中,取得的收入。

其他收入是指医院取得除上述收入以外的其他收入,如对外投资收益、利息收入、培训收入、救护车收入、转让无形资产收入、固定资产出租收入、接收非限定用途的捐赠及其他有关收入等。

表 5-1　　　　　　　　收入类会计科目名称和编号

序号	编号	名称
44	4001	医疗收入
	400101	门诊收入
	400102	住院收入
45	4101	财政补助收入
	410101	基本支出
	410102	项目支出
46	4201	科教项目收入
47	4301	其他收入

三、收入的确认原则

一般而言，收入的确认，应满足以下基本条件：

1. 预期经济利益很可能流入医院，从而引起医院资产的增加或负债的减少；
2. 流入医院的经济利益能够可靠地计量。

第二节　收入类会计科目的运用

一、医疗收入

医疗收入，即医院开展医疗服务活动取得的收入，包括门诊收入和住院收入。

门诊收入是指为门诊病人提供医疗服务所取得的收入，包括挂号收入、诊察收入、检查收入、化验收入、治疗收入、手术收入、卫生材料收入、药品收入、药事服务费收入、其他门诊收入等。

住院收入是指为住院病人提供医疗服务所取得的收入，包括床位收入、诊察收入、检查收入、化验收入、治疗收入、手术收入、护理收入、卫生材料收入、药品收入、药事服务费收入、其他住院收入等。

（一）医疗收入科目设置

医院应设置"医疗收入"科目，用于核算医院开展医疗服务活动取得的收入，包括门诊收入和住院收入。期末结转后，本科目应无余额。

本科目应设置"门诊收入"、"住院收入"两个一级明细科目。

1. "门诊收入"一级明细科目。"门诊收入"一级明细科目核算医院为门诊病人提供医疗服务所取得的收入。该一级明细科目下应当设置"挂号收入"、"诊察收入"、

"检查收入"、"化验收入"、"治疗收入"、"手术收入"、"卫生材料收入"、"药品收入"、"药事服务费收入"、"其他门诊收入"、"结算差额"等二级明细科目，进行明细核算。其中：

"药品收入"二级明细科目下，应设置"西药"、"中成药"、"中草药"等三级明细科目。

"结算差额"二级明细科目核算医院同医疗保险机构结算时，因医院按照医疗服务项目收费标准计算确认的应收医疗款金额与医疗保险机构实际支付金额不同，而产生的需要调整医院医疗收入的差额（不包括医院因违规治疗等管理不善原因被医疗保险机构拒付所产生的差额）。医院因违规治疗等管理不善原因被医疗保险机构拒付而不能收回的应收医疗款，应按规定确认为坏账损失，不通过本明细科目核算。

2."住院收入"一级明细科目。"住院收入"一级明细科目核算医院为住院病人提供医疗服务所取得的收入。该一级明细科目下应当设置"床位收入"、"诊察收入"、"检查收入"、"化验收入"、"治疗收入"、"手术收入"、"护理收入"、"卫生材料收入"、"药品收入"、"药事服务费收入"、"其他住院收入"、"结算差额"等二级明细科目，进行明细核算。其中：

"药品收入"二级明细科目下，应设置"西药"、"中成药"、"中草药"等三级明细科目。

"结算差额"二级明细科目的核算内容同"门诊收入"一级明细科目所属的"结算差额"二级明细科目。具体见表5-2。

表5-2　　　　　　　　　　　明细科目设置表

一级明细	二级明细	三级明细
门诊收入	挂号收入、诊察收入、检查收入、化验收入、治疗收入、手术收入、卫生材料收入、药品收入、药事服务费收入、其他门诊收入（含救护车收入）、结算差额	根据管理要求可以设立三级明细科目核算。制度要求药品收入应设西药、中成药、中草药三级明细科目
住院收入	床位收入、诊察收入、检查收入、化验收入、治疗收入、手术收入、护理收入、卫生材料收入、药品收入、药事服务费收入、其他住院收入、结算差额	

（二）医疗收入的确认

医疗收入应当在提供医疗服务（包括发出药品）并收讫价款或取得收款权利时，按照国家规定的医疗服务项目收费标准计算确定的金额确认入账。医院给予病人或其他付费方的折扣不计入医疗收入。

医院同医疗保险机构结算时，医疗保险机构实际支付金额与医院确认的应收医疗款金额之间存在差额的，对于除医院因违规治疗等管理不善原因被医疗保险机构拒付所产生的差额以外的差额，应当调整医疗收入。

（三）医疗收入的账务处理

1.实现医疗收入时，按照依据规定的医疗服务项目收费标准计算确定的金额（不包括医院给予病人或其他付费方的折扣），借记"库存现金"、"银行存款"、"应收在院病人医疗款"、"应收医疗款"等科目，贷记"医疗收入"科目。

【例5-1】2012年8月9日，某医院财务部共收到门诊挂号收入30 000元，会计处理为：

借：库存现金　　　　　　　　　　　　　　　　　　　　30 000
　　贷：医疗收入——门诊收入——挂号收入　　　　　　　　30 000

【例5-2】2012年9月10日，某医院门诊收费处收到购买药品现金50 000元，其中西药20 000元，中成药20 000元，中草药10 000元，则医院应作如下会计处理：

借：库存现金　　　　　　　　　　　　　　　　　　　　50 000
　　贷：医疗收入——门诊收入——药品收入——西药　　　　20 000
　　　　　　　　　　　　　　　　　　　　——中成药　　20 000
　　　　　　　　　　　　　　　　　　　　——中草药　　10 000

2. 同医疗保险机构结算应收医疗款时，按照实际收到的金额，借记"银行存款"科目，按照医院因违规治疗等管理不善原因被医疗保险机构拒付的金额，借记"坏账准备"科目，按照应收医疗保险机构的金额，贷记"应收医疗款"科目，按照借贷方之间的差额，借记或贷记"医疗收入"科目（门诊收入、住院收入——结算差额）。

【例5-3】2012年12月31日，医院与甲医疗保险机构结算当月应收医疗款（门诊收入）230 000元，医疗保险机构以银行转账的方式支付220 000元，其中5 000元为不符合医疗保险范围被医疗保险机构拒付，医院应做如下会计处理：

借：银行存款　　　　　　　　　　　　　　　　　　　　220 000
　　坏账准备　　　　　　　　　　　　　　　　　　　　　5 000
　　医疗收入——门诊收入——结算差额　　　　　　　　　　5 000
　　贷：应收医疗款——甲医疗保险机构　　　　　　　　　230 000

3. 期末，将本科目余额转入本期结余，借记"医疗收入"科目，贷记"本期结余"科目。

【例5-4】2012年4月30日，某医院"医疗收入——门诊收入"科目余额为500 000元，"医疗收入——住院收入"科目余额为1 000 000元，期末结转医疗收入时，医院应作如下会计分录：

借：医疗收入——门诊收入　　　　　　　　　　　　　　500 000
　　　　　　——住院收入　　　　　　　　　　　　　　1 000 000
　　贷：本期结余　　　　　　　　　　　　　　　　　　1 500 000

二、财政补助收入

财政补助收入，即医院按部门预算隶属关系从同级财政部门取得的各类财政补助收入，包括基本支出补助收入和项目支出补助收入。基本支出补助收入是指由财政部门拨入的符合国家规定的离退休人员经费、政策性亏损补贴等经常性补助收入，项目支出补助收入是指由财政部门拨入的主要用于基本建设和设备购置、重点学科发展、承担政府指定公共卫生任务等的专项补助收入。

（一）财政补助收入科目设置

医院应设置"财政补助收入"科目，用于核算医院按部门预算隶属关系从同级财政部门取得的各类财政补助。期末结转后，本科目应无余额。

本科目应设置"基本支出"和"项目支出"两个一级明细科目。其中，"基本支出"明细科目核算医院由财政部门拨入的符合国家规定的离退休人员经费、政策性亏损补贴等经常性补助；"项目支出"明细科目核算医院由财政部门拨入的主要用于基本建设和设备购置、重点学科发展、承担政府指定公共卫生任务等的专项补助。

"基本支出"一级明细科目下应按照《政府收支分类科目》中"支出功能分类科目"的相关科目进行明细核算。

"项目支出"一级明细科目下应按照《政府收支分类科目》中"支出功能分类科目"的"医疗卫生"、"科学技术"、"教育"等相关科目以及具体项目进行明细核算。

（二）财政补助收入的确认

财政补助采用国库集中支付方式下拨时，在财政直接支付方式下，应在收到代理银行转来的《财政直接支付入账通知书》时，按照通知书中的直接支付入账金额确认财政补助收入；在财政授权支付方式下，应在收到代理银行转来的《授权支付到账通知书》时，按照通知书中的授权支付额度确认财政补助收入。

其他方式下拨的财政补助，应在实际取得补助时确认财政补助收入。

（三）财政补助收入的账务处理

1. 财政直接支付方式下，按照财政直接支付金额，借记"医疗业务成本"、"财政项目补助支出"等科目，贷记"财政补助收入"科目；对于为购建固定资产、无形资产或购买药品等库存物资而由财政直接支付的支出，还应借记"在建工程"、"固定资产"、"无形资产"、"库存物资"等科目，贷记"待冲基金——待冲财政基金"科目。

年度终了，医院根据本年度财政直接支付预算指标数与当年财政直接支付实际支出数的差额，借记"财政应返还额度——财政直接支付"科目，贷记"财政补助收入"科目。

2. 财政授权支付方式下，按照财政授权支付到账额度金额，借记"零余额账户用款额度"科目，贷记"财政补助收入"科目。

年度终了，医院本年度财政授权支付预算指标数大于零余额账户用款额度下达数的，借记"财政应返还额度——财政授权支付"科目，贷记"财政补助收入"科目。

3. 其他方式下，实际收到财政补助收入时，按照实际收到的金额，借记"银行存款"等科目，贷记"财政补助收入"科目。

4. 期末，将本科目的贷方余额分别转入本期结余和财政补助结转（余）。按本科目（基本支出）的贷方余额，借记"财政补助收入"科目（基本支出），贷记"本期结余"科目；按本科目（项目支出）的贷方余额，借记"财政补助收入"科目（项目支出），贷记"财政补助结转（余）——财政补助结转（项目支出结转）"科目。

【例5-5】医院于2012年12月发生如下经济业务：

（1）5日，医院向主管财政部门申请基本办公经费20 000元，用于支付当月水电费，财政主管部门审核批准，医院于6日收到了代理银行转来的财政直接支付到账通知单；

（2）18日，医院根据经过批准的部门预算和用款计划，向主管财政申请支付医疗设备采购款150 000元，财政主管部门审核后，采用财政直接的方式支付。19日收到设备和代理银行转来的财政直接支付到账通知单；

（3）12月31日，医院汇总出当年财政直接支付实际金额为2 000 000元，其中基本支出500 000元，项目支出1 500 000元，而2012年经过主管财政部门批准的直接支付预算指标为2 100 000元，剩余的100 000元为应返还的项目支出。

医院于2012年末应作如下会计处理：

（1）6日，收到银行转来的到账通知单时：

借：医疗业务成本——水电费　　　　　　　　　　　　　20 000
　　贷：财政补助收入——基本支出　　　　　　　　　　　　　20 000

（2）19日，收到银行转来的到账通知单和设备时：

借：财政项目补助支出　　　　　　　　　　　　　　　　150 000
　　贷：财政补助收入——项目支出　　　　　　　　　　　　　150 000
借：固定资产　　　　　　　　　　　　　　　　　　　　150 000
　　贷：待冲基金——待冲财政基金　　　　　　　　　　　　　150 000

（3）12月31日，计提财政返还时：

借：财政应返还额度——财政直接支付　　　　　　　　　100 000
　　贷：财政补助收入——项目支出　　　　　　　　　　　　　100 000

（4）期末，结转财政补助收入：

借：财政补助收入——基本支出　　　　　　　　　　　　20 000
　　贷：本期结余　　　　　　　　　　　　　　　　　　　　　20 000
借：财政补助收入——项目支出　　　　　　　　　　　　250 000
　　贷：财政补助结转（余）——财政补助结转（项目支出结转）　250 000

三、科教项目收入

科教项目收入，即医院取得的除财政补助收入外专门用于科研、教学项目的补助收入。

（一）科教项目收入科目设置

医院应设置"科教项目收入"科目，用于核算医院取得的除财政补助收入外专门用于科研、教学项目的补助收入。本科目应设置"科研项目收入"、"教学项目收入"两个明细科目，并按具体项目进行明细核算。期末结转后，本科目应无余额。

（二）科教项目收入的确认

科教项目收入应当在实际收到时，按照实际收到的金额予以确认。

（三）科教项目收入的账务处理

1. 取得除财政补助收入以外的科研、教学项目资金时，按收到的金额，借记"银行存款"等科目，贷记"科教项目收入"科目。

2. 期末，将本科目余额转入科教项目结转（余），借记"科教项目收入"科目，贷记"科教项目结转（余）"科目。

【例5-6】假设某医院2012年7月份发生如下经济业务：

（1）10日，收到上级主管部门拨付的教学经费300 000元；

（2）23日，收到国家财政部门拨来的科研课题资金400 000元。

医院应作如下会计处理：

（1）7月10日，收到教学经费时：

借：银行存款	300 000
贷：科教项目收入——教学项目收入	300 000

（2）7月23日，收到科研课题资金时：

借：银行存款	400 000
贷：科教项目收入——科研项目收入	400 000

（3）7月31日，结转科教项目收入时：

借：科教项目收入——教学项目收入	300 000
——科研项目收入	400 000
贷：科教项目结转（余）	700 000

四、其他收入

其他收入，即医院开展医疗业务、科教项目之外的活动所取得的收入，包括培训收入、租金收入、食堂收入、投资收益、财产物资盘盈收入、捐赠收入、确实无法支付的应付款项等。

（一）其他收入科目设置

医院应设置"其他收入"科目，用于核算医院除医疗收入、财政补助收入、科教项目收入以外的其他收入，包括培训收入、食堂收入、银行存款利息收入、租金收入、投资收益、财产物资盘盈收入、捐赠收入、确实无法支付的应付款项等。

本科目应当按照其他收入的种类设置明细账，进行明细核算。其中，医院对外投资实现的投资净损益，应单设"投资收益"明细科目进行核算。

期末结转后，本科目应无余额。

（二）其他收入的账务处理

1. 取得培训收入、食堂收入、银行存款利息收入等时，按照实际收到的金额，借记"库存现金"、"银行存款"等科目，贷记"其他收入"科目。

【例5-7】2012年9月，某医院收到食堂收入100 000元，银行存款利息收入500 000元，与某合作伙伴有人才培养协议，收到该合作伙伴转来的培训费200 000元，则医院的会计处理为：

```
借：银行存款                                    700 000
    库存现金                                    100 000
        贷：其他收入——食堂收入                  100 000
              ——银行存款利息收入                500 000
              ——培训收入                        200 000
```

2. 固定资产出租收入，在租赁期内各个期间按直线法确认收入。

采用预付租金方式的，收到预付的租金时，借记"银行存款"等科目，贷记"其他应收款"科目；分期确认租金收入时，借记"其他应收款"科目，贷记"其他收入"科目。

采用后付租金方式的，每期确认租金收入时，借记"其他应收款"科目，贷记"其他收入"科目。收到租金时，借记"银行存款"等科目，贷记"其他应收款"科目。

采用分期收取租金方式的，每期收取租金时，借记"银行存款"等科目，贷记"其他收入"科目。

【例5-8】某医院有一栋暂不使用的办公楼出租给A公司，租赁期限为2012年6月1日——2013年5月31日，假设分别采用以下几种不同的租赁方式：

（1）A公司如签合同时一次性支付全年的租金，年租金额为：560 000元，可额外享受两个月的免租期，即延长租赁期至7月31日；

（2）A公司如在租赁期结束时一次性支付全年租金，年租金额为600 000元，无免租期；

（3）A公司如按月支付租金，年租金总额为582 000元，无免租期。

在这三种租赁方式下，应根据不同情况做不同的会计处理：

（1）签合同时一次性支付，医院收到租金时：
```
借：银行存款                                    560 000
        贷：其他应收款                          560 000
```
每月底计算租金收入：
```
借：其他应收款                                   40 000
        贷：其他收入——租金收入                  40 000
```
（2）在租赁期结束时一次性支付全年租金，医院确认租金收入时：
```
借：其他应收款——A公司                           50 000
        贷：其他收入——租金收入                  50 000
```
2013年5月31日，收到全部租金时：
```
借：银行存款                                    600 000
        贷：其他应收款——A公司                   600 000
```
（3）A公司按月支付租金，医院收到租金时：
```
借：银行存款                                     48 500
        贷：其他收入——租金收入                  48 500
```

3. 投资收益。

（1）短期投资持有期间收到利息等投资收益时，按实际收到的金额，借记"银行存款"等科目，贷记"其他收入"科目（投资收益）。

出售或到期收回短期债券本息，按实际收到的金额，借记"银行存款"科目，按出售或收回短期投资的成本，贷记"短期投资"科目，按其差额，借记或贷记"其他收入"科目（投资收益）。

（2）长期股权投资持有期间，被投资单位宣告分派利润时，按照宣告分派的利润中属于医院应享有的份额，借记"其他应收款"科目，贷记"其他收入"科目（投资收益）。

处置长期股权投资时，按照实际取得的价款，借记"银行存款"等科目，按照所处置长期股权投资的账面余额，贷记"长期投资——股权投资"科目，按照尚未领取的已宣告分派的利润，贷记"其他应收款"科目，按照其差额，借记或贷记"其他收入"科目（投资收益）。

（3）持有的长期债券投资，应在债券持有期间按照票面价值与票面利率按期计算确认利息收入，如为到期一次还本付息的债券投资，借记"长期投资——债权投资（应收利息）"科目，贷记"其他收入"科目（投资收益）；如为分期付息、到期还本的债券投资，借记"其他应收款"科目，贷记"其他收入"科目（投资收益）。

出售长期债权投资或到期收回长期债权投资本息，按照实际收到的金额，借记"银行存款"等科目，按照债券初始投资成本和已计未收利息金额，贷记"长期投资——债权投资（成本、应收利息）"科目（到期一次还本付息债券），或"长期投资——债权投资"、"其他应收款"科目（分期付息债券），按照其差额，贷记或借记"其他收入"科目（投资收益）。

【例5-9】2013年1月1日，某医院以2 030 000元的价格从二级市场购入五年期国债，购买过程中另外发生交易费用15 000元，该债券面值2 000 000元，剩余期限为2年，票面利息率为3%，每半年付息一次。2014年3月31日，该医院将该债券出售，取得价款2 200 000元（含1季度利息15 000元），该医院相关会计处理为：

（1）每月末确认投资收益：

借：其他应收款——应收利息　　　　　　　　　　　　　　　　5 000
　　贷：其他收入——投资收益　　　　　　　　　　　　　　　　　　5 000

（2）2014年3月31日，出售该债券时：

借：银行存款　　　　　　　　　　　　　　　　　　　　　2 200 000
　　贷：长期投资——债权投资　　　　　　　　　　　　　　　2 045 000
　　　　其他应收款——应收利息　　　　　　　　　　　　　　　15 000
　　　　其他收入——投资收益　　　　　　　　　　　　　　　　140 000

4. 盘盈的库存物资、固定资产等，在经批准处理时，借记"待处理财产损溢"科目，贷记"其他收入"科目。

【例5-10】2012年12月底，某医院进行固定资产盘点，盘盈一台价值100 000元的医疗设备一台，报经主管领导批准后作为固定资产处理，会计处理如下：

借：待处理财产损溢——待处理固定资产损溢　　　　　100 000
　　　贷：其他收入——固定资产盘盈　　　　　　　　　　　　100 000

5. 接受的捐赠资金，按照实际收到的金额，借记"银行存款"等科目，贷记"其他收入"科目；接受的实物资产捐赠，按照同类或类似资产的市场价格或有关凭据注明的金额加上相关税费，借记"固定资产"等科目，按发生的相关税费金额，贷记"银行存款"等科目，按其差额，贷记"其他收入"科目。

6. 确实无法支付的应付款项，按照经批准核销的金额，借记"应付账款"、"其他应付款"科目，贷记"其他收入"科目。

7. 期末，将本科目余额转入本期结余，借记"其他收入"科目，贷记"本期结余"科目。

第六章 费用的核算

第一节 费用概述

一、费用的概念与分类

费用,是指医院为开展业务活动所发生的各项资产的耗费和损失。按照《医院会计制度》财会〔2010〕27号的规定,医院费用类项目分为医疗业务成本、财政项目补助支出、科教项目支出、管理费用和其他支出等。详见表6-1。

医疗业务成本。医疗业务成本是指医院在开展医疗服务及其辅助活动中,所发生的各项费用。

财政项目补助支出。财政项目补助支出是指医院本期使用财政项目补助(包括当年取得的财政补助和以前年度结转或结余的财政补助)发生的支出。

科教项目支出。科教项目支出是指医院使用除财政补助收入以外的科研、教学项目收入开展科研、教学项目活动所发生的各项支出。

管理费用。管理费用是指医院行政及后勤管理部门为组织、管理医疗、科研、教学业务活动所发生的各项费用。

其他支出。其他支出是指医院本期发生的,无法归属到医疗业务成本、财政项目补助支出、科教项目支出、管理费用中的支出。

表6-1　　　　　　　　费用类会计科目名称和编号

序号	编号	名称
48	5001	医疗业务成本
49	5101	财政项目补助支出
50	5201	科教项目支出
51	5301	管理费用
52	5302	其他支出

二、费用的确认

对费用的确认,应满足以下几个条件:

1. 与费用相关的经济利益很可能流出医院；
2. 经济利益流出医院会导致医院资产的减少或者负债的增加；
3. 流出的经济利益能够可靠地计量。

第二节 费用类会计科目的运用

一、医疗业务成本

医疗支出，即医院在开展医疗服务及其辅助活动过程中发生的支出，包括人员经费、耗用的药品及卫生材料支出、计提的固定资产折旧、无形资产摊销、提取医疗风险基金和其他费用，不包括财政补助收入和科教项目收入形成的固定资产折旧和无形资产摊销。

其中，人员经费包括基本工资、绩效工资（津贴补贴、奖金）、社会保障缴费、住房公积金等。其他费用包括办公费、印刷费、水费、电费、邮电费、取暖费、物业管理费、差旅费、会议费、培训费等。

（一）医疗业务成本科目设置

医院应设置"医疗业务成本"科目，本科目核算医院开展医疗服务及其辅助活动发生的各项费用，包括人员经费、耗用的药品及卫生材料费、固定资产折旧费、无形资产摊销费、提取医疗风险基金和其他费用，不包括财政补助收入和科教项目收入形成的固定资产折旧和无形资产摊销。期末结转后，本科目应无余额。

医院统一负担的离退休人员经费在"管理费用"科目核算，不在本科目核算。

使用财政基本补助发生的归属于医疗业务成本的支出，在本科目核算；使用财政项目补助发生的支出，在"财政项目补助支出"科目核算，不在本科目核算。

医院开展科研、教学项目使用自筹配套资金发生的支出，以及医院开展的不与本制度规定的特定"项目"相关的医疗辅助科研、教学活动发生的相关人员经费、专用材料费、资产折旧（摊销）费等费用，在本科目核算，不在"财政项目补助支出"、"科教项目支出"科目核算。

本科目应设置"人员经费"、"卫生材料费"、"药品费"、"固定资产折旧费"、"无形资产摊销费"、"提取医疗风险基金"、"其他费用"等一级明细科目，并按照各具体科室进行明细核算，归集临床服务、医疗技术、医疗辅助类各科室发生的，能够直接计入各科室或采用一定方法计算后计入各科室的直接成本。

"人员经费"、"其他费用"明细科目下还应参照《政府收支分类科目》中"支出经济分类科目"的相关科目进行明细核算。

医院应当在本科目下设置"财政基本补助支出"备查簿，按《政府收支分类科目》中"支出功能分类科目"以及"支出经济分类科目"的相关科目，对各项归属于医疗业务成本的财政基本补助支出进行登记。

(二) 医疗业务成本的账务处理

1. 为从事医疗活动及其辅助活动人员计提的薪酬、福利费等，借记"医疗业务成本"科目（人员经费），贷记"应付职工薪酬"、"应付福利费"、"应付社会保障费"等科目。

2. 开展医疗活动及其辅助活动中，内部领用或出售发出的药品、卫生材料等，按其实际成本，借记"医疗业务成本"科目（卫生材料费、药品费），贷记"库存物资"科目。

3. 开展医疗活动及其辅助活动所使用固定资产、无形资产计提的折旧、摊销，按照财政补助、科教项目资金形成的金额部分，借记"待冲基金"科目，按照应提折旧、摊销额中的其余金额部分，借记"医疗业务成本"科目（固定资产折旧费、无形资产摊销费），按照应计提的折旧、摊销额，贷记"累计折旧"、"累计摊销"科目。

4. 计提的医疗风险基金，按照计提金额，借记"医疗业务成本"科目（提取医疗风险基金），贷记"专用基金——医疗风险基金"科目。

5. 开展医疗活动及其辅助活动中发生的其他各项费用，借记"医疗业务成本"科目（其他费用），贷记"银行存款"、"待摊费用"等科目。

6. 期末，将"医疗业务成本"科目余额转入本期结余，借记"本期结余"科目，贷记"医疗业务成本"科目。

【例6-1】2012年12月份，某医院发生如下经济业务：

(1) 12月8日，该医院口腔门诊领用各种卫生材料3 000元，并出售药品（西药）5 000元；

(2) 12月10日，报销门诊及住院部门员工交通费用40 000元，报销行政管理部门员工交通费用60 000元；

(3) 12月10日，分配职工薪酬和社会保障费用共计400 000元（医疗部门200 000元，制药部门150 000元，管理部门50 000元）；其中工资360 000元，社会保障费40 000元；

(4) 月末，计提固定资产折旧，固定资产折旧金额为200 000元；

(5) 月末，计提医疗风险基金50 000元。

根据以上经济业务，会计处理如下：

(1) 12月8日，领用卫生材料与出售药品时：

借：医疗业务成本——卫生材料　　　　　　　　　　　　3 000
　　　　　　　　——药品费——药房——西药　　　　　　5 000
　　贷：库存物资——卫生材料　　　　　　　　　　　　　3 000
　　　　　　　　——药品——药房——西药　　　　　　　5 000

(2) 12月10日，报销费用时：

借：医疗业务成本——其他费用——交通费　　　　　　　40 000
　　管理费用——交通费　　　　　　　　　　　　　　　　60 000

贷：库存现金　　　　　　　　　　　　　　　　　　　100 000
（3）会计分录如下：
①结转工资薪酬入成本费用时：
　　借：医疗业务成本——人员经费——薪酬　　　　　　　180 000
　　　　在加工物资——人员经费——薪酬　　　　　　　　135 000
　　　　管理费用——人员经费——薪酬　　　　　　　　　 45 000
　　　贷：应付职工薪酬　　　　　　　　　　　　　　　　360 000
②结转社会保障费入成本费用时：
　　借：医疗业务成本——人员经费——社会保障费　　　　 20 000
　　　　在加工物资——人员经费——社会保障费　　　　　 15 000
　　　　管理费用——人员经费——社会保障费　　　　　　 5 000
　　　贷：应付社会保障费　　　　　　　　　　　　　　　 40 000
（4）月末，计提固定资产折旧时：
　　借：医疗业务成本——固定资产折旧费　　　　　　　　200 000
　　　贷：累计折旧　　　　　　　　　　　　　　　　　　200 000
（5）月末，计提医疗风险基金时：
　　借：医疗业务成本——提取医疗风险基金　　　　　　　 50 000
　　　贷：专用基金——医疗风险基金　　　　　　　　　　 50 000
（6）月末，结转医疗业务成本：
　　借：本期结余　　　　　　　　　　　　　　　　　　　498 000
　　　贷：医疗业务成本——卫生材料　　　　　　　　　　 3 000
　　　　　　　　　　——药品费——药房——西药　　　　 5 000
　　　　　医疗业务成本——其他费用——交通费　　　　　 40 000
　　　　　医疗业务成本——人员经费——薪酬　　　　　　180 000
　　　　　医疗业务成本——人员经费——社会保障费　　　 20 000
　　　　　医疗业务成本——固定资产折旧费　　　　　　　200 000
　　　　　医疗业务成本——提取医疗风险基金　　　　　　 50 000

二、财政项目补助支出

　　财政项目补助支出，即医院利用财政补助收入安排的项目支出。实际发生额全部计入当期支出。其中，用于购建固定资产、无形资产等发生的支出，应同时计入净资产，按规定分期结转。

（一）财政项目补助支出科目设置

　　医院应设置"财政项目补助支出"科目，用于核算医院本期使用财政项目补助（包括当年取得的财政补助和以前年度结转或结余的财政补助）发生的支出。

　　本科目应当按照《政府收支分类科目》中"支出功能分类科目"的"医疗卫生"、"科学技术"、"教育"等相关科目以及具体项目进行明细核算。

期末结转后，本科目应无余额。

(二) 财政项目补助支出的账务处理

1. 财政直接支付方式下，发生财政直接支付的项目补助时，按照支付金额，借记"财政项目补助支出"科目，贷记"财政补助收入"科目；对于为购建固定资产、无形资产或购买药品等物资而由财政直接支付的支出，还应借记"在建工程"、"固定资产"、"无形资产"、"库存物资"等科目，贷记"待冲基金——待冲财政基金"科目。

2. 财政授权支付方式下，使用零余额账户用款额度发生项目补助支付时，按照支付金额，借记"财政项目补助支出"科目，贷记"零余额账户用款额度"科目；对于为购建固定资产、无形资产或购买药品等物资而由财政授权支付的支出，还应借记"在建工程"、"固定资产"、"无形资产"、"库存物资"等科目，贷记"待冲基金——待冲财政基金"科目。

3. 其他方式下，发生财政项目补助支出时，按照实际支付的金额，借记"财政项目补助支出"科目，贷记"银行存款"等科目；对于为购建固定资产、无形资产或购买药品等物资发生的支出，还应借记"在建工程"、"固定资产"、"无形资产"、"库存物资"等科目，贷记"待冲基金——待冲财政基金"科目。

4. 期末，将本科目余额转入财政补助结转（余），借记"财政补助结转（余）——财政补助结转（项目支出结转）"科目，贷记"财政项目补助支出"科目。

【例6-2】某医院2012年12月发生如下经济业务：

（1）12月1日，该医院根据经过批准的部门预算和用款计划，向主管财政申请支付设备采购款500 000元，财政审核后，以财政直接支付方式支付。12月4日收到银行转来的到账通知书，12月5日收到设备；

（2）12月8日，该医院使用财政项目资金向A药品供应商购买中成药一批，价值200 000元，药品已验收入库。

医院应进行会计处理如下：

（1）12月4日，收到银行转来的到账通知书时：

借：财政补助项目支出　　　　　　　　　　　　　　　　　500 000
　　贷：财政补助收入——项目支出　　　　　　　　　　　　　　500 000

12月5日，收到设备时：

借：固定资产——某设备　　　　　　　　　　　　　　　　500 000
　　贷：待冲基金——待冲财政基金　　　　　　　　　　　　　　500 000

（2）12月8日，购买药品时：

借：财政项目补助支出——药品费——药品　　　　　　　　200 000
　　贷：财政补助收入——项目支出——药品支出　　　　　　　　200 000

借：库存物资——药品——药库——中成药　　　　　　　　200 000
　　贷：待冲基金——待冲财政基金　　　　　　　　　　　　　　200 000

（3）12月31日，结转财政项目补助支出：

借：财政补助结转（余）——财政补助结转（项目支出结转）　700 000

　　　　贷：财政项目补助支出　　　　　　　　　　　　　　　　　　700 000

三、科教项目支出

科教项目支出，即医院利用科教项目收入开展科研、教学活动发生的支出。用于购建固定资产、无形资产等发生的支出，应同时计入净资产，按规定分期结转。

（一）科教项目支出科目设置

医院应设置"科教项目支出"科目，本科目核算医院使用除财政补助收入以外的科研、教学项目收入开展科研、教学项目活动所发生的各项支出。期末结转后，本科目应无余额。

另外，医院应设置"科研项目支出"、"教学项目支出"两个明细科目，并按具体项目进行明细核算。医院还应设置相应的辅助账，登记开展各科研、教学项目所使用自筹配套资金的情况。

（二）科教项目支出的账务处理

1. 使用科教项目收入发生的各项支出，按实际支出金额，借记"科教项目支出"科目，贷记"银行存款"等科目；形成固定资产、无形资产、库存物资的，还应同时借记"固定资产"、"无形资产"、"库存物资"等科目，贷记"待冲基金——待冲科教项目基金"科目。

2. 期末，将本科目余额转入科教项目结转（余），借记"科教项目结转（余）"科目，贷记"科教项目支出"科目。

【例6-3】某医院2012年5月份使用科教项目资金购买科研课题实验设备一台，价值100 000元，印刷课题资料10 000份，支付印刷费20 000元，购买教学演示材料50 000元。医院应根据相关凭证作如下会计处理：

（1）购买实验设备时：

　　借：科教项目支出——科研项目支出　　　　　　　　　　　100 000
　　　　贷：银行存款　　　　　　　　　　　　　　　　　　　100 000
　　借：固定资产　　　　　　　　　　　　　　　　　　　　　100 000
　　　　贷：待冲基金——待冲科教项目基金　　　　　　　　　100 000

（2）印刷课题资料时：

　　借：科教项目支出——科研项目支出　　　　　　　　　　　 20 000
　　　　贷：银行存款　　　　　　　　　　　　　　　　　　　 20 000

（3）购买教学演示材料时：

　　借：科教项目支出——教学项目支出　　　　　　　　　　　 50 000
　　　　贷：银行存款　　　　　　　　　　　　　　　　　　　 50 000
　　借：库存物资——科研材料　　　　　　　　　　　　　　　 50 000
　　　　贷：待冲基金——待冲科教项目基金　　　　　　　　　 50 000

（4）5月31日，结转科教项目支出余额时：

　　借：科教项目结转（余）　　　　　　　　　　　　　　　　170 000

贷：科教项目支出——科研项目支出　　　　　　　　　　120 000
　　　　　　——教学项目支出　　　　　　　　　　　　50 000

四、管理费用

管理费用，即医院行政及后勤管理部门为组织、管理医疗和科研、教学业务活动所发生的各项费用，包括医院行政及后勤管理部门发生的人员经费、耗用的材料成本、计提的固定资产折旧、无形资产费用，以及医院统一管理的离退休经费、坏账损失、印花税、房产税、车船使用税、利息支出和其他公用经费，不包括计入科教项目、基本建设项目支出的管理费用。

（一）管理费用科目设置

医院应设置"管理费用"科目，用于核算医院行政及后勤管理部门为组织、管理医疗、科研、教学业务活动所发生的各项费用，包括医院行政及后勤管理部门发生的人员经费、公用经费、资产折旧（摊销）费等费用，以及医院统一负担的离退休人员经费、坏账损失、银行借款利息支出、银行手续费支出、汇兑损益、聘请中介机构费、印花税、房产税、车船使用税等。

为购建固定资产取得的专门借款，在工程项目建设期间的借款利息应予资本化，不在本科目核算；在工程完工交付使用后发生的专门借款利息，在本科目核算。

使用财政基本补助发生的归属于管理费用的支出，在本科目核算；使用财政项目补助发生的支出，在"财政项目补助支出"科目核算，不在本科目核算。

本科目应设置"人员经费"、"固定资产折旧费"、"无形资产摊销费"、"其他费用"等一级明细科目。其中："人员经费"、"其他费用"明细科目下应参照《政府收支分类科目》中"支出经济分类科目"的相关科目进行明细核算。

医院应当在本科目下设置"财政基本补助支出"备查簿，按《政府收支分类科目》中"支出功能分类科目"以及"支出经济分类科目"的相关科目，对各项归属于管理费用的财政基本补助支出进行登记。

期末结转后，本科目应无余额。

（二）管理费用的账务处理

1. 为行政及后勤管理部门人员以及离退休人员计提的薪酬、福利费等，借记"管理费用"科目（人员经费），贷记"应付职工薪酬"、"应付福利费"、"应付社会保障费"等科目。

2. 行政及后勤管理部门所使用固定资产、无形资产计提的折旧、摊销，按照财政补助、科教项目资金形成的金额部分，借记"待冲基金"科目，按照应提折旧、摊销额中的其余金额部分，借记"管理费用"科目（固定资产折旧费、无形资产摊销费），按照应计提的折旧、摊销额，贷记"累计折旧"、"累计摊销"科目。

3. 提取坏账准备时，借记"管理费用"科目（其他费用），贷记"坏账准备"科目；冲减坏账准备时，借记"坏账准备"科目，贷记"管理费用"科目（其他费用）。

4. 发生应计入管理费用的银行借款利息支出时，借记"管理费用"科目（其他费用),贷记"预提费用"、"银行存款"、"长期借款"等科目。

发生汇兑净收益时,借记"银行存款"、"应付账款"等科目,贷记"管理费用"科目(其他费用);发生汇兑净损失时,借记"管理费用"科目(其他费用),贷记"银行存款"、"应付账款"等科目。

5. 发生其他各项管理费用时,借记"管理费用"科目(其他费用),贷记"库存现金"、"银行存款"、"库存物资"、"待摊费用"等科目。

6. 期末,将本科目余额转入本期结余,借记"本期结余"科目,贷记"管理费用"科目。

【例6-4】某医院管理部门2012年3月份发生如下业务:

(1) 3月20日,分配职工工资200 000元,福利费100 000元,社会保障费50 000元;

(2) 3月20日,对其他应收款进行审核,其中发现其他应收款50 000元可能无法回收,本期计提坏账;

(3) 3月31日,提取用财政补助资金建造的行政办公楼等固定资产折旧金额100 000元,提取医院救护车辆折旧50 000元;

(4) 3月31日,向银行归还1月1日借入的短期借款100 000元,该借款期限3个月,利率6%,到期还本付息;

(5) 3月31日,聘请某会计师事务所进行审计,支付审计费20 000元;

(6) 3月31日,收回已转销的其他应收款30 000元。

根据相关凭证,医院的相关会计处理为:

(1) 3月10日,结转工资和各种费用时:

借:管理费用——人员经费——薪酬	200 000
——福利费	100 000
——社会保障费	5 000
贷:应付职工薪酬	200 000
应付福利费	100 000
应付社会保障费	5 000

(2) 计提坏账准备时:

借:管理费用——其他费用	50 000
贷:坏账准备	50 000

(3) 3月31日,提取固定资产折旧时:

借:待冲基金——待冲财政补助基金	100 000
管理费用——固定资产折旧费	50 000
贷:累计折旧	150 000

(4) 1、2月份预提的短期借款利息为:100 000×6%÷12×2=1 000(元)

3月31日还本付息时:

借:管理费用	500

短期借款		100 000
预提费用		1 000
贷：银行存款		101 500

（5）支付审计费时：
借：管理费用——其他费用　　　　　　　　　　20 000
　　贷：银行存款　　　　　　　　　　　　　　　　　20 000

（6）收回计提坏账准备的其他应收款时：
借：其他应收款　　　　　　　　　　　　　　　30 000
　　贷：坏账准备　　　　　　　　　　　　　　　　　30 000
借：银行存款　　　　　　　　　　　　　　　　30 000
　　贷：其他应收款　　　　　　　　　　　　　　　　30 000

（7）3月31日，结转管理费用余额：
借：本期结余　　　　　　　　　　　　　　　375 500
　　贷：管理费用——人员经费——薪酬　　　　　200 000
　　　　　　　　　　　　　——福利费　　　　　100 000
　　　　　　　　　　　　　——社会保障费　　　　5 000
　　　　　　　　——固定资产折旧费　　　　　　50 000
　　　　　　　　——利息支出　　　　　　　　　　　500
　　　　　　　　——其他费用　　　　　　　　　20 000

五、其他支出

其他支出，即医院上述项目以外的支出，包括出租固定资产的折旧及维修费、食堂支出、罚没支出、捐赠支出、财产物资盘亏和毁损损失等。

（一）其他支出科目设置

医院应设置"其他支出"科目，用于核算医院本期发生的，无法归属到医疗业务成本、财政项目补助支出、科教项目支出、管理费用中的支出，包括培训支出，食堂提供服务发生的支出，出租固定资产的折旧费，营业税、城市维护建设税、教育费附加等税费，财产物资盘亏或毁损损失，捐赠支出，罚没支出等。

本科目应当按照其他支出的种类和项目设置明细账，进行明细核算。

期末结转后，本科目应无余额。

（二）其他支出的账务处理

1. 为出租固定资产计提的折旧额，按照财政补助、科教项目资金形成的金额部分，借记"待冲基金"科目，按照应提折旧额中的其余金额部分，借记"其他支出"科目，按照应计提的折旧额，贷记"累计折旧"科目。

【例6-5】某医院4月份计提固定资产折旧，其中计提由财政补助资金修建的办公楼固定资产折旧为50 000元，计提由科教项目资金购买的教学设备折旧为20 000元，计提由自有资金购买的车辆30 000元，则医院的相关会计处理为：

借：待冲基金——待冲财政补助基金　　　　　　　　　　　　50 000
　　待冲基金——待冲科教项目基金　　　　　　　　　　　　20 000
　　其他支出——车辆固定资产折旧　　　　　　　　　　　　30 000
　　贷：累计折旧　　　　　　　　　　　　　　　　　　　　　　100 000

2. 盘亏、变质、毁损的财产物资，按照相关待处理财产损溢金额扣除可以收回的保险赔偿和过失人的赔偿等后的金额，借记"其他支出"科目，按照已收回或应收回的保险赔偿和过失人赔偿等，借记"库存现金"、"银行存款"、"其他应收款"等科目，按照相关待处理财产损溢余额，贷记"待处理财产损溢"科目。

【例6-6】2012年12月底，某医院对库存中草药进行盘存，发现有部分毁损，价值金额60 000元，经查，应由保险公司赔付50 000元，剩余部分由医院负担。则医院的相关会计处理为：

借：待处理财产损溢　　　　　　　　　　　　　　　　　　　　60 000
　　贷：库存物资——药品——药库——中草药　　　　　　　　　60 000
借：其他支出　　　　　　　　　　　　　　　　　　　　　　　10 000
　　其他应收款——保险公司　　　　　　　　　　　　　　　　50 000
　　贷：待处理财产损溢　　　　　　　　　　　　　　　　　　　60 000

3. 发生营业税、城市维护建设税、教育费附加等纳税义务的，按照税法规定计算的应交税费金额，借记"其他支出"科目、"固定资产清理"等科目，贷记"应交税费"科目。

【例6-7】根据税法相关规定，某医院2012年8月份应交营业税为100 000元，应交城市维护建设税7 000元，应交教育费附加3 000元。医院的会计处理为：

借：其他支出——营业税　　　　　　　　　　　　　　　　　　100 000
　　　　　　——城市维护建设税　　　　　　　　　　　　　　　7 000
　　　　　　——教育费附加　　　　　　　　　　　　　　　　　3 000
　　贷：应交税费　　　　　　　　　　　　　　　　　　　　　　110 000

4. 发生培训支出、食堂支出、捐赠支出、罚没支出等其他支出，借记"其他支出"科目，贷记"银行存款"等科目。

【例6-8】A医院2012年8月份向西部地区B医院捐赠医疗设备一台，价值200 000元。A医院的会计处理为：

借：其他支出——捐赠支出　　　　　　　　　　　　　　　　　200 000
　　贷：固定资产　　　　　　　　　　　　　　　　　　　　　　200 000

5. 期末，将本科目余额转入本期结余，借记"本期结余"科目，贷记"其他支出"科目。

【例6-9】某医院2012年10月31日其他支出账户借方余额为500 000元，在期末结转其他支出时，医院应作如下会计处理：

借：本期结余　　　　　　　　　　　　　　　　　　　　　　　500 000
　　贷：其他支出　　　　　　　　　　　　　　　　　　　　　　500 000

第三节 医院成本核算与管理

"看病难"、"看病贵"已经为人们所广泛关注并成为热议的话题。加强医院成本核算和成本管理，控制医疗成本费用，提高医疗服务水平，降低患者的医疗费用负担，为患者提供"质优、价廉"的服务，不仅是提高医院管理水平，构建医院核心竞争能力，保持医院可持续发展的需要，而且是构建和谐医患关系的迫切需要。

一、成本核算的内涵

成本核算是把一定时期内医院提供医疗服务活动过程中所发生的各种耗费，按其成本核算对象进行分类归集、汇总、核算，计算出每一成本核算对象的总成本和单位成本的管理活动。其基本任务是：

1. 完整地归集与核算成本计算对象所发生的各种耗费。
2. 正确计算生产资料转移价值和应计入本期成本的费用额。
3. 科学地确定成本计算的对象、项目、期间以及成本计算方法和费用分配方法，保证各种医疗服务成本的准确、及时。

《医院财务制度》（财社〔2010〕306号）对医院成本管理明确要求，医院成本核算在遵循合法性、可靠性、相关性、分期核算、权责发生制、按实际成本计价、收支配比、一致性、重要性等原则的基础上，对医院业务活动中所发生的各种耗费按照核算对象进行归集和分配，计算出总成本和单位成本。

为了正确反映医院正常业务活动的成本和管理水平，在进行医院成本核算时，凡属下列业务所发生的支出，一般不应计入成本范围：

1. 不属于医院成本核算范围的其他核算主体及其经济活动所发生的支出。
2. 为购置和建造固定资产、购入无形资产和其他资产的资本性支出。
3. 对外投资的支出。
4. 各种罚款、赞助和捐赠支出。
5. 有经费来源的科研、教学等项目支出。
6. 在各类基金中列支的费用。
7. 国家规定的不得列入成本的其他支出。

医院应建立健全成本定额管理制度、费用审核制度等，采取有效措施纠正、限制不必要的成本费用支出差异，控制成本费用支出；在保证医疗服务质量的前提下，利用各种管理方法和措施，按照预定的成本定额、成本计划和成本费用开支标准，对成本形成过程中的耗费进行控制。

医院应根据成本核算结果，对照目标成本或标准成本，采取趋势分析、结构分析、量本利分析等方法及时分析实际成本变动情况及原因，把握成本变动规律，提高成本效率。

二、成本核算方法

根据核算对象的不同，成本核算可分为科室成本核算、医疗服务项目成本核算、病种成本核算、诊次和床日成本核算。成本核算一般应以科室、诊次和床日为核算对象，三级医院及其他有条件的医院还应以医疗服务项目、病种等为核算对象进行成本核算。

在以上述核算对象为基础进行成本核算的同时，开展医疗全成本核算的地方或医院，应将财政项目补助支出所形成的固定资产折旧、无形资产摊销纳入成本核算范围；开展医院全成本核算的地方或医院，还应在医疗成本核算的基础上，将科教项目支出形成的固定资产折旧、无形资产摊销纳入成本核算范围。

（一）科室成本核算

科室成本核算是指将医院业务活动中所发生的各种耗费以科室为核算对象进行归集和分配，计算出科室成本的过程。通过科室成本核算可以找出经营问题的症结所在，从而有利于改善经营，为控制成本提供方便，是节省开支，减少卫生资源浪费，加强医院对科室医疗投入、产出管理的重要环节。

1. 科室成本核算的作用。进行科室成本核算作用有以下几个方面：

（1）实行科室成本核算，有利于做好医院各层面的成本核算。科室在医院组织架构中是最基本和最明晰的责任单元，科室成本是对医院总成本的细分，科室成本核算既是医院总成本核算的延伸，又是项目成本核算和单病种成本核算的基础。

（2）实行科室成本核算，有利于增强职工的成本效益意识。随着我国医疗卫生改革的不断深入和发展，医院面临很大的市场竞争压力，医院发展必须强化内部管理，完善内部机制，明确经济责任。通过科室成本核算，不仅深化"管理效益"理念、培养职工节约和效益意识，而且有利于降低医院的运行成本，提高医疗水平。科室作为成本责任中心，将科室利益与科室成本挂钩，促使科室人员自觉加强管理，节约开支，减少浪费。

（3）实行科室成本核算，有利于卫生资源合理配置。医院在重大经营项目的立项选择和决策上充分依靠成本核算数据进行事前的成本分析及成本预测，最大可能地减少了投资的风险性，避免盲目决策，使医院的发展规划决策更科学，对科室的业务发展、人力的配备、床位的设置更加合理化，医疗卫生资源配置更加高效。

（4）实行科室成本核算，提高医院的整体效益。通过科室成本核算，有利于更好地执行医院的各项费用开支标准和消耗定额制度。通过实行消耗定额制度和部门预算管理，有效控制医用卫生材料和各科室的业务费用的增长，使医院的整体效益进一步提高。

（5）实行科室成本核算，有利于正确处理经济效益和社会效益的关系。医院实行成本核算对于最大限度地调动职工工作的积极性、主动性和旺盛的热情，有效地开源节流、增收节支，持续改进、提高医疗质量和医院声誉，不断加强和提高医院管理水平，在获得较好的经济效益的同时，也获得了较好的社会效益，保证医院持续、稳定、健康地发展。

2. 科室分类。科室按其功能划分一般区分为以下类别：临床服务类、医疗技术类、医疗辅助类和行政后勤类等。

临床服务类指直接为病人提供医疗服务，并能体现最终医疗结果、完整反映医疗成本的科室。

医疗技术类指为临床服务类科室及病人提供医疗技术服务的科室。

医疗辅助类科室是服务于临床服务类和医疗技术类科室，为其提供动力、生产、加工等辅助服务的科室。

行政后勤类指除临床服务、医疗技术和医疗辅助科室之外的从事院内外行政后勤业务工作的科室。

3. 科室成本的归集。通过健全的组织机构，按照规范的统计要求及报送程序，将支出直接或分配归属到耗用科室，形成各类科室的成本。成本按照计入方法分为直接成本和间接成本。直接成本是指科室为开展医疗服务活动而发生的能够直接计入或采用一定方法计算后直接计入的各种支出。间接成本是指为开展医疗服务活动而发生的不能直接计入、需要按照一定原则和标准分配计入的各项支出。

4. 科室成本的分摊。各类科室成本应本着相关性、成本效益关系及重要性等原则，按照分项逐级分步结转的方法进行分摊，最终将所有成本转移到临床服务类科室。先将行政后勤类科室的管理费用向临床服务类、医疗技术类和医疗辅助类科室分摊，分摊参数可采用人员比例、内部服务量、工作量等。再将医疗辅助类科室成本向临床服务类和医疗技术类科室分摊，分摊参数可采用人员比例、内部服务量、工作量等。最后将医疗技术类科室成本向临床服务类科室分摊，分摊参数可采用工作量、业务收入、收入、占用资产、面积等，分摊后形成门诊、住院临床服务类科室的成本。

成本核算首先是各科室直接成本的归集，将各科室直接发生的成本直接计入到该科室；将不能直接归集的费用按照一定的分摊方法分摊计入。

在实际工作中，可能会出现无法直接归集，或为部门考核而不愿直接归集到临床服务类、医疗技术类、医疗辅助类和行政后勤类等某一类科室的公共费用，应先将其分摊到相关科室，分摊方法如下：

公共费用是指在成本的归集过程中，无法直接归集或为部门考核而不愿直接归集计入到某个科室的费用，如清洁排污费、绿化费、保安费等。公共费用的分摊方法根据不同的成本项目确定不同的分摊方法，分摊参数可以有不同选择。

（1）成本项目。

人力成本：退职生活费、社会保障费、合同工养老金、离退休人员成本、福利费；

煤水电费；

交通费：车辆燃料费、维修费、过路过桥费、保险费等；

房屋和设备折旧费：房屋折旧、设备折旧；

房屋维护、修缮、零星工程费用；

（2）分摊方法。

人员成本：按人员数量比例分配到各核算中心。

煤水电费：大用户单独计量，其余按照房屋面积或人员数量分摊到各核算中心。

交通费：按各核算中心实际使用交通工具工作量进行分摊。

房屋和设备折旧费：房屋折旧按科室面积分配到核算中心；设备折旧按照不同折旧年限和折旧方法将设备分类后，按照各科室拥有设备占全院同类设备比重分配。

（3）具体公式。

人员成本：按人员数量比例分摊到各科室

人员成本 = 科室在职人员数量 × 全院应分摊的人员成本 / 全院在职人员数量

煤水电费：煤水电成本 = 科室面积 × 全院煤水电成本/全院面积

煤水电成本 = 科室在职人员数量 × 全院煤水电成本/全院在职人员数量

交通费：交通工具成本 = 各科室使用（公里数）× 全院消耗成本（金额）/全院使用（公里数）

房屋和设备折旧费：房屋折旧费 = 科室面积 × 全院房屋折旧费/全院面积

设备折旧费 = 科室拥有该类设备总额 × 全院该类设备折旧费/ 全院该类设备总额

房屋修缮、零星工程：按科室面积分摊

修缮、零星工程成本 = 科室面积 × 全院修缮及零星工程成本/全院面积

【例6-10】某医院按2%提取医疗风险基金，房屋建筑物均按50年提取折旧费，且房屋建筑物账户当月无发生额。该医院12月份部分成本统计资料汇总如表6-2：

表6-2　　　　　　　某医院12月份部分成本统计表　　　　　　金额单位：万元

成本项目	直接人工费		直接材料费	直接药品费	提取医疗风险基金	其他直接费	房屋使用面积（M2）	设备折旧		交通费
科室名称	人数（人）	费用						设备原值	本月折旧	汽车行驶里程（KM）
呼吸内科	15	12	4	5	0.6	3	800	620	12.4	800
消化内科	10	6	3	4	0.4	6	650	400	8	1 200
……										
内科小计	73	58	27	28	7.2	26	5 000	5 100	102	10 000
神经外科	12	15	6	7	0.8	3	1 500	700	14	2 000
肝胆外科	20	26	8	8	0.9	4	1 200	1 000	20	2 600
……										
外科小计	120	180	90	75	22.8	42	8 000	8 300	166	21 000
……									0	
医疗服务类合计	600	560	240	260	150	120	30 000	25 000	500	70 000
检验科	14		2		0.2	0.3	200	1 200	24	500
医学影像科	6		3		0.4	0.1	450	6 000	120	1 000
……										

续表

成本项目 科室名称	直接人工费 人数（人）	直接人工费 费用	直接材料费	直接药品费	提取医疗风险基金	其他直接费	房屋使用面积（M2）	设备折旧 设备原值	设备折旧 本月折旧	交通费 汽车行驶里程（KM）
医疗技术类合计	120	40	12	2	3	3	3 200	48 000	960	15 000
设备维修室	4	0.9	0.2			0.4	40	2	0.04	2 000
变电室	2	0.7	0.1			0.2	120	350	7	5 000
锅炉房	2	0.5	3.5			0.1	50	280	5.6	
太平间	4	2.1	0.8			0.1	80		0.016	4 500
……										
医疗辅助类合计	200	120	9			2.0	4 500	950	19	30 000
院长室	3	25	2			3	100	5	0.1	8 000
党委办公室	3	22	1			2	120	4	0.08	6 000
财务室	5	8	0.5			1	80	4	0.08	5 000
……										
行政后勤类合计	80	110	6			12	2 300	50		35 000
全院总计	1 000	830	267	262	153	137	40 000	74 000	1 480	150 000

上述成本外，尚未分配费用及其他公共费用如下：（1）尚未分配的当月房屋折旧费100万元（房屋原值60 000万元）；全院总计使用汽车发生的交通费24万元；（2）其他公共费用包括：不直接入管理费用的退休人员薪酬120万元；绿化费用8万元；煤水电费20万元；房屋修缮费12万元；保卫费4万元。

（1）首先计算直接成本，编制直接成本表：

计算分摊直接耗用的房屋折旧费用、交通费用：

①计算分配房屋折旧费

分配比例＝全院房屋折旧费/全院房屋面积＝100/40 000＝0.0025

各科室应承担房屋折旧费费用：

医疗服务类科室分配房屋折旧费用＝0.0025×30 000＝75（万元）

医疗辅助类科室分配房屋折旧费用＝0.0025×4 500＝11.25（万元）

医疗技术类科室分配房屋折旧费用＝0.0025×120＝14.4（万元）

行政后勤类科室分配房屋折旧费用＝0.0025×80＝9.6（万元）

②分配汽车运输费

分配比例＝运输费/全院行驶里程＝240 000/150 000＝1.6（元/公里）

各科室应分配的交通费用

医疗服务类科室分配运输费用＝1.6×70 000＝11.2（万元）

医疗辅助类科室分配运输费用＝1.6×30 000＝4.8（万元）

医疗技术类科室分配运输费用＝1.6×15 000＝2.4（万元）

行政后勤类科室分配运输费用 = 1.6 × 35 000 = 5.6（万元）

经过分配和汇总后，可以编制科室直接成本表（表6-3）：

表6-3　　　　　　　　　　　医院各科室直接成本表

成本医01表

编制单位：　　　　　　　　　　年　月　日　　　　　　　　金额单位：万元

成本项目 科室名称	人员经费 (1)	卫生材料费 (2)	药品费 (3)	固定资产折旧 (4)	无形资产摊销 (5)	提取医疗风险基金 (6)	其他直接费用 (7)	直接费用合计 (8)
呼吸内科	12	4	5	14.40		0.6	3.128	39.1
内分泌科	6	3	4	9.63		0.4	6.192	29.2
……								
内科小计	58	27	28	114.50		7.2	27.6	262.3
神经外科	15	6	7	17.75		0.8	3.32	49.9
肝胆外科	26	8	9	23.00		0.9	4.416	71.3
……								
外科小计	180	90	75	186.00		22.8	45.36	599.2
……								
医疗服务类合计	560	240	260	575.00		150	131.2	1 916.2
检验科		2		24.50		0.2	0.38	27.1
医学影像科		3		121.13		0.4	0.26	124.8
……								
医疗技术类合计	40	12	2	968.00		3	5.4	1 030.4
设备维修室	0.9	0.2		0.14			0.72	2.0
变电室	0.7	0.1		7.30			1	9.1
锅炉房	0.5	3.5		5.73			0.1	9.8
太平间	2.1	0.8		0.22			0.82	3.9
……								
医疗辅助类合计	120	9		30.25			6.8	166.1
院长室	25	2		0.35			4.28	31.6
党委办公室	22	1		0.38			2.96	26.3
财务室	8	0.5		0.28			1.8	10.6
……								
行政后勤类合计	110	6		6.75			17.6	140.4
全院合计	830	267	262	1 580.00		153	161	3 253.0

(2) 将公共费用分摊到各科室
①将退休人员薪酬120万元分摊到各科室：
分摊比例 = 全院应分摊的人员成本/全院在职人员数量 = 120/（1 200 - 200）
= 0.12
各科室应承担人员费用：
医疗服务类科室承担人员费用 = 0.12 × 600 = 72（万元）
医疗辅助类科室承担人员费用 = 0.12 × 200 = 24（万元）
医疗技术类科室承担人员费用 = 0.12 × 120 = 14.4（万元）
管理类科室承担人员费用 = 0.12 × 80 = 9.6（万元）
②将绿化费用8万元在各科室分摊
分摊比例 = 应分摊的费用/全院房屋面积 = 80 000/40 000 = 2（元/平方米）
各科室应承担绿化费用：
医疗服务类科室承担人员费用 = 2 × 30 000 = 6（万元）
医疗辅助类科室承担人员费用 = 2 × 4 500 = 0.9（万元）
医疗技术类科室承担人员费用 = 2 × 3 200 = 0.64（万元）
行政后勤类科室承担人员费用 = 2 × 2 300 = 0.46（万元）
③将煤水电费20万元在各科室分摊
分摊比例 = 应分摊的费用/全院房屋面积 = 200 000/40 000 = 5（元/平方米）
各科室应承担煤水电费：
医疗服务类科室承担煤水电费 = 5 × 30 000 = 15（万元）
医疗辅助类科室承担煤水电费 = 5 × 4 500 = 2.25（万元）
医疗技术类科室承担煤水电费 = 5 × 3 200 = 1.6（万元）
行政后勤类科室承担煤水电费 = 5 × 2 300 = 1.15（万元）
④将房屋修缮费12万元在各科室分摊
分摊比例 = 应分摊的费用/全院房屋面积 = 12 000/40 000 = 3（元/平方米）
各科室应担承房屋修缮费：
医疗服务类科室承担房屋修缮费 = 3 × 30 000 = 9（万元）
医疗辅助类科室承担房屋修缮费 = 3 × 4 500 = 1.35（万元）
医疗技术类科室承担房屋修缮费 = 3 × 3 200 = 0.96（万元）
行政后勤类科室承担房屋修缮费 = 3 × 2 300 = 0.69（万元）
⑤将保卫费4万元在各科室分摊。
分摊比例 = 应分摊的费用/全院房屋面积 = 40 000/40 000 = 1（元/平方米）
各科室应承担保卫费：
医疗服务类科室承担保卫费 = 1 × 30 000 = 3（万元）
医疗辅助类科室承担保卫费 = 1 × 4 500 = 0.45（万元）
医疗技术类科室承担保卫费 = 1 × 3 200 = 0.32（万元）
行政后勤类科室承担保卫费 = 1 × 2 300 = 0.23（万元）

用上述分摊方法进行费用分摊后，成本计算如表6-4：

表6-4　　　　　　　　　　　　　　　　　　　　　　　　　　　　　金额单位：万元

科室名称	成本项目 公共费用分摊					
	退休人员工资 分摊金额	绿化费 分摊金额	煤水电费 分摊金额	修缮费 分摊金额	保卫费 分摊金额	公共费用 分摊合计
呼吸内科	1.80	0.16	0.40	0.24	0.08	2.68
内分泌科	1.20	0.13	0.33	0.20	0.07	1.92
……						
内科小计	8.76	1.00	2.50	1.50	0.50	14.26
神经外科	1.44	0.30	0.75	0.45	0.15	3.09
肝胆外科	2.40	0.24	0.60	0.36	0.12	3.72
……						
外科小计	14.40	1.60	4.00	2.40	0.80	23.20
……						
医疗服务类合计	72.00	6.00	15.00	9.00	3.00	105.00
检验科	1.68	0.04	0.10	0.06	0.02	1.90
医学影像科	0.72	0.09	0.23	0.14	0.05	1.22
……						
医疗技术类合计	14.40	0.64	1.60	0.96	0.32	17.92
设备维修室	0.24	0.01	0.02	0.01	0.00	0.28
变电室	0.24	0.02	0.06	0.04	0.01	0.37
锅炉房	0.24	0.01	0.03	0.02	0.01	0.30
太平间	0.48	0.02	0.04	0.02	0.01	0.57
……						
医疗辅助类合计	24.00	0.90	2.25	1.35	0.45	28.95
院长室	0.36	0.02	0.05	0.03	0.01	0.47
党委办公室	0.36	0.02	0.06	0.04	0.01	0.49
财务室	0.60	0.02	0.04	0.02	0.01	0.69
……						
管理费用合计	9.60	0.46	1.15	0.69	0.23	12.13
分摊费用合计	120.00	8.00	20.00	12.00	4.00	164.00

经上述分配后，各科室成本汇总后如表6-5：

表 6-5   金额单位：万元

成本项目 科室名称	人员经费	卫生材料费	药品费	提取医疗风险基金	固定资产折旧	其他费用		合计
						直接费用	分摊费用	
呼吸内科	12	4	5	0.6	14.40	3.128	2.68	41.81
内分泌科	6	3	4	0.4	9.63	6.192	1.92	31.13
……								
内科小计	58	27	28	7.2	114.50	27.6	14.26	276.56
神经外科	15	6	7	0.8	17.75	3.32	3.09	52.96
肝胆外科	26	8	9	0.9	23.00	4.416	3.72	75.04
……								
外科小计	180	90	75	22.8	186.00	45.36	23.20	622.36
……								
医疗服务类合计	560	240	260	150	575.00	131.2	105.00	2 021.20
检验科		2		0.2	24.50	0.38	1.90	28.98
医学影像科		3		0.4	121.13	0.26	1.22	126.00
……								
医疗技术类合计	40	12	2	3	968.00	5.4	17.92	1 048.32
设备维修室	0.9	0.2			0.14	0.72	0.28	2.24
变电室	0.7	0.1			7.30	1	0.37	9.47
锅炉房	0.5	3.5			5.73	0.1	0.30	10.12
太平间	2.1	0.8			0.22	0.82	0.57	4.50
……								
医疗辅助类合计	120	9			30.25	6.8	28.95	195.00
院长室	25	2			0.35	4.28	0.47	32.10
党委办公室	22	1			0.38	2.96	0.49	26.83
财务室	8	0.5			0.28	1.80	0.69	11.27
……								
行政后勤类合计	110	6			6.75	17.6	12.13	152.48
全院合计	830	267	262	153	1 580.00	161	164.00	3 417.00

根据财务制度的规定，将有关科室费用分三级分摊到医疗服务类科室：

(1) 第一级分摊（管理成本分摊）。将全院行政后勤类科室成本（包括直接计入管理科室成本和公摊费用分摊部分）进行分摊，分摊参数可采用人员比例、内部服务量、工作量等。

①按人员比例分摊：

相关科目成本 = 受益科室在职人员数量 × 相关科目成本/科室在职人员总量

②按内部服务量比例分摊：

相关科目成本 = 受益科室接受内部服务量（科室受益总量）× 相关科目成本总量/接受服务内部价总量（受益对象服务总量）

③按工作量比例分摊：

相关科目成本 = 受益科室工作量 × 相关科目成本总量/接受服务科室工作总量（受益对象工作总量）

【例6-11】接上例，假设行政后勤类科室费用均按人员比例向后分摊，则：

分摊人员经费：

①医疗服务类科室分摊人员经费 = 600/（600 + 120 + 200）× 110
　　　　　　　　　　　　　　 = 600/920 × 110 = 71.749（万元）

②医疗技术类科室分摊人员经费 = 120/（600 + 120 + 200）× 110
　　　　　　　　　　　　　　 = 120/920 × 110 = 14.35（万元）

③医疗辅助类科室分摊人员经费 = 200/（600 + 120 + 200）× 110
　　　　　　　　　　　　　　 = 200/920 × 110 = 23.91（万元）

分摊卫生材料费：

①医疗服务类科室分摊卫生材料费 = 600/（600 + 120 + 200）× 6
　　　　　　　　　　　　　　　 = 600/920 × 6 = 3.913（万元）

②医疗技术类科室分摊卫生材料费 = 120/（600 + 120 + 200）× 6
　　　　　　　　　　　　　　　 = 120/920 × 6 = 0.783（万元）

③医疗辅助类科室分摊卫生材料费 = 200/（600 + 120 + 200）× 6
　　　　　　　　　　　　　　　 = 200/920 × 6 = 1.304（万元）

分摊固定资产折旧费：

①医疗服务类科室分摊固定资产折旧费 = 600/（600 + 120 + 200）× 6.75
　　　　　　　　　　　　　　　　　 = 600/920 × 6.75 = 4.40（万元）

②医疗技术类科室分摊固定资产折旧费 = 120/（600 + 120 + 200）× 6.75
　　　　　　　　　　　　　　　　　 = 120/920 × 6.75 = 0.88（万元）

③医疗辅助类科室分摊固定资产折旧费 = 200/（600 + 120 + 200）× 6.75
　　　　　　　　　　　　　　　　　 = 200/920 × 6.75 = 1.47（万元）

同理，可以将其他直接费用和公共费用进行分摊，得到成本分摊计算表6-6。

表6-6

金额单位：万元

成本项目\科室名称	人员经费			卫生材料费			药品费			提取医疗风险基金			固定资产折旧			其他费用			一级分摊后费用合计		
	直接成本	间接成本	全成本	直接成本	间接成本	全成本	直接成本	间接成本	全成本	直接成本	间接成本	全成本	直接成本	间接成本	全成本	直接成本	间接成本	全成本	直接成本	间接成本	全成本
呼吸内科	12	1.79	13.79	4	0.10	4.10	5		5	1			14.40	0.11	14.51	3.13	3.16	6.29	39.13	5.16	44.29
内分泌科	6	1.20	7.20	3	0.07	3.07	4		4	0			9.63	0.07	9.70	6.19	2.24	8.43	29.22	3.58	32.80
……																					
内科小计	58	8.73	66.73	27	0.48	27.48	28		28	7			114.50	0.54	115.04	27.60	16.62	44.22	262.30	26.37	288.67
神经外科	15	1.43	16.43	6	0.08	6.08	7		7	1			17.75	0.09	17.84	3.32	3.48	6.80	49.87	5.08	54.95
肝胆外科	26	2.39	28.39	8	0.13	8.13	9		9	1			23.00	0.15	23.15	4.42	4.37	8.79	71.32	7.04	78.36
……																					
外科小计	180	14.35	194.35	90	0.78	90.78	75		75	23			186.00	0.88	186.88	45.36	27.08	72.44	599.16	43.09	642.25
医疗服务类合计	560	71.74	631.74	240	3.91	243.91	260		260	150			575.00	4.40	579.40	131.20	124.39	255.59	1 916.20	204.44	2 120.64
检验科		1.67	1.67	2	0.09	2.09	0		0	0			24.50	0.10	24.60	0.38	2.35	2.73	27.08	4.21	31.29
医学影像科		0.72	0.72	3	0.04	3.04	0		0	0			121.13	0.04	121.17	0.26	1.41	1.67	124.79	2.21	127.00
……																					
医疗技术类合计	40	14.35	54.35	12	0.78	12.78	2		2	3			968.00	0.88	968.88	5.40	21.80	27.20	1 030.40	37.81	1 068.21
设备维修室	1	0.24	1.14	0.2	0.01	0.21	0		0	0			0.14	0.01	0.15	0.72	0.35	1.07	1.96	0.61	2.57
变电室	1	0.24	0.94	0.1	0.01	0.11	0		0	0			7.30	0.01	7.31	1.00	0.44	1.44	9.10	0.70	9.80
锅炉房	1	0.24	0.74	3.5	0.01	3.51	0		0	0			5.73	0.01	5.74	0.10	0.36	0.46	9.83	0.62	10.45
太平间	2	0.48	2.58	0.8	0.03	0.83	0		0	0			0.22	0.03	0.25	0.82	0.70	1.52	3.94	1.24	5.18
……																					
医疗辅助类合计	120	23.91	143.91	9	1.30	10.3	0		0	0			30.25	1.47	31.72	6.80	35.41	42.21	166.05	62.09	228.14
分摊后全院总计	720	110.00	830.00	261	6.00	267	262	0	262	153	0	153	1 573.25	6.75	1 580	143.40	181.60	325.00	3 112.65	304.35	3 417.00

(2) 第二级分摊：（医疗辅助成本分摊）。将医疗辅助科室成本（包括直接计入医疗辅助科室成本、公摊费用分摊部分、管理成本分摊部分之和）进行分摊，分摊科室范围包括挂号室、住院处、供应室、供应室、洗衣房等。

分摊参数可采用人员比例、内部服务量、工作量等。本着谁受益谁担负的原则进行分摊（但不向管理类科室及同类别科室分摊）。

①按内部服务量比例分摊：

相关科目成本 = 受益科室接受服务内部价总量（科室受益总量） × 相关科目成本总量/接受服务内部价总量（受益对象服务总量）

②按照工作量比例分摊：

门诊医辅、住院医辅可按照临床科室床/工作日数量分摊。

相关科目成本 = 科室床/工作日总量 × 相关科目成本总量/（全院床/工作日总量）

③按照人员数量比例分摊：

没有工作量的医辅科室分摊按医技科室、直接医疗科室的人数向下分摊。

相关科目成本 = 受益科室在职人员数量 × 相关科目成本/科室在职人员总量

【例6-11】接上例，经第一级分摊后，医疗辅助类科室总费用228.14万元（其中人员经费143.91万元、卫生材料费10.3万元、固定资产折旧费31.72万元、其他费用42.21万元）。假设人员经费、卫生材料费、其他费用仍按人员比例分摊；固定资产折旧费按内部服务量比例（折旧费比例）分摊。

按照人员数量比例分摊人员经费、卫生材料费、其他费用：

①分摊人员经费：

A. 医疗服务类科室分摊人员经费 = 600/（600 + 120）× 143.91

= 600/720 × 143.91

= 119.93（万元）

B. 医疗技术类科室分摊人员经费 = 120/（600 + 120）× 110

= 120/720 × 143.91

= 23.98（万元）

②分摊卫生材料费：

A. 医疗服务类科室分摊卫生材料费 = 600/（600 + 120）× 10.3

= 600/720 × 10.3

= 8.59（万元）

B. 医疗技术类科室分摊卫生材料费 = 120/（600 + 120）× 10.3

= 120/720 × 10.3

= 1.71（万元）

③分摊其他费用：

A. 医疗服务类科室分摊其他费用 = 600/（600 + 120）× 42.21

= 600/720 × 42.21

= 35.17（万元）

B. 医疗技术类科室分摊其他费用 = 120/（600 + 120）×42.21
  = 120/720 × 42.21
  = 7.04（万元）

采用内部服务量比例分摊折旧费：
①分摊系数 = 受益科室折旧额/全部科室折旧额合计。
②计算分摊折旧费：
A. 医疗服务类科室分摊折旧费 = 579.4/（579.4 + 968.88）×31.72
  = 11.87（万元）
B. 医疗技术类科室分摊折旧费 = 968.88/（579.4 + 968.88）×31.72
  = 19.85（万元）

分摊后，得到成本分摊计算表6-7。

(3) 第三级分摊（医技科室成本分摊）。将医疗技术类科室成本（包括直接计入医疗技术科室成本、公摊费用分摊部分、管理成本分摊部分、医疗辅助科室成本分摊部分之和）进行分摊。

分摊参数可采用工作量、业务收入、收入、占用资产、面积等，分摊后形成门诊、住院临床服务类科室的成本等。

①采用工作量分摊方法：
相关科目成本 = 科室床/工作日总量 × 相关科目成本总量/（全部科室床/工作日总量）
②采用业务收入分摊方法：
相关科目成本 = 科室业务收入 × 相关科目成本总量/全部科室业务收入总额
③采用占用资产分摊方法：
相关科目成本 = 科室资产占用量 × 相关科目成本总量/全部科室资产总量

表 6-7　　　　　　　　　　　　　　　　　　　　　　　　　　　　　　　　　　　　　　金额单位：万元

成本项目	人员经费			卫生材料费			药品费			提取医疗风险基金			固定资产折旧			其他费用			一级分摊后费用合计		
科室名称	直接成本	间接成本	全成本	直接成本	间接成本	全成本	直接成本	间接成本	全成本	直接成本	间接成本	全成本	直接成本	间接成本	全成本	直接成本	间接成本	全成本	直接成本	间接成本	全成本
呼吸内科	12	4.79	16.79	4	0.31	4.31	5		5	0.6		0.6	14.4	0.41	14.81	3.13	4.04	7.17	39.13	9.55	48.68
内分泌科	6	3.2	9.2	3	0.21	3.21	4		4	0.4		0.4	9.63	0.27	9.9	6.19	2.83	9.02	29.22	6.5	35.72
……																					
内科小计	58	23.32	81.32	27	1.52	28.52	28		28	7.2		7.2	114.5	2.9	117.4	27.6	20.9	48.5	262.3	48.64	310.94
神经外科	15	3.83	18.83	6	0.25	6.25	7		7	0.8		0.8	17.75	0.46	18.21	3.32	4.18	7.5	49.87	8.72	58.59
肝胆外科	26	6.39	32.39	8	0.42	8.42	9		9	0.9		0.9	23	0.62	23.62	4.42	5.54	9.96	71.32	12.97	84.29
……																					
外科小计	180	38.34	218.34	90	2.5	92.5	75		75	22.8		22.8	186	4.71	190.71	45.36	34.12	79.48	599.16	79.66	678.82
医疗服务类合计	560	191.67	751.67	240	12.5	252.5	260		260	150		150	575	16.27	591.27	131.2	159.57	290.77	1 916.2	380	2 296.2
检验科	4	4.47	4.47	2	0.29	2.29	0		0	0.2		0.2	24.5	0.6	25.1	0.38	3.17	3.55	27.08	8.53	35.61
医学影像科	1.92	1.92		3	0.12	3.12	0		0	0.4		0.4	121.13	2.52	123.65	0.26	1.76	2.02	124.79	6.33	131.12
……																					
医疗技术类合计	40	38.34	78.34	12	2.5	14.5	2		2	3		3	968	20.73	988.73	5.4	28.83	34.23	1 030.4	90.4	1 120.8
……																					
全院费用合计	600	230.01	830.01	252	15	267	262	0	262	153	0	153	1 543	37	1 580	136.6	188.4	325	2 946.6	470.4	3 417

【例 6-12】 接上例，经第二级分摊后，医疗技术类科室总费用 1 120.8 万元（其中人员经费 78.34 万元、卫生材料费 14.5 万元、药品费 2 万元、提取医疗风险准备金 3 万元、固定资产折旧费 988.73 万元、其他费用 34.23 万元）。假设各项费用均按业务收入比例分摊。

分摊人员经费：

根据提取的医疗风险准备金，可以计算出当月医疗服务类科室总收入为 7 500 万元，其中内科 360 万元、外科 1 140 万元。

①内科应分摊人员经费 = 应分摊人员经费 × 内科业务收入 / 全部科室业务收入总额 = 78.34 × 360/7 500 = 3.76（万元）

②外科应分摊人员经费 = 78.34 × 1 140/7 500 = 11.91（万元）

分摊卫生材料费：

①内科应分摊卫生材料费 = 14.5 × 360/7 500 = 0.7（万元）

②外科应分摊卫生材料费 = 14.5 × 1 140/7 500 = 2.204（万元）

分摊药品费：

①内科应分摊药品费 = 2 × 360/7 500 = 0.096（万元）

②外科应分摊药品费 = 2 × 1 140/7 500 = 0.304（万元）

分摊提取医疗风险准备金：

①内科应分摊卫生材料费 = 3 × 360/7 500 = 0.144（万元）

②外科应分摊卫生材料费 = 3 × 1 140/7 500 = 0.456（万元）

分摊固定资产折旧费：

①内科应分摊固定资产折旧费 = 988.73 × 360/7 500 = 47.46（万元）

②外科应分摊固定资产折旧费 = 988.73 × 1 140/7 500 = 150.29（万元）

分摊其他费用 34.23 万元：

①内科应分摊其他费用 = 34.23 × 360/7 500 = 1.64（万元）

②外科应分摊固定资产折旧费 = 34.23 × 1 140/7 500 = 5.20（万元）

经上述分摊后，可以编制医院临床服务类科室全成本表 6-8。

表6-8　医院临床服务类科室全成本表

成本表02表
金额单位：万元

成本项目 科室名称	人员经费 直接成本	人员经费 间接费用	人员经费 全成本	卫生材料费 直接成本	卫生材料费 间接费用	卫生材料费 全成本	药品费 直接成本	药品费 间接费用	药品费 全成本	提取医疗风险基金 直接成本	提取医疗风险基金 间接费用	提取医疗风险基金 全成本	固定资产折旧 直接成本	固定资产折旧 间接费用	固定资产折旧 全成本	其他费用 直接成本	其他费用 间接成本	其他费用 全成本	合计 直接成本	合计 间接成本	合计 全成本
呼吸内科	12	5.1	17.1	4	0.37	4.37	5	0.01	5.01	0.6	0.012	0.612	14.4	4.36	18.76	3.13	4.18	7.31	39.13	14.0032	53.16
内分泌科	6	3.41	9.41	3	0.25	3.25	4	0.01	4.01	0.4	0.008	0.408	9.63	2.91	12.54	6.19	2.92	9.11	29.22	9.4988	38.72
……			0			0			0			0			0			0			0
内科小计	58	27.08	85.08	27	2.22	29.22	28	0.1	28.1	7.2	0.14	7.344	114.5	50.36	164.86	27.6	22.54	50.14	262.3	102.438	364.74
神经外科	15	4.25	19.25	6	0.33	6.33	7	0.01	7.01	0.8	0.016	0.816	17.75	5.73	23.48	3.32	4.36	7.68	49.87	14.6976	64.57
肝胆外科	26	6.86	32.86	8	0.51	8.51	9	0.01	9.01	0.9	0.018	0.918	23	6.55	29.55	4.42	5.75	10.17	71.32	19.6948	91.01
……			0			0			0			0			0			0			0
外科小计	180	50.25	230.25	90	4.7	94.7	75	0.3	75.3	22.8	0.46	23.26	186	155	341	45.36	39.32	84.68	599.16	250.032	849.19
……			0			0			0			0			0			0			0
医疗服务类合计	560	270	830	240	27	267	260	2	262	150	3	153	575	1 005	1 580	131.2	193.8	325	1 916.2	1 500.8	3 417

经过上述成本归集和分配，为进一步对医院临床服务类科室全成本要素及其结构进行分析和监测，确定各科室内部成本管理的重点成本项目，应进一步编制《医院临床服务类科室全成本构成分析表》，以对其重点成本项目进行管理和监控。

【例 6-13】 接上例，根据全成本分析表，可以编制《医院临床服务类科室全成本构成分析表》如表 6-9 所示。

表 6-9　　　　　　　　医院临床服务类科室全成本构成分析表

成本医 03 表

编制单位：　　　　　　　　　　年　　月　　　　　　　　　金额单位：万元

科室名称 成本项目	内科		外科		……		合计	
	金额	%	金额	%	金额	%	金额	%
人员经费	85.08	23.33%	230.25	27.11%			830	24.29%
卫生材料费	29.22	8.01%	94.70	11.15%			267	7.81%
药品费	28.10	7.70%	75.30	8.87%			262	7.67%
固定资产折旧	164.86	45.20%	341.00	40.16%			1 580	46.24%
无形资产摊销								
提取医疗风险基金	7.34	2.01%	23.26	2.74%			153	4.48%
其他费用	50.14	13.75%	84.68	9.97%			325	9.51%
科室全成本合计	364.74	100.00%	849.19	100.00%	0.00	0.00	3 417	100.00%
科室收入	360		1 140				7 500	
收入—成本	-4.74		290.81				4 083	
床日成本								
诊次成本								

诊次和床日成本核算是以诊次、床日为核算对象，将科室成本进一步分摊到门急诊人次、住院床日中，计算出诊次成本、床日成本。

5. 科室成本核算的要求。

（1）医院应健全经营管理机构，并与财务科共同核算科室（部门）成本，加强科室成本考核。

（2）做好科室成本核算基础工作。按科室（部门）设置账户，及时准确地反映物化劳动和活劳动消耗。

（3）加强定额管理。

（4）科室成本核算要与综合评价考核结合起来，达到降低消耗，合理利用卫生资源的目的。

（5）科室成本核算的有关指标要和财务管理指标统一。以科室为责任单位的成本核算，是单位内部的二级核算，科室成本是医院总成本的组成部分，为了使科室成本核算与经济管理考核结合，应按月核对账目数额，并把成本核算指标与财务管理指标衔接并统一。

(二) 医疗服务项目成本核算

医疗服务项目成本核算是以各科室开展的医疗服务项目为对象，归集和分配各项支出，计算出各项目单位成本的过程。其目的是通过核算项目成本，正确计算各项医疗服务的实际消耗，合理制定收费价格，合理安排预算，争取使医疗消耗得到应有补偿。目前，我国医院都是实行按医疗项目收费制度。因此，加强医疗项目的成本管理，是当前医院经营管理的起码要求。

1. 医疗项目成本构成。医疗项目成本的内容可分为六类：

(1) 劳务费用。包括工资、补助工资、职工福利费等；

(2) 公务费用。包括办公费、邮电费等；

(3) 业务费用。包括煤、水、电等消耗；

(4) 药品材料费用。包括中、西药品、试剂及卫生材料的消耗；

(5) 大型仪器设备更新、维护费及一般修购费用；

(6) 低值易耗品消耗。

2. 医疗项目成本核算的原则和要求。一般性服务项目成本核算，要合理摊入劳务性费用。

高科技医疗项目和新技术医疗项目成本核算，要充分体现技术劳务价值。

急救医疗项目及抢救医疗设备的项目成本核算，要以上年度的实际利用率为依据，充分考虑其风险性和技术性价值。

做好医疗项目成本核算的基础工作。目前多数医院的固定资产成本，采取按一定比例提取的方法计算。应随着改革的逐步深化，做到按固定资产的工作量合理计提折旧成本。

加强定额管理。合理的消耗定额，是核算项目成本的重要依据。确定了合理定额，才能确定费用的分摊比例。

医疗项目成本核算，应由单项成本核算逐渐向综合成本核算扩展。

3. 医疗项目成本核算程序和方法。医疗服务项目成本核算的办法是将临床服务类、医疗技术类和医疗辅助类科室的医疗成本向其提供的医疗服务项目进行归集和分摊，分摊参数可采用各项目收入比、工作量等。

医疗项目成本费用分为直接费用和间接费用两部分。直接费用直接计入该医疗项目成本之中；间接费用应按一定标准分摊，计入各有关的医疗项目成本之中。

(1) 直接费用分配办法。

①工资、补助工资、职工福利费：按测算期内各医疗项目的实际劳务消耗计入项目成本中。摊销方法如下：

工资（每小时费用）＝［月平均工资（元）／（月工作日×日工时数）］×单项工作时数

补助工资（每小时费用）＝［月平均补助工资（元）／（月工作日×日工时数）］×单项工作时间×工作人数

职工福利费（每小时费用）＝［月平均职工福利费／（月工作日×日工作时数）］×单项工作时间×工作人数

②业务费：根据业务费发生特点，按以下办法分摊。

水：根据实际消耗，对各种服务项目用水量比例进行估算，按比例分摊。

电：动力用电和照明用电，有计量的按实际消耗分摊；无计量的，根据各服务项目的用电比例进行分摊。

煤：取暖用煤按面积分摊；业务用煤按用汽量比例或按人数分摊。

③低值易耗品：医疗业务所用的低值易耗品和杂项费用，凡能直接计入医疗项目的，按实际支出数分摊；不能直接计入的，按各医疗服务项目工作人员占全院职工总数比例分摊。

④卫生材料费（包括直接用于诊治、处置的药品）：按实际消耗量分别计入各项医疗项目。房屋及大型仪器设备更新、维护费及一般性修购费：根据各医疗项目所占用的固定资产总值，按规定提取标准分别计算，计入各项医疗项目成本之中。

（2）间接费用分摊办法。

①辅助科室费用：包括设备维修室、木工室、变电室、电话室（交换台）、动物室、浴室、洗衣房、锅炉房、缝纫组、污物洗涤消毒室、供应室、图书室、司机班、太平间等部门发生的费用。这些辅助部门的煤、水、电等消耗，有计量表的按实际发生数计算；无计量表的按一定比例计算。

②管理费用计算部门：包括院长室、党委办公室、工会及各职能科室所发生的费用。

以上间接费用的分摊公式：

某类应分摊的间接费用＝计算期内间接费用额×该类间接费用的分配率

间接费用分配率＝某类（间接费用）发生部门人数／医疗、护理、药剂、制剂部门人数之和×100%

4. 单项医疗项目成本计算。单项医疗项目是指门诊、急诊、住院、手术及各医技科室的各项检查、治疗项目的单项成本。其固定资产成本摊销计算方法如下：

挂号＝固定资产修购费×应提比率／测算期内总工作量×单项医疗项目实际工作量

住院＝固定资产修购费×应提比率／测算期内总工作量×单项医疗项目实际工作量

手术＝固定资产修购费×应提比率／测算期内手术室核定的总工时数×单项医疗项目手术时间

检诊、治疗项目（每小时费用）＝固定资产修购费×应提比率／（年工作日×日工作时数）×单项工作时数

（三）病种成本核算

病种成本核算是以病种为核算对象，按一定流程和方法归集相关费用计算病种成本的过程。核算办法是将为治疗某一病种所耗费的医疗项目成本、药品成本及单独收费材料成本进行叠加。

1. 病种病例分型。病种医疗成本可按不分型的综合病种医疗成本核算。但是，这

样核算的病种医疗成本是"病例组合"内涵很不完整的医疗成本。由于在同一种病种之中，因其病情轻重、合并症有无和多少，以及医疗技术手段等显著差异，其医疗消耗大不相同，其成本必然有很大差别。因此，最好是进行病种分型的病种医疗成本核算。就是对每个病种都按分型标准，各分为Ⅰ A、B、C三种类型，分别进行医疗成本核算。

2. 病种医疗成本核算方法。病种医疗成本核算有两种方法：一是历史成本法。就是通过病种或病种病例分型的医疗成本的回顾调查，进行病种成本核算。二是标准成本法。就是对每个病种按病例分型制订规范化的诊疗技术方案；再根据诊疗方案所需医疗服务项目的标准成本核算病种医疗成本。

3. 历史成本法技术路线。历史成本法的主要特点，是必须进行较为大样本的病例回顾调查，以调查资料为依据，进行医疗技术项目归集，以计算出项目成本；同时将间接成本（即所谓非项目科室所发生的成本），按一定的分摊系数分配到病种医疗成本中，最后归集为病种医疗成本；并将回顾调查的实际费用与核算的病种医疗成本加以对比分析。

4. 标准成本法技术路线。标准成本法的主要特点是具有标准化要素，并与小样本病例回顾调查进行对比分析，可节省大样本病例回顾调查所需人力、物力。

标准成本法的优点是：既能使病种医疗成本计算科学合理；又具有保证医疗质量的意义。

首先强调病种的疾病诊断标准及病种病例分型标准化。

通过制定"病种（分型）的诊疗技术方案"，使医疗技术项目标准化。"病种诊疗技术方案"的具体内容即诊疗技术项目。每个诊疗技术项目均分为A、B、C三型填写具体剂量或使用次数和天数；手术治疗分A、B、C三型填写手术等级和麻醉方法；护理栏分A、B、C三型填写各级护理天数。在检诊技术项目中，包括X线检查、B超、CT、MRI、心电图、心向量、超声心动、肺功能、心导管检查等，以及其他仪器检诊。在治疗技术项目中，包括中医中药治疗；治疗处置栏内包括吸氧、胸穿、腰穿、骨髓穿刺、换药和各种急救治疗等；仪器设备及其他治疗栏内包括放射治疗、理疗、高压氧舱、按摩、针灸以及碎石机治疗和心理治疗等。

制订标准住院天数。每个病种的平均住院天数分为A、B、C三型。对不易治愈的慢性病，病人住院天数不易制订标准，均按必要完成的检诊项目或完成若干疗程的平均住院天数测算。

最后，根据全国或者本地区医疗收费标准统一划价，测算出病种病例的医疗成本。

5. 病种成本核算的基本步骤。

（1）核算院级成本。首先核算院级总成本，院级总成本包括医疗总成本和药品总成本，医疗总成本和药品成本可以划分门诊和住院两部分。

（2）进行科室成本核算。按院级总成本指标，分解到有关科室，以科室为核算单位，病房包括：住院部、住院结算、住院药房、各病区、手术室、清洁组、被服供应组等科室，各病区、住院药房为直接科室，其他住院辅助科室为间接科室。将住院辅助科室的成本、以及医技科室的成本和手术室的成本，在住院直接科室之间，选择一定的分配标准和方法进行分摊，即求出直接成本科室的总成本。

（3）进行单病种核算。第一步，按单病种设置账户，能直接计入各病种的成本费用直接记入，不能直接计入的成本费用选择合适的方法记入。对单病种成本进行分类，具体可分为：药品费成本、分摊药房成本、手术成本、医技检查成本、分摊科室成本费用。

第二步，将单病种药品费成本，根据实际用药量和库存明细账中各类药品的实际成本，计算单病种药品费成本额。

第三步，分摊药房成本。按单病种用药成本占全部住院用药总成本的比例计算求得，其计算公式为：

$$单病种用药成本占住院药品总成本的百分比 = \frac{单病种药品成本}{住院用药品总成本} \times 100\%$$

单病种分摊住院药房成本 = 住院药房总成本 × 单病用药成本占全部住院用药总成本的百分比

第四步，手术室成本费用，按在手术室做手术的病种所耗用时间比例进一步分摊，（其具体分摊方法参见项目成本核算），然后根据手术室病种成本计算单，将手术室成本费用计入各有关手术单病种成本费用。

第五步，医技检查成本费用，根据各医技检查项目成本费用按单病种实际检查项目计算求得（各医技检查项目成本的核算参考项目成本核算），计入单病种成本费用。

第六步，住院临床科室的成本费用，按单种实际住院日分摊计算求得，其计算方法如下：

单病种分摊病房临床科室成本费用 = 病房临床科室成本费用 ÷ 某科室住院总床日 × 单病种住院床日数

第七步，最后，将有关单病种成本项目进行汇总即可求出单病种总成本。

单病种成本应连续记载汇总，最后将汇总记载的单病种成本除以某病种的住院人数，求出单病种的平均成本费用。

这里需要说明的是，单病种成本核算，需要连续核算记录，不是每月一次计算，时间越长，单病种成本的准确度越高，每月计算病种成本都不会一致，应延长时间，一般按一年度进行单病种成本计算，平时只记录成本费用，对出院人次一定要把握好，因为出院人次是计算单病成本的关键，必须建立健全手续，对业务量相对稳定的医院可以不考虑在院病人数，对业务量不稳定的医院核算时要注意期初在院病人数，与期末病人的比较，根据实际情况酌情对出院人次进行调整，以使计算的单病种成本较为合理。

（四）诊次和床日成本核算

诊次和床日成本核算是以诊次、床日为核算对象，将科室成本进一步分摊到门急诊人次、住院床日中，计算出诊次成本、床日成本。

（五）成本核算应注意的问题

1. 加强医疗成本核算，有利于提高医院经济效益，但这不是最终目的。实施成本核算的最终目的是：既让病人享受高质量、高效率的医疗服务，又能相应降低病人的医疗费用，不应片面地追求降低成本，而使病人利益受损或降低医疗服务质量。

2. 实施医院成本核算会涉及到国家、医院和职工个人等多方面经济利益的调整，须积极、稳妥地进行。既要追求效率，又要兼顾公平，既要考虑国家和病人的根本利益，又要兼顾医院、医务人员利益。

三、医院成本管理方法

成本管理是指医院通过成本核算和分析，提出成本控制措施，降低医疗成本的活动。

（一）树立全成本经营管理理念

在市场经济条件下，医院提高效益的重点只能是降低各项耗费和提高工作效率，因此要把全成本核算看作是结合医院特点和需要开展的一种现代化管理方法。要广泛做好宣传工作，建立健全各项规章制度，形成"自上而下"自主进行成本管理与控制的完整体系，使成本核算逐级扩大和深入，实现从不完全成本核算到完全成本核算的过渡。

（二）医院成本核算理论体系的建设

卫生部门应尽快会同财政部门制定医院成本核算的具体办法，明确规定成本核算范围。同时，医院应根据国家统一的成本核算规定及自身的特点实施这项工作，并选派一定数量的专职成本会计人员负责成本的核算与控制。

（三）做好成本核算基础工作，实行全成本核算

医院实施成本核算和管理的目的是为了降低医疗服务成本，减轻患者负担，增强医院的竞争能力，实现优质、高效、低耗运行。医院应将医疗服务过程中的全部成本费用都纳入成本核算范围，按照受益和配比原则，结合自身实际，因地制宜，采取按人头、按项目分别摊销，以及按工作量或其他合理方法进行分摊，尽量做到在正确反映成本耗费的同时，对相关科室效益的评估和利益分配的影响因素降至最小，最大限度地减少实施全成本核算过程中产生的负面效应。

（四）做好全成本管理的预测和效益分析

医院在实施全成本管理时，要在细化、深化科室成本核算的基础上，建立成本核算指标体系、成本分析评价体系和成本信息体系，做好成本的分析、控制以及效益的分析工作。要根据成本分析评价的结果和标准，对人员工资、各种材料消耗、水电消耗、公务费及设备购置费实现事前控制。要通过对医疗服务质量、服务态度、病人费用水平的考核，强化成本质量的考核管理，实现对医疗服务全过程、全员、全方位的成本控制。同时，还要选择若干医疗服务项目或病种开展项目、病种成本核算，为公立医院进行价格决策和新的补偿机制的建立提供依据，为开展单病种收费管理，降低病人医疗费用提供相关数据。

（五）建立健全成本核算组织，实施全院全员成本管理

医院成本核算是医院经济管理的重要内容，它涉及医院各部门、各科室和每个职工的切身利益，保证成本核算工作的顺利进行，医院要建立成本核算组织。医院成本核算工作应实行院长负责制，以财会部门为中心，由成本会计人员负责，相关部门分工协

作,形成从领导到职工、从行政后勤到临床医技部门,全院全员互相配合的成本核算系统。

(六)提高医院财务管理水平,降低资金运营成本,提高资金运营收益

1. 实行招标采购和定额管理,降低物资成本。在市场经济条件下,医疗卫生行业也被推向市场。对物资成本实施全方位的控制和管理、充分利用各种物资资源,以有效发挥有限资金的使用效率、降低医院的物资成本。要加强对物资供应的审计、监督,控制、把握物资采购费用,坚持完善物资定额管理。

2. 加快人事和分配制度改革,降低人力资源成本。在医院成本构成中,人员经费占有相当高的比重。加快医院人事和分配制度改革,减少人员经费支出,实现减员增效,是降低医院成本的重要途径之一。

3. 积极筹集和有效运用资金,降低资金成本。随着医院的不断发展,如何筹集和运用资金,合理降低资金成本,已成为医院经营管理工作的重要内容。要严格控制资金投资方向,把资金投入到风险较低、收益率较高的项目上,切实增强资金运用的效果,保持合理的医院负债结构。

4. 强化现金管理,及时分析现金流量动态。在成本管理中应及时掌握医院现金流量信息,分析医院投资、融资、筹资对经济运行情况产生的影响,评价医院的偿债能力、支付能力以及资金的需求量,提高资金的使用效率。

(七)提高医院经营管理水平,降低非生产性管理成本

降低管理成本应主要做好以下工作:一是加强应收款项的管理,真正减少坏账损失;二是加快医院信息系统建设,推进医院管理的规范化、网络化和一体化,提高工作质量和效率;三是深化后勤部门改革,本着对内搞好保障、对外开放经营的原则,对医院食堂、幼儿园、洗衣房、水电维修等后勤部门,实行单独核算、自主经营、自负盈亏,推进后勤服务社会化,使后勤部门由管理型服务转向经营型服务,以减少非生产性成本。

(八)推行"目标成本"管理,做好成本控制分析

目标成本的控制是从投入到产出的完整的成本控制体系。因此,推行"目标成本"管理必须让医院的员工参与管理,把成本确定的目标变为员工的自觉行动,这种内在激励机制对医疗质量和工作效率的提高具有保障和促进作用。搞好目标成本管理先要建立目标成本管理组织体系,把目标成本管理纳入医院日常工作范畴,分析目标成本执行情况,定期考核目标成本,根据成本管理指标,结合工作量和相应的固定费用、变动等情况,将指标落实到人,并采取奖罚措施。

为了控制成本,还应善于分析与比较,从比较中找出差距,得出的成本数据要进行比较和分析之后才有实际意义,比较既包括各科室之间成本控制绩效的比较,也包括不同年度成本控制成果的比较,还包括同行业成本的比较。

第七章 医院财务会计报告

第一节 医院财务会计报告概述

一、医院财务报告的定义与构成

财务报告是指反映医院一定时期的财务状况和业务开展成果的总括性书面文件，包括资产负债表、收入支出总表、业务收入支出明细表、财政补助收支明细情况表、基本建设收入支出表、现金流量表、净资产变动表、有关附表、会计报表附注以及财务情况说明书。

财务情况说明书主要说明医院的业务开展情况、预算执行情况、财务收支状况、成本控制情况、负债管理情况、资产变动及利用情况、基本建设情况、绩效考评情况、对本期或下期财务状况发生重大影响的事项、专项资金的使用情况以及其他需要说明的事项。

会计报表目录如表7-1所示。

表7-1　　　　　　　　　　会 计 报 表 目 录

编　号	会计报表名称	编制期
会医01表	资产负债表	月度、季度、年度
会医02表	收入费用总表	月度、季度、年度
会医02表附表01	医疗收入费用明细表	月度、季度、年度
会医03表	现金流量表	年度
会医04表	财政补助收支情况表	年度

二、医院会计报表的分类

医院会计报表可以按不同的标志进行分类。

1. 会计报表按编报时间划分，可以分为月报表、季报表和年报表。月报表要求简明，年报则要求指标充分和信息完全完整，季报表则介于月报与年报之间。

2. 会计报表按照其反映的内容划分，可以分为动态会计报表和静态会计报表。动态会计报表是指反映一定时期内资金耗费和资金收回的报表，如"收入支出总表"。静态报表是指反映资产、负债和净资产的会计报表，如"资产负债表"反映一定时点医院资产总额、资产的构成和来源渠道，即从资产总量反映医院财务状况。

3. 会计报表按照报送对象划分，可以划分为对外报送的会计报表和内部使用的会计报表，医院向外报送的会计报表有"资产负债表"、"收入支出总表"、"医疗收支明细表"、"药品收支明细表"、"基金变动表"等。内部使用的会计报表，是指医院根据内部管理需要和主管部门的要求自行设计编报的会计报表，如"管理费用明细表"、"其他收支明细表"等。

三、财务报表列报的基本要求

按照《医院会计制度》的规定，医院应当按月度、季度、年度向上级主管部门和财政部门报送财务报告，编制财务报告时，应遵循以下基本要求。

（一）便于理解

会计报表的可理解性是指其提供的会计信息应该为使用者所理解。医院对外公布的会计报表是提供给广大使用者的，会计报表的使用者通过阅读医院的会计报表来了解医院过去、现在和未来的财务信息资料，从而取得自己投资决策所需要的有关信息。因此，医院编制的会计报表应当容易理解，否则，会计报表使用者就不能作出可靠的判断，甚至有可能会作出错误的决策。当然，会计报表"便于理解"的要求是建立在会计报表使用者具有一定的会计报表阅读能力的基础上的。

（二）内容完整

财务报告应全面完整地反映医院的财务状况和经营成果，提供全面完整的会计信息。《医院会计制度》规定，医院向外报送的会计报表种类、项目基本上能够反映医院的一般财务状况和业务成果。医院不能任意取舍，必须按照要求填报齐全。医院某些重要资料，如果报表的规定项目内容不能包括，应在附表、附注以及其他形式加以说明。

（三）真实可靠

医院会计作为一个信息系统，必须如实反映医院的财务状况和经营成果。因此，医院编制的对外公布的会计报表为了满足不同的使用者对会计信息资料的要求，便于使用者根据所提供的有关资料对自己的投资行为作出决策、判断，会计报表所提供的数据必须做到真实可靠。如果会计报表所提供的财务信息不能做到真实可靠，或者提供虚假的财务信息，这样的会计报表就不可能发挥会计应有的作用，甚至会误导会计报表的使用者，使他们对医院的财务状况和经营情况不能作出正确的判断，造成决策失误，损害报表使用者的利益。

（四）及时列报

财务报告须及时编制与报送，只有这样，才有利于报告使用者使用。如果编制和报送不及时，便有可能延误使用者的决策，使财务报告失去应有的价值。

按照目前的有关规定，月度中期财务会计报告应当于月度终了后6日内（节假日顺延，下同）对外提供，季度中期财务会计报告应当于季度终了后15日内对外提供，半年度中期财务会计报告应当于年度中期结束后60日内（相当于2个连续的月份）对外提供，年度财务会计报告应当于年度终了后 4 个月内对外提供。

（五）相关可比

相关可比是指会计报表提供的财务信息必须与会计报表使用者的决策需要有关，并且具有可比性。因此，企业在编制会计报表时，应做到提供的财务信息能够使会计报表的使用者了解企业过去、现在的财务状况和经营情况以及未来的变化趋势，并提供给会计报表使用者有关的可比信息。

可比性要求医院提供的会计信息应当相互可比。这主要包括两层含义：

1. 同一医院不同时期可比，即同一医院不同时期发生的相同或者相似的交易或者事项，应当采用一致的会计政策，不得随意变更。这样便于比较医院在不同时期的财务报告信息，全面、客观地评价过去、预测未来，从而做出决策。

2. 不同医院相同会计期间可比，即不同医院同一会计期间发生的相同或者相似的交易或者事项，应当采用规定的会计政策，确保会计信息口径一致、相互可比。这样便于投资者等财务报告使用者评价不同医院的绩效，并从中做出正确的抉择。

四、会计报表编制的应注意的问题

1. 医院对外提供的年度财务报告应按有关规定经过注册会计师审计。

医院对外提供的财务报告的内容、会计报表的种类和格式、会计报表附注应予披露的主要内容等，由《医院会计制度》规定；医院内部管理需要的会计报表由医院自行规定。

2. 医院财务报告中的会计报表包括资产负债表、收入费用总表、现金流量表、财政补助收支情况表以及有关附表。

医院应当根据本制度有关会计报表的编制基础、编制依据、编制原则和方法的要求，对外提供真实、完整的会计报表。医院不得违反规定，随意改变会计报表的编制基础、编制依据、编制原则和方法，不得随意改变本制度规定的会计报表有关数据的会计口径。

医院会计报表应当根据登记完整、核对无误的账簿记录和其他有关资料编制，要做到数字真实、计算准确、内容完整、报送及时。

3. 医院会计报表附注是为便于会计报表使用者理解会计报表的内容而对会计报表的编制基础、编制依据、编制原则和方法及主要项目等所作的解释。医院会计报表附注至少应当包括下列内容：

（1）遵循《医院会计制度》的声明；

（2）重要会计政策、会计估计及其变更情况的说明；

（3）重要资产转让及其出售情况的说明；

（4）重大投资、借款活动的说明；

（5）会计报表重要项目及其增减变动情况的说明；

（6）以前年度结余调整情况的说明；

（7）有助于理解和分析会计报表需要说明的其他事项。

4. 医院财务情况说明书至少应当对医院的下列情况做出说明：
（1）业务开展情况；
（2）年度预算执行情况；
（3）资产利用、负债管理情况；
（4）成本核算及控制情况；
（5）绩效考评情况；
（6）需要说明的其他事项。
医院财务情况说明书中对上述事项（4）的说明应附有成本报表（成本报表参考格式参见本书第六章第三节）。

5. 医院对外提供的财务报告应当由单位负责人和主管会计工作的负责人、会计机构负责人（会计主管人员）签名并盖章；设置总会计师的单位，还应当由总会计师签名并盖章。

五、财务报告的作用

医院日常的会计核算，虽然可以提供反映医院经济业务的财务收支情况，但是，反映在会计会计和账簿上的资料是比较分散的，不便理解和利用，很难满足资金提供者、债权人和社会有关方面了解医院会计信息的需要，也难满足医院领导加强内部经济管理的需要。因此，需要在日常会计核算的基础上，根据会计信息使用者的需要，定期对日常会计资料进行加工处理和分类，形成财务报告；总括、综合、清晰地对外揭示或表述医院的财务状况和业务活动成果以及财务收支情况。

编制财务报告是会计循环程序的最后一个步骤，它是根据会计账簿中所记录的各种核算资料加以整理、汇总、加工而完成的有着内在联系、相互配合、互为补充的一套有机整体性和综合性信息资料。

财务报告主要是提供有助于作出各种经济决策的信息，如医院的经济资源和这些经济资源变动及其结果的信息，报告期内医院的资产、负债和净资产变动及其结果的信息，医院变现能力和偿债能力的信息，向医院资源提供者报告如何使用资源和使资源保值、增值的信息等。根据医院财务报告所提供的信息，可以考核、分析、评价医院经济工作的质量，分析、研究、预测医院经济前提，以利做出决策，并加强会计管理。

1. 医院本身决策者——医院的理（董）事会可以通过财务报告了解医院财务状况和报告期内的财务成果，总结医院经济管理的经验教训，剖析、评价医院经济情况，进一步找出薄弱环节，从而研究改善医院经济管理，确定发展方向和决策。

2. 国家有关部门、社会有关方面，可以通过财务报告掌握医院经济活动和财务收支状况，检查医院预算执行情况，考核医院对财经纪律、法规、制度的遵守情况，分析不同类型、不同地区、不同规模医院在经济运营中存在的问题，作为确定医院发展和预算收支的依据，以利于宏观调控。

3. 基金提供者可以从财国报告中取得自己所关心的医院有关经济资源和经济义务等方面的财务信息和医院资金的使用及其业务开展情况；投资者和债权人则可以用财务

报告来判断医院在剧烈竞争的市场环境中生存、适应、成长与拓展的能力和取得他们关心的医院偿债能力。

第二节 资产负债表的编制

一、资产负债表概述

资产负债表是反映医院在某一特定日期全部资产、负债和净资产等财务状况的报表。由资产、负债、净资产三部分组成,其基本结构以会计恒等式"资产=负债+净资产"为理论基础,等式左边表示在某一特定日期医院所持有的各项经济资源,等式的右边表示在某一特定日期医院所持有的负债和净资产,表示医院的资金来源。

资产负债表格式如表7-2所示:

表7-2 资产负债表

会医01表

编制单位: ___年___月___日 单位:元

资产	期末余额	年初余额	负债和净资产	期末余额	年初余额
流动资产:			流动负债:		
货币资金			短期借款		
短期投资			应缴款项		
财政应返还额度			应付票据		
应收在院病人医疗款			应付账款		
应收医疗款			预收医疗款		
其他应收款			应付职工薪酬		
减:坏账准备			应付福利费		
预付账款			应付社会保障费		
存货			应交税费		
待摊费用			其他应付款		
一年内到期的长期债权投资			预提费用		
流动资产合计			一年内到期的长期负债		
非流动资产:			流动负债合计		
长期投资			非流动负债:		
固定资产			长期借款		
固定资产原价			长期应付款		
减:累计折旧			非流动负债合计		

续表

资　产	期末余额	年初余额	负债和净资产	期末余额	年初余额
在建工程			负债合计		
固定资产清理			净资产：		
无形资产			事业基金		
无形资产原价			专用基金		
减：累计摊销			待冲基金		
长期待摊费用			财政补助结转（余）		
待处理财产损溢			科教项目结转（余）		
非流动资产合计			本期结余		
			未弥补亏损		
			净资产合计		
资产总计			负债和净资产总计		

二、资产负债表的编制

1. 本表反映医院某一会计期末全部资产、负债和净资产的情况。

2. 本表"年初余额"栏内各项数字，应当根据上年年末资产负债表"期末余额"栏内数字填列。如果本年度资产负债表规定的各个项目的名称和内容同上年度不相一致，应对上年年末资产负债表各项目的名称和数字按照本年度的规定进行调整，填入本表"年初余额"栏内。

3. 本表"期末余额"栏内各项目的内容和填列方法。

（1）"货币资金"项目，反映医院期末库存现金、银行存款、零余额账户用款额度以及其他货币资金的合计数。本项目应当根据"库存现金"、"银行存款"、"零余额账户用款额度"、"其他货币资金"科目的期末余额合计填列。

（2）"短期投资"项目，反映医院期末持有的短期投资的成本金额。本项目应当根据"短期投资"科目的期末余额填列。

（3）"财政应返还额度"项目，反映医院期末财政应返还额度的金额。本项目应当根据"财政应返还额度"科目的期末余额填列。

（4）"应收在院病人医疗款"项目，反映医院期末应收在院病人医疗款的金额。本项目应当根据"应收在院病人医疗款"科目的期末余额填列。

（5）"应收医疗款"项目，反映医院期末应收医疗款的账面余额。本项目应当根据"应收医疗款"科目的期末余额填列。

（6）"其他应收款"项目，反映医院期末其他应收款的账面余额。本项目应当根据"其他应收款"科目的期末余额填列。

（7）"坏账准备"项目，反映医院期末对应收医疗款和其他应收款提取的坏账准备。本项目应当根据"坏账准备"科目的期末贷方余额填列；如果"坏账准备"科目期末为借方余额，则以"-"号填列。

(8)"预付账款"项目，反映医院预付给商品或者服务供应单位等的款项。本项目应当根据"预付账款"科目的期末余额填列。

(9)"存货"项目，反映医院在日常业务活动中持有已备出售给病人用于治疗，或者为了治疗出售仍处在加工（包括自制和委托外单位加工）过程中的，或者将在提供医疗服务或日常管理中耗用的药品、卫生材料、低值易耗品和其他材料。本项目应当根据"库存物资"、"在加工物资"科目的期末余额合计填列。

(10)"待摊费用"项目，反映医院已经支出，但应当由本期和以后各期分别负担的分摊期在1年以内（含1年）的各项费用。本项目应当根据"待摊费用"科目的期末余额填列。

(11)"一年内到期的长期债权投资"项目，反映医院将在1年内（含1年）到期的长期债权投资。本项目应当根据"长期投资——债权投资"明细科目的期末余额中将在1年内（含1年）到期的长期债权投资余额分析填列。

(12)"流动资产合计"项目，按照"货币资金"、"短期投资"、"财政应返还额度"、"应收在院病人医疗款"、"应收医疗款"、"其他应收款"、"预付账款"、"存货"、"待摊费用"、"一年内到期的长期债权投资"项目金额的合计数减去"坏账准备"项目金额后的金额填列。

(13)"长期投资"项目，反映医院持有时间准备超过1年（不含1年）的各种股权性质的投资，以及在1年内（含1年）不能变现或不准备随时变现的债权性质的投资。本项目应当根据"长期投资"科目期末余额减去其中将于1年内（含1年）到期的长期债权投资余额后的金额填列。

(14)"固定资产"项目，反映医院各项固定资产的净值（账面价值）。本项目应当根据"固定资产"科目期末余额减去"累计折旧"科目期末余额后的金额填列。本项目下，"固定资产原价"项目，反映医院各项固定资产的原价，根据"固定资产"科目期末余额填列；"累计折旧"项目，反映医院各项固定资产的累计折旧，根据"累计折旧"科目期末余额填列。

(15)"在建工程"项目，反映医院尚未完工交付使用的在建工程发生的实际成本。本项目应当根据"在建工程"科目的期末余额填列。

(16)"固定资产清理"项目，反映医院因出售、报废、毁损等原因转入清理但尚未清理完毕的固定资产的账面价值，以及固定资产清理过程中所发生的清理费用和清理收入等各项金额的差额。本项目应当根据"固定资产清理"科目的期末借方余额填列；如果"固定资产清理"科目期末为贷方余额，则以"-"号填列。

(17)"无形资产"项目，反映医院持有的各项无形资产的账面价值。本项目应当根据"无形资产"科目期末余额减去"累计摊销"科目期末余额后的金额填列。

本项目下，"无形资产原价"项目，反映医院持有的各项无形资产的账面余额，根据"无形资产"科目期末余额填列；"累计摊销"项目，反映医院各项无形资产已计提的累计摊销，根据"累计摊销"科目期末余额填列。

(18)"长期待摊费用"项目,反映医院已经支出但应由本期和以后各期负担的分摊期限在1年以上(不含1年)的各项费用。本项目应当根据"长期待摊费用"科目的期末余额填列。

(19)"待处理财产损溢"项目,反映医院期末尚未处理的各种财产的净损失或净溢余。本项目应当根据"待处理财产损溢"科目的期末借方余额填列;如果"待处理财产损溢"科目期末为贷方余额,则以"-"号填列。在编制年度资产负债表时,本项目金额一般应为"0"。

(20)"非流动资产合计"项目,按照"长期投资"、"固定资产"、"在建工程"、"固定资产清理"、"无形资产"、"长期待摊费用"、"待处理财产损溢"项目金额的合计数填列。

(21)"资产总计"项目,按照"流动资产合计"、"非流动资产合计"项目金额的合计数填列。

(22)"短期借款"项目,反映医院向银行或其他金融机构等借入的、尚未偿还的期限在1年以下(含1年)的各种借款。本项目应当根据"短期借款"科目的期末余额填列。

(23)"应缴款项"项目,反映医院按规定应缴入国库或应上缴行政主管部门的款项。本项目应当根据"应缴款项"科目的期末余额填列。

(24)"应付票据"项目,反映医院期末应付票据的金额。本项目应当根据"应付票据"科目的期末余额填列。

(25)"应付账款"科目,反映医院期末应付未付账款的金额。本项目应当根据"应付账款"科目的期末余额填列。

(26)"预收医疗款"项目,反映医院向住院病人、门诊病人等预收的医疗款项。本项目应当根据"预收医疗款"科目的期末余额填列。

(27)"应付职工薪酬"项目,反映医院按有关规定应付未付给职工的各种薪酬。本项目应当根据"应付职工薪酬"科目的期末余额填列。

(28)"应付福利费"项目,反映医院按有关规定提取、尚未支付的职工福利费金额。本项目应当根据"应付福利费"科目的期末余额填列。

(29)"应付社会保障费"项目,反映医院按有关规定应付未付给社会保障机构的各种社会保障费。本项目应当根据"应付社会保障费"科目的期末余额填列。

(30)"应交税费"项目,反映医院应交未交的各种税费。本项目应当根据"应交税费"科目的期末余额填列。

(31)"其他应付款"项目,反映医院期末其他应付款金额。本项目应当根据"其他应付款"科目的期末余额填列。

(32)"预提费用"项目,反映医院预先提取的已经发生但尚未实际支付的各项费用。本项目应当根据"预提费用"科目的期末余额填列。

(33)"一年内到期的长期负债"项目,反映医院承担的将于1年内(含1年)偿还的长期负债。本项目应当根据"长期借款"、"长期应付款"科目的期末余额中将在

1年内（含1年）到期的金额分析填列。

（34）"流动负债合计"项目，按照"短期借款"、"应缴款项"、"应付票据"、"应付账款"、"预收医疗款"、"应付职工薪酬"、"应付福利费"、"应付社会保障费"、"应交税费"、"其他应付款"、"预提费用"、"一年内到期的长期负债"项目金额的合计数填列。

（35）"长期借款"项目，反映医院向银行或其他金融机构借入的期限在1年以上（不含1年）的各种借款本息。本项目应当根据"长期借款"科目的期末余额减去其中将于1年内（含1年）到期的长期借款余额后的金额填列。

（36）"长期应付款"项目，反映医院发生的偿还期限在1年以上（不含1年）的各种应付款项。本项目应当根据"长期应付款"科目的期末余额减去其中将于1年内（含1年）到期的长期应付款余额后的金额填列。

（37）"非流动负债合计"项目，按照"长期借款"、"长期应付款"项目金额的合计数填列。

（38）"负债合计"项目，按照"流动负债合计"、"非流动负债合计"项目金额的合计数填列。

（39）"事业基金"项目，反映医院拥有的非限定用途的净资产，主要包括滚存的结余资金和科教项目结余解除限定后转入的金额等。本项目应当根据"事业基金"科目的期末余额填列。

（40）"专用基金"项目，反映医院按规定设置、提取的具有专门用途的净资产。本项目应当根据"专用基金"科目的期末余额填列。

（41）"待冲基金"项目，反映医院使用财政补助、科教项目收入购建固定资产、无形资产或购买药品等物资所形成的，留待计提资产折旧、摊销或领用发出库存物资时予以冲减的基金。本项目应当根据"待冲基金"科目的期末余额填列。

（42）"财政补助结转（余）"项目，反映医院历年滚存的财政补助结转和结余资金，包括基本支出结转、项目支出结转和项目支出结余。本项目应当根据"财政补助结转（余）"科目的期末余额填列。

（43）"科教项目结转（余）"项目，反映医院尚未结项的非财政资助科研、教学项目累计所取得收入减去累计发生支出后的，留待下期按原用途继续使用的结转资金，以及医院已经结项但尚未解除限定的非财政科研、教学项目结余资金。本项目应当根据"科教项目结转（余）"科目的期末余额填列。

（44）"本期结余"项目，反映医院自年初至报告期末止除财政项目补助收支、科教项目收支以外的各项收入减去各项费用后的累计结余。本项目应当根据"本期结余"科目的期末贷方余额填列；"本期结余"科目期末为借方余额时，以"-"号填列。在编制年度资产负债表时，本项目金额应为"0"。

（45）"未弥补亏损"项目，反映医院累计未弥补的亏损。本项目应当根据"结余分配"科目的期末借方余额，以"-"号填列。

（46）"净资产合计"项目，按照"事业基金"、"专用基金"、"待冲基金"、"财政补助结转(余)"、"科教项目结转(余)"、"本期结余"、"未弥补亏损"项目金额的合计数填列。

(47)"负债和净资产总计"项目,按照"负债合计"、"净资产合计"项目金额的合计数填列。

三、资产负债表的编制举例

【例7-1】假设,某医院经过转账调整后,2011年11月30日的资产负债表如表7-3所示。

表7-3　　　　　　　　　　资　产　负　债　表

会医01表

编制单位:××医院　　　　2011年11月30日　　　　单位:万元

资　产	期末余额	年初余额	负债和净资产	期末余额	年初余额
流动资产:			流动负债:		
货币资金	21 568		短期借款	16 528	
短期投资	500		应缴款项	3 600	
财政应返还额度	100		应付票据	596	
应收在院病人医疗款	168		应付账款	5 692	
应收医疗款	460		预收医疗款	621	
其他应收款	500		应付职工薪酬	264	
减:坏账准备	20		应付福利费	80	
预付账款	50		应付社会保障费	110	
存货	1 266		应交税费	251	
待摊费用	100		其他应付款	7 638	
一年内到期的长期债权投资	400		预提费用	82	
流动资产合计	25 092		一年内到期的长期负债	896	
非流动资产:			流动负债合计	36 358	
长期投资	1 250		非流动负债:		
固定资产	10 689		长期借款	5 216	
固定资产原价	15 689		长期应付款	693	
减:累计折旧	5 000		非流动负债合计	5 909	
在建工程	1 400		负债合计	42 267	
固定资产清理	326		净资产:		
无形资产	6 000		事业基金	500	
无形资产原价	8 000		专用基金	500	
减:累计摊销	2 000		待冲基金	200	

续表

资　　产	期末余额	年初余额	负债和净资产	期末余额	年初余额
长期待摊费用	60		财政补助结转（余）	300	
待处理财产损溢	50		科教项目结转（余）	600	
非流动资产合计	19 775		本期结余	500	
			未弥补亏损		
			净资产合计	2 600	
资产总计	44 867		负债和净资产总计	44 867	

该医院 2011 年 12 月份发生如下经济业务：

1. 2011 年 12 月 1 日，医院签发现金支票一张，由出纳人员从银行存款账户提取现金 5 万元作为日常开支，出纳将现金取回后存于保险柜中保管；

2. 2011 年 12 月 1 日，医院将收到的门诊部手术收入款 20 万元存入银行；

3. 2011 年 12 月 1 日，预付全院水电费 120 万元，以银行存款支付；

4. 2011 年 12 月 5 日，医院以融资租赁的形式向租赁公司租入设备一台，该设备价值为 4 800 万元，医院从 2011 年 12 月 1 日起开始租赁，共租赁 4 年，医院每月底需向租赁公司支付租赁费 100 万元；

5. 2011 年 12 月 5 日，医院管理部门负责人杨军出差，上月已预借差旅费 1 万元，现出差回来报销 0.8 万元，交回现金 0.2 万元；

6. 2011 年 12 月 5 日，医院收到财政授权支付到账通知书，以财政授权支付资金发放人员工资，其中应发医务工作人员工资 420 万元，药品研制人员工资 50 万元，离退休人员工资 20 万元，行政管理部门工作人员工资 10 万元；

7. 2011 年 12 月 6 日，医院购买医用超声仪器两台，价值合计 80 万元，设备已验收合格，价款用银行存款支付；

8. 2011 年 12 月 7 日，医院购买西药一批，价值 60 万元，已验收入库，货款以银行存款支付；

9. 2011 年 12 月 9 日，医院收到门诊病人购买的中成药药款 1 万元，并将药款存入银行；药品成本 0.8 万元；

10. 2011 年 12 月 9 日，医院向银行借入短期借款 200 万元，期限 3 个月，年利率为 7.2%，一次还本付息；

11. 2011 年 12 月 10 日，医院行政管理部门用库存现金支付快递费 0.3 万元；

12. 2011 年 12 月 10 日，医院共收到住院部药事服务费 100 万元，存入银行；

13. 2011 年 12 月 10 日，收到财政授权支付到账通知 80 万元，实际支付社保、医保费、住房公积金等共计 50 万元；

14. 2011 年 12 月 11 日，收到与医疗保险机构结算的医疗款 50 万元；

15. 2011 年 12 月 12 日，医院从外地购买中草药一批，价值 30 万元，已验收入库，货款以银行汇票的形式计算；

16. 2011年12月14日，医院以财政授权支付资金购买一批中成药，价值20万元，药品已验收入库；

17. 2011年12月14日，收到上级主管单位拨付的2011年下半学期科教项目——教学项目经费100万元；

18. 2011月12月15日，医院向某贫困地区捐赠西药10 000箱，价值50万元；

19. 2011年12月16日，医院购入持有时间不准备超过一年的三年期国债1 000万元，年利率4.8%，国债买入成本1 000万元，手续费等相关费用为2万元，以银行存款支付；

20. 2011年12月16日，医院收到住院病人李华预交的医疗款3万元；

21. 2011年12月17日，医院向某设备商购买设备一套，价值20万元，医院用银行承兑汇票支付；

22. 2011年12月18日，医院自行成功研制一批西药，已验收合格并入库，该批西药共耗用原材料32万元；

23. 2011年12月18日，医院购买国家发行的5年期国债，票面利率6%，票面价值100万元，计划长期持有；

24. 2011年12月19日，医院购买中草药一批，价值60万元，货款未付；

25. 2011年12月20日，医院采购一批口腔设备，价款合计50万元，已预付货款，设备未收到；

26. 2011年12月20日，以银行存款支付员工福利费20万元；

27. 2011年12月20日，以银行存款支付科教项目——教学项目用非专利技术费用50万元；

28. 2011年12月23日，医院收到预付款采购的口腔设备，验收合格并入库；

29. 2011年12月24日，医院购入一套医疗设备（需要安装），价值80万元，以银行存款支付；

30. 2011年12月26日，住院病人李华出院，在办理出院手续时，医院与李华结算：李华床位费0.5万元，花费手术费1.5万元，西药药费0.3万元，多余的0.7万元退给李华；

31. 2011年12月27日，医院销售1 000盒中成药，共取得药品销售收入1万元，药品成本0.8万元；

32. 医院计划向某技术研究所购买专利技术使用权，期限为10年，全部价费合计6 000万元，用于科技项目研究。2011年12月23日，医院向财政部门申请用款额度，12月29日，收到财政授权支付到账通知书；

33. 2011年12月31日，本月实现住院收入2 600万元（其中，床位收入350万元、诊察收入270万元、检查收入120万元、化验收入180万元、治疗收入450万元、手术收入210万元、护理收入150万元、卫生材料收入85万元、西药药品收入260万元、中成药收入170万元、中草药收入60万元、药事服务费110万元、其他住院收入185万元）；门诊部交来门诊收入2 400万元（其中挂号收入120万元、诊察收入180万元、检查收入420万元、化验收入280万元、治疗收入350万元、手术收入60万元、卫生材料收入95万元、西药药品收入250万元、中成药收入120万元、中草药收入160万元、药事服务费140万元、其他门诊收入225万元），款项均已存入银行；

34. 2011年12月31日，医院在对库存现金清查时，发现现金比账面余额短缺1万元，经查，其中有0.2万元是由于出纳员的失误造成的损失，应由其赔偿，另外的0.8万元无法查明原因，经批准转作"管理费用"处理；

35. 2011年12月31日，医院收到股权投资分配的红利5万元；

36. 2011年12月31日，医院收到所投资单位的股利分配方案，医院应收的长期股权投资利润为100万元；

37. 2011年12月31日，医院对"其他应收款"进行审查，发现有一笔2万元的款项成为坏账，将其确认为坏账损失；

38. 2011年12月31日，收到总务部提交的当月的水电费明细表，当月水电费金额40万元，其中管理部门耗用约占费用总额的1/4、医疗部门耗用约占费用总额的3/4；

39. 2011年12月31日，计提持有的5年期国债利息；

40. 2011年12月31日，以银行存款支付融资租赁设备的租金；

41. 2011年12月31日，医院对固定资产提取折旧60万元，其中管理部门10万元、医药成本50万元；

42. 2011年12月31日，计提短期借款利息；

43. 2011年12月31日，医院摊销无形资产120万元（其中20万元为摊销以财政项目资金购入的无形资产）；

44. 2011年12月31日，以工资总额的14%计提员工福利费、20%计提基本养老保险、10%计提基本医疗保险、2%计提失业保险、0.5%计提工伤保险、12%计提住房公积金；

45. 2011年12月31日结转库存物资，其中药品费——西药510.30万元、药品费——中草药187万元、药品费——中成药233.60万元、卫生材料费144万元（假设耗用库存物资中无财政补助收入和科教补助收入资金形成的库存物资）；

46. 2011年12月31日根据应收医疗款和其他应收款余额的2%补提坏账准备；

47. 2011年12月31日结转财政项目补助收入；

48. 2011年12月31日结转财政项目补助支出；

49. 2011年12月31日结转科教项目收入；

50. 2011年12月31日结转科教项目支出；

51. 2011年12月31日结转收入；

52. 2011年12月31日结转成本费用；

53. 结转财政补助结转（余）；

54. 2011年12月31日科教项目——教学项目已结题，结转科教项目结转（余）；

55. 注销2011.12.31银行对账单中尚有零余额账户用款额度6 030万元；

56. 本期结余转结余分配；

57. 按结余分配贷方余额的 20% 提取职工福利基金；
58. 结转结余分配。

第一步：根据以上经济业务，编制会计分录如下：

1. 借：库存现金　　　　　　　　　　　　　　　　　　5
       贷：银行存款　　　　　　　　　　　　　　　　　　　5
2. 借：银行存款　　　　　　　　　　　　　　　　　　20
       贷：医疗收入——门诊收入 ——手术收入　　　　　　20
3. 借：待摊费用——预付水电费　　　　　　　　　　120
       贷：银行存款　　　　　　　　　　　　　　　　　120
4. 借：固定资产——某医疗设备　　　　　　　　　4 800
       贷：长期应付款——A 租赁公司　　　　　　　　4 800
5. 借：库存现金　　　　　　　　　　　　　　　　　0.2
       管理费用——差旅费　　　　　　　　　　　　　0.8
       贷：其他应收款　　　　　　　　　　　　　　　　　1
6. 借：零余额账户用款额度　　　　　　　　　　　500
       贷：财政补助收入——基本支出　　　　　　　　　500
   借：医疗业务成本——人员经费　　　　　　　　420
       在加工物质——自制物资——直接人工　　　　 50
       管理费用——人员经费　　　　　　　　　　　　30
       贷：应付职工薪酬　　　　　　　　　　　　　　　500
   借：应付职工薪酬　　　　　　　　　　　　　　500
       贷：零余额账户用款额度　　　　　　　　　　　　500
7. 借：固定资产　　　　　　　　　　　　　　　　　80
       贷：银行存款　　　　　　　　　　　　　　　　　　80
8. 借：库存物资——药品——药库——西药　　　　60
       贷：银行存款　　　　　　　　　　　　　　　　　　60
9. 借：库存现金　　　　　　　　　　　　　　　　　　1
       贷：医疗收入——门诊收入——药品收入——中成药　1
   借：银行存款　　　　　　　　　　　　　　　　　　1
       贷：库存现金　　　　　　　　　　　　　　　　　　1
   借：医疗业务成本——药品费——中成药　　　　0.8
       贷：库存物资——药品——药房——中成药　　　0.8
10. 借：银行存款　　　　　　　　　　　　　　　　200
        贷：短期借款　　　　　　　　　　　　　　　　　200
11. 借：管理费用——办公费　　　　　　　　　　　0.3
        贷：库存现金　　　　　　　　　　　　　　　　　0.3
12. 借：银行存款　　　　　　　　　　　　　　　　100

　　　　　贷：医疗收入——住院收入——药事服务费收入　　　　100
13. 借：零余额账户用款额度　　　　　　　　　　　　　　80
　　　　　贷：财政补助收入——基本支出　　　　　　　　　　80
　　　借：应付社会保障费　　　　　　　　　　　　　　　　50
　　　　　贷：零余额账户用款额度　　　　　　　　　　　　　50
14. 借：银行存款　　　　　　　　　　　　　　　　　　　50
　　　　　贷：应收医疗款——××社会保险机构　　　　　　　50
15. 借：库存物资——药品——药库——中草药　　　　　　30
　　　　　贷：其他货币资金——银行汇票存款　　　　　　　　30
16. 借：零余额账户用款额度　　　　　　　　　　　　　　20
　　　　　贷：财政补助收入——项目支出　　　　　　　　　　20
　　　借：库存物资——药品——药库——中成药　　　　　　20
　　　　　贷：待冲基金——待冲财政基金　　　　　　　　　　20
　　　借：财政项目补助支出　　　　　　　　　　　　　　　20
　　　　　贷：零余额账户用款额度　　　　　　　　　　　　　20
17. 借：银行存款　　　　　　　　　　　　　　　　　　　100
　　　　　贷：科教项目收入——教学项目收入　　　　　　　　100
18. 借：其他支出——捐赠支出　　　　　　　　　　　　　50
　　　　　贷：库存物资——药品——药库——西药　　　　　　50
19. 借：短期投资——短期债券投资　　　　　　　　　　　1 002
　　　　　贷：银行存款　　　　　　　　　　　　　　　　　1 002
20. 借：库存现金　　　　　　　　　　　　　　　　　　　3
　　　　　贷：预收医疗款——住院病人——李华　　　　　　　3
21. 借：固定资产　　　　　　　　　　　　　　　　　　　20
　　　　　贷：应付票据——银行承兑汇票　　　　　　　　　　20
22. 借：库存物资——药品——药库——西药　　　　　　　82
　　　　　贷：在加工物资——自制物资——直接材料　　　　　32
　　　　　　　在加工物资——自制物资——直接人工　　　　　50
23. 借：长期投资——债权投资　　　　　　　　　　　　　100
　　　　　贷：银行存款　　　　　　　　　　　　　　　　　100
24. 借：库存物资——药品——药库——中草药　　　　　　60
　　　　　贷：应付账款　　　　　　　　　　　　　　　　　60
25. 借：预付账款　　　　　　　　　　　　　　　　　　　50
　　　　　贷：银行存款　　　　　　　　　　　　　　　　　50
26. 借：应付福利费　　　　　　　　　　　　　　　　　　20
　　　　　贷：银行存款　　　　　　　　　　　　　　　　　20
27. 借：科教项目支出——教学项目支出　　　　　　　　　50

	贷：银行存款		50
	借：无形资产——非专利技术		50
	贷：待冲基金——待冲科教项目基金		50
28.	借：固定资产		50
	贷：预付账款		50
29.	借：在建工程——某医疗设备		80
	贷：银行存款		80
30.	借：预收医疗款——住院病人——李华		3
	贷：医疗收入——住院收入——床位收入		0.5
	医疗收入——住院收入——手术收入		1.5
	医疗收入——住院收入——药品收入——西药		0.3
	库存现金		0.7
31.	借：医疗业务成本——药品费——中成药		0.8
	贷：库存物资——药品——药房——中成药		0.8
	借：库存现金		1
	贷：医疗收入——门诊收入——药品收入——中成药		1
32.	借：零余额账户用款额度		6 000
	贷：财政补助收入——项目支出（科技项目）		6 000
33.	借：银行存款		5 000
	贷：医疗收入——住院收入——床位收入		350
	——住院收入——诊察收入		270
	——住院收入——检查收入		120
	——住院收入——化验收入		180
	——住院收入——治疗收入		450
	——住院收入——手术收入		210
	——住院收入——护理收入		150
	——住院收入——卫生材料收入		85
	——住院收入——药品收入——西药		260
	——住院收入——药品收入——中成药		170
	——住院收入——药品收入——中草药		60
	——住院收入——药事服务费收入		110
	——住院收入——其他住院收入		185
	医疗收入——门诊收入——挂号收入		120
	——门诊收入——诊察收入		180
	——门诊收入——检查收入		420
	——门诊收入——化验收入		280
	——门诊收入——治疗收入		350

	——门诊收入——手术收入	60
	——门诊收入——卫生材料收入	95
	——门诊收入——药品收入——西药	250
	——门诊收入——药品收入——中成药	120
	——门诊收入——药品收入——中草药	160
	——门诊收入——药事服务费收入	140
	——门诊收入——其他门诊收入	225

34. 借：其他应收款　　　　　　　　　　　　　　0.2
　　　管理费用——其他　　　　　　　　　　　　0.8
　　贷：库存现金　　　　　　　　　　　　　　　　　1
35. 借：银行存款　　　　　　　　　　　　　　　　5
　　贷：其他收入——投资收益　　　　　　　　　　　5
36. 借：其他应收款　　　　　　　　　　　　　　100
　　贷：其他收入——投资收益　　　　　　　　　　100
37. 借：坏账准备　　　　　　　　　　　　　　　　2
　　贷：其他应收款　　　　　　　　　　　　　　　　2
38. 借：医疗业务成本——水电费　　　　　　　　30
　　　管理费用——水电费　　　　　　　　　　　10
　　贷：待摊费用——预付水电费　　　　　　　　　40
39. 借：长期投资——债权投资——应收利息　　　0.5
　　贷：其他收入——投资收益　　　　　　　　　　0.5
40. 借：长期应付款——A租赁公司　　　　　　　100
　　贷：银行存款　　　　　　　　　　　　　　　　100
41. 借：医疗业务成本——固定资产折旧　　　　　50
　　　管理费用——折旧费　　　　　　　　　　　10
　　贷：累计折旧　　　　　　　　　　　　　　　　60
42. 借：管理费用——其他费用——借款利息　　　0.88
　　贷：预提费用　　　　　　　　　　　　　　　　0.88
43. 借：管理费用——摊销无形资产　　　　　　100
　　　待冲基金——待冲财政基金　　　　　　　　20
　　贷：累计摊销　　　　　　　　　　　　　　　　120
44. 计提福利费及社会保障款
　　借：医疗业务成本——人员经费　　　　　　245.7
　　　在加工物资——自制物资——直接人工　　29.25
　　　管理费用——人员经费　　　　　　　　　17.55
　　贷：应付福利费　　　　　　　　　　　　　　　70
　　　　应付社会保障费　　　　　　　　　　　　222.5

45. 结转库存物资
借：医疗业务成本——药品费——西药　　　　　　　　　510.30
　　医疗业务成本——药品费——中草药　　　　　　　　187
　　医疗业务成本——药品费——中成药　　　　　　　　233.60
　　医疗业务成本——卫生材料费　　　　　　　　　　　144
　贷：库存物资——药品——药库——西药　　　　　　　510.30
　　　库存物资——药品——药库——中草药　　　　　　187
　　　库存物资——药品——药库——中成药　　　　　　233.60
　　　库存物资——卫生材料　　　　　　　　　　　　　144
46. 补提坏账准备
借：管理费用——坏账准备　　　　　　　　　　　　　　2.14
　贷：坏账准备　　　　　　　　　　　　　　　　　　　2.14
47. 结转财政项目补助收入
借：财政补助收入——项目支出　　　　　　　　　　　　6 020
　贷：财政补助结转（余）——财政补助结转（项目支出结转）　6 020
48. 结转财政项目补助支出
借：财政补助结转（余）——财政补助结转（项目支出结转）　20
　贷：财政项目补助支出　　　　　　　　　　　　　　　20
49. 结转科教项目收入
借：科教项目收入——教学项目收入　　　　　　　　　　100
　贷：科教项目结转（余）——教学项目结余　　　　　　100
50. 结转科教项目支出
借：科教项目结转（余）——教学项目结余　　　　　　　50
　贷：科教项目支出——教学项目支出　　　　　　　　　50
51. 结转收入
借：财政补助收入——基本支出　　　　　　　　　　　　580
　　其他收入——投资收益　　　　　　　　　　　　　　105.5
　　医疗收入——门诊收入——挂号收入　　　　　　　　120
　　　　　　——门诊收入——化验收入　　　　　　　　280
　　　　　　——门诊收入——检查收入　　　　　　　　420
　　　　　　——门诊收入——其他门诊收入　　　　　　225
　　　　　　——门诊收入——手术收入　　　　　　　　80
　　　　　　——门诊收入——卫生材料收入　　　　　　95
　　　　　　——门诊收入——药品收入——西药　　　　250
　　　　　　——门诊收入——药品收入——中草药　　　160
　　　　　　——门诊收入——药品收入——中成药　　　122
　　　　　　——门诊收入——药事服务费收入　　　　　140

——门诊收入——诊察收入	180
——门诊收入——治疗收入	350
医疗收入——住院收入——床位收入	350.5
——住院收入——护理收入	150
——住院收入——化验收入	180
——住院收入——检查收入	120
——住院收入——其他住院收入	185
——住院收入——手术收入	211.5
——住院收入——卫生材料收入	85
——住院收入——药品收入——西药	260.3
——住院收入——药品收入——中草药	60
——住院收入——药品收入——中成药	170
——住院收入——药事服务费收入	210
——住院收入——诊察收入	270
——住院收入——治疗收入	450
贷：本期结余	5 809.8

52. 结转成本费用

借：本期结余	2 044.67
贷：管理费用——摊销无形资产	100
管理费用——其他	0.8
管理费用——人员经费	47.55
管理费用——差旅费	0.8
管理费用——办公费	0.3
管理费用——其他费用——借款利息	0.88
管理费用——水电费	10
管理费用——折旧费	10
管理费用——坏账准备	2.14
其他支出——捐赠支出	50
医疗业务成本——人员经费	665.7
医疗业务成本——固定资产折旧	50
医疗业务成本——水电费	30
医疗业务成本——卫生材料费	144
医疗业务成本——药品费——西药	510.30
医疗业务成本——药品费——中草药	187
医疗业务成本——药品费——中成药	235.20

53. 结转财政补助结转（余）

借：本期结余	30

  贷：财政补助结转（余）——财政补助结转（基本支出结转）   30

54. 结转科教项目结转（余）

借：科教项目结转（余）——教学项目结余   50
  贷：事业基金   50

55. 注销 2011 年 12 月 31 日银行对账单中尚有零余额账户用款额度 6 030 万元。

借：财政应返还额度——财政授权支付   6 030
  贷：零余额账户用款额度   6 030

56. 本期结余转结余分配

借：本期结余   4 235.13
  贷：结余分配   4 235.13

57. 按结余分配贷方余额的 20% 提取职工福利基金。

借：结余分配（提取职工福利基金）   847.03
  贷：专用基金   847.03

58. 结转结余分配。

借：结余分配（转入事业基金）   3 350.62
  贷：事业基金   3 350.62

第二步：根据会计分录登记 T 字形账户如下（单位：万元）：

库存现金

(1)	5	(9)	1
(5)	0.2	(11)	0.3
(9)	1	(30)	0.7
(20)	3	(34)	1
(31)	1		
借方发生额合计：	10.2	贷方发生额合计：	3

银行存款

(2)	20	(1)	5
(9)	1	(3)	120
(10)	200	(7)	80
(12)	100	(8)	60
(14)	50	(19)	1002
(17)	100	(23)	100
(33)	5 000	(25)	50
(35)	-5	(26)	20
		(27)	50
		(29)	80
		(40)	100
借方发生额合计：	5 476	贷方发生额合计：	1 667

零余额账户用款额度

(6)	500	(6)	500
(13)	80	(13)	50
(16)	20	(16)	20
(32)	6 000	(55)	6 030
借方发生额合计：	6 600	贷方发生额合计：	6 600

其他货币资金——银行汇票存款

		(15)	30
		贷方发生额合计：	30

短期投资

(19)	1 002		
借方发生额合计：	1 002		

财政应返还额度——财政授权支付

(55)	6 030		
借方发生额合计：	6 030		

应收医疗款

		(14)	50
		贷方发生额合计：	50

其他应收款

(34)	0.2	(5)	1
(36)	100	(37)	2
借方发生额合计：	100.2	贷方发生额合计：	3

坏账准备

(37)	2	(46)	2.14
借方发生额合计：	2	贷方发生额合计：	2.14

预付账款

(25)	50	(28)	50
借方发生额合计：	50	贷方发生额合计：	50

库存物资——卫生材料

		(45)	144
		贷方发生额合计：	144

库存物资——药品

(8)	60	(9)	0.8
(15)	30	(18)	50
(16)	20	(31)	0.8
(22)	82	(45)	930.90
(24)	60		
借方发生额合计：	252	贷方发生额合计：	982.50

在加工物资

(6)	50	(22)	82
(44)	29.25		
借方发生额合计：	79.25	贷方发生额合计：	82

待摊费用

(3)	120	(38)	40
借方发生额合计：	120	贷方发生额合计：	40

长期投资——债权投资

(23)	100
借方发生额合计：	100

长期投资——债权投资——应收利息

(39)	0.5
借方发生额合计：	0.5

固定资产

(4)	4 800
(7)	80
(21)	20
(28)	50
借方发生额合计：	4 950

累计折旧

		（41）	60
		贷方发生额合计：	60

在建工程

（29）	80		
借方发生额合计：	80		

无形资产

（27）	50		
借方发生额合计：	50		

累计摊销

		（43）	120
		贷方发生额合计：	120

短期借款

		（10）	200
		贷方发生额合计：	200

应付票据

		（21）	20
		贷方发生额合计：	20

应付账款

		（24）	60
		贷方发生额合计：	60

预收医疗款

（30）	3	（20）	3
借方发生额合计：	3	贷方发生额合计：	3

应付职工薪酬

（6）	500	（6）	500
借方发生额合计：	500	贷方发生额合计：	500

应付福利费

(26)	20	(44)	70
借方发生额合计：	20	贷方发生额合计：	70

应付社会保障费

(13)	50	(44)	222.50
借方发生额合计：	50	贷方发生额合计：	222.50

预提费用

		(42)	0.88
		贷方发生额合计：	0.88

长期应付款

(40)	100	(4)	4 800
借方发生额合计：	100	贷方发生额合计：	4 800

事业基金

		(54)	50
		(58)	3 388.10
		贷方发生额合计：	3 438.10

专用基金

		(57)	847.03
		贷方发生额合计：	847.03

待冲基金——待冲财政基金

(43)	20	(16)	20
借方发生额合计：	20	贷方发生额合计：	20

待冲基金——待冲科教项目基金

		(27)	50
		贷方发生额合计：	50

财政补助结转（余）——基本支出结转

		(53)	30
		贷方发生额合计：	30

财政补助结转（余）——项目支出结转

(48)	20	(47)	6 020
借方发生额合计：	20	贷方发生额合计：	6 020

科教项目结转（余）——教学项目结转

(50)	50	(49)	100
(54)	50		
借方发生额合计：	100	贷方发生额合计：	100

本期结余

(52)	2 044.67	(51)	5 809.80
(53)	30		
(56)	4 235.13		
借方发生额合计：6 309.80		贷方发生额合计：5 809.80	

结余分配

(57)	847.03	(56)	4 235.13
(58)	3 388.10		
借方发生额合计：4 235.13		贷方发生额合计：4 235.13	

医疗收入——门诊收入

		(2)	20
		(9)	1
		(31)	1
(51)	2 422	(33)	2 400
借方发生额合计：	2 422	贷方发生额合计：	2 422

医疗收入——住院收入

		(12)	100
		(30)	2.3
(51)	2 702.30	(34)	2 600
借方发生额合计：2 702.30		贷方发生额合计：2 702.30	

财政补助收入——基本支出

		(6)	500
(51)	580	(13)	80
借方发生额合计：	580	贷方发生额合计：	580

财政补助收入——项目支出

(47)	6 020	(16)	20
		(32)	6 000
借方发生额合计：	6 020	贷方发生额合计：	6 020

科教项目收入——教学项目收入

(49)	100	(17)	100
借方发生额合计：	100	贷方发生额合计：	100

其他收入——投资收益

		(35)	5
		(36)	100
(51)	105.5	(39)	0.5
借方发生额合计：	105.5	贷方发生额合计：	105.5

医疗业务成本——人员经费

(6)	420	(52)	665.70
(45)	245.70		
借方发生额合计：	665.70	贷方发生额合计：	665.70

医疗业务成本——药品费

(9)	0.8	(52)	932.50
(31)	0.8		
(45)	930.90		
借方发生额合计：	932.50	贷方发生额合计：	932.50

医疗业务成本——卫生材料费

(45)	144	(52)	144
借方发生额合计：	144	贷方发生额合计：	144

医疗业务成本——固定资产折旧

(41)	50	(52)	50
借方发生额合计：	50	贷方发生额合计：	50

医疗业务成本——水电费

(38)	30	(52)	30
借方发生额合计：	30	贷方发生额合计：	30

财政项目补助支出

(16)	20	(48)	20
借方发生额合计：	20	贷方发生额合计：	20

科教项目支出——科研项目支出

(27)	50	(50)	50
借方发生额合计：	50	贷方发生额合计：	50

管理费用

(5)	0.8	(52)	172.47
(6)	30		
(11)	0.3		
(34)	0.8		
(38)	10		
(41)	10		
(42)	0.88		
(43)	100		
(44)	17.55		
(46)	2.14		
借方发生额合计：172.47		贷方发生额合计：172.47	

其他支出

(18)	50	(52)	50
借方发生额合计：	50	贷方发生额合计：	50

第三步：编制记账凭证汇总表（表7-4）：

表 7-4　　　　　　　　　　　　　　记账凭证汇总表

单位：××医院　　　　　　　2011年12月31日　　　　　　　　　　　　单位：万元

会计科目	借方金额	贷方金额
库存现金	10.2	3
银行存款	5 476	1 667
零余额账户用款额度	6 600	6 600
其他货币资金——银行汇票存款		30
短期投资——短期债券投资	1 002	
财政应返还额度——财政授权支付	6 030	
应收医疗款——××社会保险机构		50
其他应收款	100.2	3
坏账准备	2	2.14
预付账款	50	50
库存物资——卫生材料		144
库存物资——药品——药库——中成药		234.4
库存物资——药品——药库——西药	142	561.1
库存物资——药品——药库——中草药	90	187
库存物资——药品——药库——中成药	20	
在加工物资——自制物资——直接材料		32
在加工物资——自制物资——直接人工	79.25	50
待摊费用——预付水电费	120	40
长期投资——债权投资	100	
长期投资——债权投资——应收利息	0.5	
固定资产	150	
固定资产——某医疗设备	4 800	
累计折旧		60
在建工程——某医疗设备	80	
无形资产——非专利技术	50	
累计摊销		120
短期借款		200
应付票据——银行承兑汇票		20
应付账款		60
预收医疗款——住院病人——李华	3	3
应付职工薪酬	500	500
应付福利费	20	70
应付社会保障费	50	222.5

续表

会计科目	借方金额	贷方金额
预提费用		0.88
长期应付款——A租赁公司	100	4 800
事业基金		3 438.10
专用基金		847.03
待冲基金——待冲财政基金	20	20
待冲基金——待冲科教项目基金		50
财政补助结转（余）——财政补助结转（基本支出结转）		30
财政补助结转（余）——财政补助结转（项目支出结转）	20	6 020
科教项目结转（余）——教学项目结余	100	100
本期结余	6 309.8	5 809.8
结余分配	4 235.13	4 235.13
医疗收入——门诊收入——挂号收入	120	120
医疗收入——门诊收入——化验收入	280	280
医疗收入——门诊收入——检查收入	420	420
医疗收入——门诊收入——其他门诊收入	225	225
医疗收入——门诊收入——手术收入	80	80
医疗收入——门诊收入——卫生材料收入	95	95
医疗收入——门诊收入——药品收入——西药	250	250
医疗收入——门诊收入——药品收入——中草药	160	160
医疗收入——门诊收入——药品收入——中成药	122	122
医疗收入——门诊收入——药事服务费收入	140	140
医疗收入——门诊收入——诊察收入	180	180
医疗收入——门诊收入——治疗收入	350	350
医疗收入——住院收入——床位收入	350.5	350.5
医疗收入——住院收入——护理收入	150	150
医疗收入——住院收入——化验收入	180	180
医疗收入——住院收入——检查收入	120	120
医疗收入——住院收入——其他住院收入	185	185
医疗收入——住院收入——手术收入	211.5	211.5
医疗收入——住院收入——卫生材料收入	85	85
医疗收入——住院收入——药品收入——西药	260.3	260.3
医疗收入——住院收入——药品收入——中草药	60	60
医疗收入——住院收入——药品收入——中成药	170	170
医疗收入——住院收入——药事服务费收入	210	210

续表

会计科目	借方金额	贷方金额
医疗收入——住院收入——诊察收入	270	270
医疗收入——住院收入——治疗收入	450	450
财政补助收入——基本支出	580	580
财政补助收入——项目支出	6 020	6 020
科教项目收入——教学项目收入	100	100
其他收入——投资收益	105.5	105.5
医疗业务成本——固定资产折旧	50	50
医疗业务成本——人员经费	665.7	665.7
医疗业务成本——水电费	30	30
医疗业务成本——卫生材料费	144	144
医疗业务成本——药品费——西药	510.3	510.3
医疗业务成本——药品费——中草药	187	187
医疗业务成本——药品费——中成药	235.2	235.2
财政项目补助支出	20	20
科教项目支出——教学项目支出	50	50
管理费用——其他	0.8	0.8
管理费用——人员经费	47.55	47.55
管理费用——摊销无形资产	100	100
管理费用——办公费	0.3	0.3
管理费用——差旅费	0.8	0.8
管理费用——其他费用——借款利息	0.88	0.88
管理费用——水电费	10	10
管理费用——折旧费	10	10
管理费用——坏账准备	2.14	2.14
其他支出——捐赠支出	50	50
总计	50 304.55	50 304.55

第四步：编制资产负债表（表7-5）：

表 7-5 　　　　　　　　　　　资　产　负　债　表

会医 01 表

编制单位：××医院　　　　　2011 年 12 月 31 日　　　　　　　　　　单位：万元

资产	期末余额	年初余额	负债和净资产	期末余额	年初余额
流动资产：			流动负债：		
货币资金	25 354.20		短期借款	16 728.00	
短期投资	1 502.00		应缴款项	3 600.00	
财政应返还额度	6 130.00		应付票据	616.00	
应收在院病人医疗款	168.00		应付账款	5 752.00	
应收医疗款	410.00		预收医疗款	621.00	
其他应收款	597.20		应付职工薪酬	264.00	
减：坏账准备	20.14		应付福利费	130.00	
预付账款	50.00		应付社会保障费	282.50	
存货	388.75		应交税费	251.00	
待摊费用	180.00		其他应付款	7 638.00	
一年内到期的长期债权投资	400.00		预提费用	82.88	
流动资产合计	35 160.01		一年内到期的长期负债	896.00	
非流动资产：			流动负债合计	36 861.38	
长期投资	1 350.50		非流动负债：		
固定资产	15 579.00		长期借款	5 216.00	
固定资产原价	20 639.00		长期应付款	5 393.00	
减：累计折旧	5 060.00		非流动负债合计	10 609.00	
在建工程	1 480.00		负债合计	47 470.38	
固定资产清理	326.00		净资产：		
无形资产	5 930.00		事业基金	3 938.10	
无形资产原价	8 050.00		专用基金	1 347.03	
减：累计摊销	2 120.00		待冲基金	250.00	
长期待摊费用	60.00		财政补助结转（余）	6 330.00	
待处理财产损溢	50.00		科教项目结转（余）	600.00	
非流动资产合计	24 775.50		本期结余		
			未弥补亏损		
			净资产合计	12 465.13	
资产总计	59 935.51		负债和净资产总计	59 935.51	

第三节 医院收入费用总表的编制

一、医院收入费用总表概述

收入费用总表是反映医院在一定期间的收支结余及其分配情况的报表，是医院动态财务状况的反映，反映了医院在某一会计期间的经营成果。收入费用总表的项目，应当按照收支的项目构成和结余分配情况分项列示，如表7-6所示。

表7-6　　　　　　　　　　收 入 费 用 总 表

会医02表

编制单位：　　　　　　　　　　　　　年　　月　　　　　　　　　　　　单位：元

项　　目	本月数	本年累计数
一、医疗收入		
加：财政基本补助收入		
减：医疗业务成本		
减：管理费用		
二、医疗结余		
加：其他收入		
减：其他支出		
三、本期结余		
减：财政基本补助结转		
四、结转入结余分配		
加：年初未弥补亏损		
加：事业基金弥补亏损		
减：提取职工福利基金		
转入事业基金		
年末未弥补亏损		
五、本期财政项目补助结转（余）：		
财政项目补助收入		
减：财政项目补助支出		
六、本期科教项目结转（余）：		
科教项目收入		
减：科教项目支出		

二、医院收入费用总表的编制

1. 本表反映医院在某一会计期间内全部收入、费用及结余的实际情况。

2. 本表"本月数"栏反映各收入、费用及结余项目的本月实际发生数。在编制年度收入费用总表时,应当将本栏改为"上年数"栏,反映各收入、费用及结余项目上一年度的实际发生数。如果本年度收入费用总表规定的各个项目的名称和内容同上年度不一致,应对上年度收入费用总表各项目的名称和数字按照本年度的规定进行调整,填入年度本表中的"上年数"栏。

本表"本年累计数"栏反映各项目自年初起至报告期末止的累计实际发生数。

3. 本表各项目的内容和填列方法:

(1)"医疗收入"项目,反映医院本期开展医疗服务活动取得的收入,包括门诊收入和住院收入。本项目应当根据"医疗收入"科目的贷方发生额减去借方发生额后的金额填列。

(2)"财政基本补助收入"项目,反映医院本期按部门预算隶属关系从同级财政部门取得的基本支出补助。本项目应当根据"财政补助收入——基本支出"明细科目的发生额填列。

(3)"医疗业务成本"项目,反映医院本期开展医疗活动及其辅助活动发生的各项费用。本项目应当根据"医疗业务成本"科目的发生额填列。

(4)"管理费用"项目,反映医院本期行政及后勤管理部门为组织、管理医疗、科研、教学业务活动所发生的各项费用,包括医院行政及后勤管理部门发生的人员经费、公用经费、资产折旧(摊销)费等费用,以及医院统一负担的离退休人员经费、坏账损失、银行借款利息支出、银行手续费支出、汇兑损益、聘请中介机构费、印花税、房产税、车船使用税等。本项目应当根据"管理费用"科目的借方发生额减去贷方发生额后的金额填列。

(5)"医疗结余"项目,反映医院本期医疗收入加上财政基本补助收入,再减去医疗业务成本、管理费用后的结余数额。本项目应根据本表中"医疗收入"项目金额加上"财政基本补助收入"项目金额,再减去"医疗业务成本"项目金额、"管理费用"项目金额后的金额填列;如为负数,以"-"号填列。

(6)"其他收入"项目,反映医院本期除医疗收入、财政补助收入、科教项目收入以外的其他收入总额。本项目应当根据"其他收入"科目的贷方发生额减去借方发生额后的金额填列。

(7)"其他支出"项目,反映医院本期发生的,无法归属到医疗业务成本、财政项目补助支出、科教项目支出、管理费用中的支出总额。本项目应当根据"其他支出"科目的发生额填列。

(8)"本期结余"项目,反映医院本期医疗结余加上其他收入,再减去其他支出后的结余数额。本项目可以根据本表"医疗结余"项目金额加上"其他收入"项目金额,再减去"其他支出"项目金额后的金额填列;如为负数,以"-"号填列。

(9)"财政基本补助结转"、"结转入结余分配"、"年初未弥补亏损"、"事业基金弥补亏损"、"提取职工福利基金"、"转入事业基金"、"年末未弥补亏损"七个项目，只有在编制年度收入费用总表时才填列。在编制年度收入费用总表时，该七个项目的内容及"本年累计数"栏的填列方法如下：

"财政基本补助结转"项目，反映医院本年财政基本补助收入减去财政基本补助支出后，留待下年继续使用的结转资金数额。本项目可以根据"财政补助收入——基本支出"明细科目本年发生额减去"医疗业务成本"、"管理费用"科目下"财政基本补助支出"备查簿中登记的本年发生额合计后的金额填列。

"结转入结余分配"项目，反映医院当年本期结余减去财政基本补助结转金额后，结转入结余分配的金额。本项目可以根据本表"本期结余"项目金额减去"财政基本补助结转"项目金额后的金额填列；如为负数，以"-"号填列。

"年初未弥补亏损"项目，反映医院截至本年初累计未弥补的亏损。本项目应当根据"结余分配"科目的本年初借方余额，以"-"号填列。

"事业基金弥补亏损"项目，反映医院本年以事业基金弥补亏损的数额。本项目应当根据"结余分配——事业基金弥补亏损"明细科目的本年贷方发生额填列。

"提取职工福利基金"项目，反映医院本年提取职工福利基金的数额。本项目应当根据"结余分配——提取职工福利基金"明细科目的本年借方发生额填列。

"转入事业基金"项目，反映医院本年转入事业基金的未分配结余数额。本项目应当根据"结余分配——转入事业基金"明细科目的本年借方发生额填列。

"年末未弥补亏损"项目，反映医院截至本年末止累计未弥补的亏损。本项目可以根据"结余分配"科目的本年末借方余额，以"-"号填列。

(10)"本期财政项目补助结转（余）"项目，反映医院本期取得的财政项目补助收入减去本期发生的财政项目补助支出后的数额。本项目应当根据"财政补助收入——项目支出"明细科目本期发生额减去"财政项目补助支出"科目的本期发生额后的金额填列。

本项目下：

"财政项目补助收入"项目，反映医院本期取得的财政项目补助收入。本项目应当根据"财政补助收入——项目支出"科目的本期发生额填列。

"财政项目补助支出"项目，反映医院本期发生的财政项目补助支出。本项目应当根据"财政项目补助支出"科目的本期发生额填列。

(11)"本期科教项目结转（余）"项目，反映医院本期取得的非财政科教项目收入减去本期发生的非财政科教项目支出后的数额。本项目应当根据"科教项目收入"科目本期发生额减去"科教项目支出"科目本期发生额后的金额填列。

本项目下：

"科教项目收入"项目，反映医院本期取得的非财政科教项目收入。本项目应当根据"科教项目收入"科目的本期发生额填列。

"科教项目支出"项目，反映医院本期发生的非财政科教项目支出。本项目应当根据"科教项目支出"科目的本期发生额填列。

三、收入费用总表编制举例

【例 7-2】承上例,根据上述科目余额表相关数据,该医院收入费用总表编制如表 7-7。

表 7-7　　　　　　　　　　　收入费用总表

编制单位:××医院　　　　　　2011年12月　　　　　　　　　　　　　会医02表
单位:万元

项　　目	本月数	本年累计数
一、医疗收入	5 124.3	
加:财政基本补助收入	580	
减:医疗业务成本	1 822.2	
减:管理费用	172.47	
二、医疗结余	3 709.63	
加:其他收入	105.5	
减:其他支出	50	
三、本期结余	3 765.13	
减:财政基本补助结转	30	
四、结转入结余分配	3 735.13	
加:年初未弥补亏损		
加:事业基金弥补亏损		
减:提取职工福利基金	847.03	
转入事业基金	2 888.10	
年末未弥补亏损		
五、本期财政项目补助结转(余):	6 000	
财政项目补助收入	6 020	
减:财政项目补助支出	20	
六、本期科教项目结转(余):	50	
科教项目收入	100	
减:科教项目支出	50	

第四节 医疗收入费用明细表的编制

一、医疗收入费用明细表概述

医疗收入费用明细表属于医院收入费用总表的附注性报表。医疗收入费用表的格式如表7-8所示。

表7-8 医疗收入费用明细表

会医02表附表01

编制单位： 　　年　　月 单位：元

项　目	本月数	本年累计数	项　目	本月数	本年累计数
医疗收入			医疗成本		
1. 门诊收入			（一）按性质分类		
其中：挂号收入			1. 人员经费		
诊察收入			2. 卫生材料费		
检查收入			3. 药品费		
化验收入			4. 固定资产折旧费		
治疗收入			5. 无形资产摊销费		
手术收入			6. 提取医疗风险基金		
卫生材料收入			7. 其他费用		
药品收入			（二）按功能分类		
其中：西药收入			1. 医疗业务成本		
中草药收入			其中：临床服务成本		
中成药收入			医疗技术成本		
药事服务费收入			医疗辅助成本		
其他门诊收入			2. 管理费用		
2. 住院收入					
其中：床位收入					
诊察收入					
检查收入					
化验收入					
治疗收入					
手术收入					

续表

项目	本月数	本年累计数	项目	本月数	本年累计数
护理收入					
卫生材料收入					
药品收入					
其中：西药收入					
中草药收入					
中成药收入					
药事服务费收入					
其他住院收入					

二、医疗收入费用明细表的编制

1. 本表反映医院在某一会计期间内医疗收入、医疗成本及其所属明细项目的实际情况。

2. 本表"本月数"栏反映医疗收入、医疗成本及其所属明细项目的本月实际发生数；在编制年度医疗收入费用明细表时，应当将本栏改为"上年数"栏，反映医疗收入、医疗成本及其所属明细项目上一年度的实际发生数。如果本年度医疗收入费用明细表规定的各个项目的名称和内容同上年度不一致，应对上年度医疗收入费用明细表各项目的名称和数字按照本年度的规定进行调整，填入年度本表中的"上年数"栏。本表"本年累计数"栏反映各项目自年初起至报告期末止的累计实际发生数。

3. 本表各项目的填列方法：

(1) "医疗收入"项目及其所属"门诊收入"、"住院收入"项目，应当根据"医疗收入"科目及其所属"门诊收入"、"住院收入"明细科目的本期贷方发生额减去借方发生额后的金额填列。

"门诊收入"项目所属各明细项目的填列金额应按以下公式计算确定：

本期"门诊收入"项目下某具体收入项目（如"挂号收入"）的填列金额 = "医疗收入——门诊收入"一级明细科目本期贷方发生额减去借方发生额后的金额 × 该一级明细科目所属该具体收入类二级明细科目本期发生额占该一级明细科目所属全部收入类二级明细科目本期发生额总额的比例

本期"住院收入"项目下某具体收入项目（如"床位收入"）的填列金额 = "医疗收入——住院收入"一级明细科目本期贷方发生额减去借方发生额后的金额 × 该一级明细科目所属该具体收入类二级明细科目本期发生额占该一级明细科目所属全部收入类二级明细科目本期发生额总额的比例

(2) "医疗成本"项目，应当根据"医疗业务成本"科目和"管理费用"科目本期发生额合计填列。

本项目下:

"按性质分类"下各明细项目,应当根据"医疗业务成本"和"管理费用"科目各所属对应一级明细科目本期发生额合计填列。

"按功能分类"下各明细项目,应当根据"医疗业务成本"科目及其所属明细科目、"管理费用"科目的本期发生额分析填列。其中:"临床服务成本"指医院临床服务类科室发生的直接成本合计数;"医疗技术成本"指医院医疗技术类科室发生的直接成本合计数;"医疗辅助成本"指医院医疗辅助类科室发生的直接成本合计数。

三、医疗收入费用明细表编制举例

【例7-3】承上例,根据上述相关数据,该医院2011年12月医疗收入费用明细表编制如表7-9。

表7-9　　　　　　　　　　　医疗收入费用明细表

会医02表附表01

编制单位:××医院　　　　　　　2011年12月　　　　　　　　　　单位:万元

项　目	本月数	本年累计数	项　目	本月数	本年累计数
医疗收入	5 124.3		医疗成本		
1. 门诊收入	2 422		(一)按性质分类	1 822.2	
其中:挂号收入	120		1. 人员经费	665.7	
诊察收入	180		2. 卫生材料费	144	
检查收入	420		3. 药品费	932.5	
化验收入	280		4. 固定资产折旧费	50	
治疗收入	350		5. 无形资产摊销费		
手术收入	80		6. 提取医疗风险基金		
卫生材料收入	95		7. 其他费用	30	
药品收入	532		(二)按功能分类		
其中:西药收入	250		1. 医疗业务成本		
中草药收入	160		其中:临床服务成本		
中成药收入	122		医疗技术成本		
药事服务费收入	140		医疗辅助成本		
其他门诊收入	225		2. 管理费用		
2. 住院收入	2 702.3				
其中:床位收入	350.5				
诊察收入	270				
检查收入	120				

续表

项 目	本月数	本年累计数	项 目	本月数	本年累计数
化验收入	180				
治疗收入	450				
手术收入	211.5				
护理收入	150				
卫生材料收入	85				
药品收入	490.3				
其中：西药收入	260.3				
中草药收入	60				
中成药收入	170				
药事服务费收入	210				
其他住院收入	185				

第五节 现金流量表的编制

一、现金流量表概述

现金流量表反映医院在某一会计期间内现金流入和流出的信息，本表所指的现金，是指医院的库存现金以及可以随时用于支付的存款，包括库存现金、可以随时用于支付的银行存款、零余额账户用款额度和其他货币资金。现金流量表应当按照业务活动产生的现金流量、投资活动产生的现金流量和筹资活动产生的现金流量分别反映。本表所指的现金流量，是指现金的流入和流出。医院应当采用直接法编制业务活动产生的现金流量。

现金流量表格式如表 7 - 10 所示：

表 7 - 10　　　　　　　　　现　金　流　量　表

会医 03 表

编制单位：　　　　　　　　　　　　　　　年度　　　　　　　　　　单位：元

项 目	行次	金 额
一、业务活动产生的现金流量：		
开展医疗服务活动收到的现金		
财政基本支出补助收到的现金		
财政非资本性项目补助收到的现金		

续表

项　　目	行次	金　额
从事科教项目活动收到的除财政补助以外的现金		
收到的其他与业务活动有关的现金		
现金流入小计		
发生人员经费支付的现金		
购买药品支付的现金		
购买卫生材料支付的现金		
使用财政非资本性项目补助支付的现金		
使用科教项目收入支付的现金		
支付的其他与业务活动有关的现金		
现金流出小计		
业务活动产生的现金流量净额		
二、投资活动产生的现金流量：		
收回投资所收到的现金		
取得投资收益所收到的现金		
处置固定资产、无形资产收回的现金净额		
收到的其他与投资活动有关的现金		
现金流入小计		
购建固定资产、无形资产支付的现金		
对外投资支付的现金		
上缴处置固定资产、无形资产收回现金净额支付的现金		
支付的其他与投资活动有关的现金		
现金流出小计		
投资活动产生的现金流量净额		
三、筹资活动产生的现金流量：		
取得财政资本性项目补助收到的现金		
借款收到的现金		
收到的其他与筹资活动有关的现金		
现金流入小计		
偿还借款支付的现金		
偿付利息支付的现金		
支付的其他与筹资活动有关的现金		
现金流出小计		
筹资活动产生的现金流量净额		
四、汇率变动对现金的影响额		
五、现金净增加额		

二、现金流量表的编制

1. 业务活动产生的现金流量。

（1）"开展医疗服务活动收到的现金"项目，反映医院开展医疗活动取得的现金净额。本项目可以根据"库存现金"、"银行存款"、"应收在院病人医疗款"、"应收医疗款"、"预收医疗款"、"医疗收入"等科目的记录分析填列。

（2）"财政基本支出补助收到的现金"项目，反映医院接受财政基本支出补助取得的现金。本项目可以根据"零余额账户用款额度"、"财政补助收入"等科目及其所属明细科目的记录分析填列。

（3）"财政非资本性项目补助收到的现金"项目，反映医院接受财政除用于购建固定资产、无形资产以外的项目补助取得的现金。本项目可以根据"银行存款"、"零余额账户用款额度"、"财政补助收入"等科目及其所属明细科目的记录分析填列。

（4）"从事科教项目活动收到的除财政补助以外的现金"项目，反映医院从事科研、教学项目活动取得的除财政补助以外的现金。本项目可以根据"库存现金"、"银行存款"、"科教项目收入"等科目的记录分析填列。

（5）"收到的其他与业务活动有关的现金"项目，反映医院收到的除以上项目之外的与业务活动有关的现金。本项目可以根据"库存现金"、"银行存款"、"其他应收款"、"其他收入"等科目的记录分析填列。

（6）"发生人员经费支付的现金"项目，反映医院为开展各项业务活动发生人员经费支付的现金。本项目可以根据"库存现金"、"银行存款"、"医疗业务成本"、"管理费用"、"应付职工薪酬"、"应付福利费"、"应付社会保障费"等科目的记录分析填列。

（7）"购买药品支付的现金"项目，反映医院购买药品而支付的现金。本项目可以根据"库存现金"、"银行存款"、"应付账款"、"应付票据"、"预付账款"、"医疗业务成本"、"库存物资"等科目的记录分析填列。

（8）"购买卫生材料支付的现金"项目，反映医院购买卫生材料支付的现金。本项目可以根据"库存现金"、"银行存款"、"应付账款"、"应付票据"、"预付账款"、"医疗业务成本"、"库存物资"等科目的记录分析填列。

（9）"使用财政非资本性项目补助支付的现金"项目，反映医院使用除用于购建固定资产、无形资产外的财政项目补助资金发生支出所支付的现金。本项目可以根据"银行存款"、"零余额账户用款额度"、"财政项目补助支出"等科目的记录分析填列。

（10）"使用科教项目收入支付的现金"项目，反映医院使用非财政科研、教学项目收入支付的现金；不包括使用非财政科教项目收入购建固定资产、无形资产所支付的现金。使用非财政科教项目收入购建固定资产、无形资产所支付的现金，在"购建固定资产、无形资产支付的现金"项目反映。本项目可以根据"库存现金"、"银行存款"、"科教项目支出"等科目的记录分析填列。

（11）"支付的其他与业务活动有关的现金"项目，反映医院除上述项目之外支付的与业务活动有关的现金。本项目可以根据"库存现金"、"银行存款"、"其他应付款"、"管理费用"、"其他支出"等科目的记录分析填列。

（12）"业务活动产生的现金流量净额"项目，按照"业务活动产生的现金流量"项下"现金流入小计"项目金额减去"现金流出小计"项目金额后的金额填列；如为负数，以"－"号填列。

2. 投资活动产生的现金流量。

（1）"收回投资所收到的现金"项目，反映医院出售、转让或者到期收回长期投资而收到的现金；不包括长期投资收回的利润、利息，以及收回的非现金资产。本项目可以根据"库存现金"、"银行存款"、"长期投资"等科目的记录分析填列。

（2）"取得投资收益所收到的现金"项目，反映医院因对外投资而从被投资单位分回利润收到的现金以及取得的现金利息。本项目可以根据"库存现金"、"银行存款"、"其他应收款"、"其他收入——投资收益"等科目的记录分析填列。

（3）"处置固定资产、无形资产收回的现金净额"项目，反映医院处置固定资产和无形资产所取得的现金，减去为处置这些资产而支付的有关费用之后的净额。由于自然灾害所造成的固定资产等长期资产损失而收到的保险赔款收入，也在本项目反映。本项目可以根据"库存现金"、"银行存款"、"固定资产清理"等科目的记录分析填列。

（4）"收到的其他与投资活动有关的现金"项目，反映医院除上述项目之外收到的与投资活动有关的现金。其他现金流入如果金额较大的，应当单列项目反映。本项目可以根据"库存现金"、"银行存款"等有关科目的记录分析填列。

（5）"购建固定资产、无形资产支付的现金"项目，反映医院购买和建造固定资产，取得无形资产所支付的现金；不包括为购建固定资产而发生的借款利息资本化的部分、融资租入固定资产支付的租赁费。借款利息和融资租入固定资产支付的租赁费，在筹资活动产生的现金流量中反映。本项目可以根据"库存现金"、"银行存款"、"固定资产"、"无形资产"、"在建工程"等科目的记录分析填列。

（6）"对外投资支付的现金"项目，反映医院进行对外投资所支付的现金，包括取得长期股权投资和长期债权投资所支付的现金，以及支付的佣金、手续费等附加费用。本项目可以根据"库存现金"、"银行存款"、"长期投资"等科目的记录分析填列。

（7）"上缴处置固定资产、无形资产收回现金净额支付的现金"项目，反映医院将处置固定资产、无形资产所收回的现金净额予以上缴所支付的现金。本项目可以根据"库存现金"、"银行存款"、"应缴款项"等科目的记录分析填列。

（8）"支付的其他与投资活动有关的现金"项目，反映医院除上述项目之外支付的与投资活动有关的现金。如果其他现金流出金额较大的，应当单列项目反映。本项目可以根据"库存现金"、"银行存款"等有关科目的记录分析填列。

（9）"投资活动产生的现金流量净额"项目，按照"投资活动产生的现金流量"项下"现金流入小计"项目金额减去"现金流出小计"项目金额后的金额填列；如为负数，以"－"号填列。

3. 筹资活动产生的现金流量。

(1)"取得财政资本性项目补助收到的现金"项目,反映医院接受用于购建固定资产、无形资产的财政项目补助取得的现金。本项目可以根据"银行存款"、"零余额账户用款额度"、"财政补助收入"等科目及其所属明细科目的记录分析填列。

(2)"借款收到的现金"项目,反映医院举借各种短期、长期借款所收到的现金。本项目可以根据"库存现金"、"银行存款"、"短期借款"、"长期借款"等科目的记录分析填列。

(3)"收到的其他与筹资活动有关的现金"项目,反映医院除上述项目之外收到的与筹资活动有关的现金。如果其他现金流入金额较大的,应当单列项目反映。本项目可以根据"库存现金"、"银行存款"等有关科目的记录分析填列。

(4)"偿还借款支付的现金"项目,反映医院偿还债务本金所支付的现金。本项目可以根据"库存现金"、"银行存款"、"短期借款"、"长期借款"等科目的记录分析填列。

(5)"偿付利息支付的现金"项目,反映医院实际支付的借款利息等。本项目可以根据"库存现金"、"银行存款"、"长期借款"、"管理费用"、"预提费用"等科目的记录分析填列。

(6)"支付的其他与筹资活动有关的现金"项目,反映医院除上述项目之外支付的与筹资活动有关的现金,如融资租入固定资产所支付的租赁费。本项目可以根据"库存现金"、"银行存款"、"长期应付款"等有关科目的记录分析填列。

(7)"筹资活动产生的现金流量净额"项目,按照"筹资活动产生的现金流量"项下"现金流入小计"项目金额减去"现金流出小计"项目金额后的金额填列;如为负数,以"-"号填列。

4."汇率变动对现金的影响额"项目,反映医院外币现金流量折算为人民币时,所采用的现金流量发生日的汇率或期初汇率折算的人民币金额与本表"现金净增加额"中外币现金净增加额按期末汇率折算的人民币金额之间的差额。

5."现金净增加额"项目,反映医院本年度现金变动的金额。本项目应当根据本表"业务活动产生的现金流量净额"、"投资活动产生的现金流量净额"、"筹资活动产生的现金流量净额"和"汇率变动对现金的影响额"项目的金额合计填列。

6.在实务中,现金流量表的一些主要项目数据也可以通过以下公式计算得出:

(1)开展医疗服务活动收到的现金

=收入费用总表中医疗收入+(应收在院病人医疗款期初余额-应收在院病人医疗款期末余额)+(应收医疗款期初余额-应收医疗款期末余额)+(预收医疗款期末余额-预收医疗款期初余额)

(2)发生人员经费支付的现金

="应付职工薪酬"科目本期借方发生额累计数+"应付福利费"科目本期借方发生额累计数+"应付社会保障费"科目本期借方发生额累计数+"专用基金—职工福利基金"科目本期借方发生额累计数

(3)收回投资所收到的现金

= (短期投资期初数 - 短期投资期末数) + (长期投资期初数 - 长期投资期末数)

该公式中,如期初数小于期末数,则在投资所支付的现金项目中核算。

(4) 购建固定资产、无形资产支付的现金

= (在建工程期末数 - 在建工程期初数)(剔除利息) + (固定资产期末数 - 固定资产期初数) + (无形资产期末数 - 无形资产期初数)

上述公式中,如期末数小于期初数,则在处置固定资产、无形资产和其他长期资产所收回的现金净额项目中核算。

(5) 对外投资支付的现金

= (短期投资期末数 - 短期投资期初数) + (长期投资期末数 - 长期投资期初数)(剔除投资收益或损失)

该公式中,如期末数小于期初数,则在收回投资所收到的现金项目中核算。

(6) 借款收到的现金

= (短期借款期末数 - 短期借款期初数) + (长期借款期末数 - 长期借款期初数)

(7) 偿还借款支付的现金

= (短期借款期初数 - 短期借款期末数) + (长期借款期初数 - 长期借款期末数)(剔除利息)

三、现金流量表编制举例

【例 7-4】承上例,根据上述相关会计科目,编制现金流量表如表 7-11。

表 7-11　　　　　　　　　现　金　流　量　表　　　　　　　　　会医 03 表
编制单位:××医院　　　　　　2011 年 12 月　　　　　　　　　单位:万元

项　　目	行次	金　额
一、业务活动产生的现金流量:	1	
开展医疗服务活动收到的现金	2	5 122.00
财政基本支出补助收到的现金	3	580
财政非资本性项目补助收到的现金	4	6 020
从事科教项目活动收到的除财政补助以外的现金	5	100
收到的其他与业务活动有关的现金	6	59.20
现金流入小计	7	11 881.20
发生人员经费支付的现金	8	550
购买药品支付的现金	9	110
购买卫生材料支付的现金	10	
使用财政非资本性项目补助支付的现金	11	20
使用科教项目收入支付的现金	12	50
支付的其他与业务活动有关的现金	13	6 388
现金流出小计	14	7 118

续表

项目	行次	金额
业务活动产生的现金流量净额	15	4 763.20
二、投资活动产生的现金流量：	16	
收回投资所收到的现金	17	
取得投资收益所收到的现金	18	5
处置固定资产、无形资产收回的现金净额	19	
收到的其他与投资活动有关的现金	20	
现金流入小计	21	5
购建固定资产、无形资产支付的现金	22	80
对外投资支付的现金	23	1 102
上缴处置固定资产、无形资产收回现金净额支付的现金	24	
支付的其他与投资活动有关的现金	25	
现金流出小计	26	1 182
投资活动产生的现金流量净额	27	-1 177
三、筹资活动产生的现金流量：	28	
取得财政资本性项目补助收到的现金	29	
借款收到的现金	30	200
收到的其他与筹资活动有关的现金	31	
现金流入小计	32	200
偿还借款支付的现金	33	
偿付利息支付的现金	34	
支付的其他与筹资活动有关的现金	35	
现金流出小计	36	
筹资活动产生的现金流量净额	37	200
四、汇率变动对现金的影响额	38	
五、现金净增加额	39	3 786.20

第六节 财政补助收支情况表的编制

一、财政补助收支情况表概述

财政补助收支情况表反映医院某一会计年度内财政补助收支及其结转、结余情况。本表的基本格式如表7-12所示。

表 7-12　　　　　　　　　　　　**财政补助收支情况表**　　　　　　　　会医 04 表

编制单位：　　　　　　　　　　　　　　2011 年度　　　　　　　　　　　　　　单位：元

项　目	结转本年数	——
一、上年结转		——
（一）财政补助结转		——
1. 基本支出结转		——
2. 项目支出结转		——
其中：医疗卫生项目		——
科学技术项目		——
教育项目		——
（二）财政补助结余		——

项　目	本年数	上年数
二、本年财政补助收入		
（一）基本支出		
（二）项目支出		
其中：医疗卫生项目		
科学技术项目		
教育项目		
三、本年财政补助支出		
（一）基本支出		
（二）项目支出		
其中：医疗卫生项目		
科学技术项目		
教育项目		
四、财政补助上缴		
（一）财政补助结转上缴		
（二）财政补助结余上缴		

项　目	结转下年数	——
五、结转下年		——
（一）财政补助结转		——
1. 基本支出结转		——
2. 项目支出结转		——
其中：医疗卫生项目		——
科学技术项目		——
教育项目		——
（二）财政补助结余		——

二、财政补助收支情况表的编制

1. 本表"上年结转"各项目的内容和填列方法：

"上年结转"项目及其所属各明细项目的"结转本年数"栏，反映医院上一年度结转至本年度使用的财政补助结转和结余资金数额。该栏各项目应根据上年度"财政补助收支情况表"中"结转下年"项目及其所属各明细项目的"结转下年数"栏的数字填列。

2. 本表"本年财政补助收入"各项目的内容和填列方法：

（1）"本年财政补助收入"项目及其所属各明细项目的"本年数"栏，反映医院本年度确认的财政补助收入总额、基本支出补助总额、项目支出补助及所属各明细项目支出补助总额。该栏各项目应当根据"财政补助收入"科目及其所属明细科目的本年发生额填列。

（2）"本年财政补助收入"项目及其所属各明细项目的"上年数"栏，反映医院上一年度确认的财政补助收入总额、基本支出补助总额、项目支出补助及所属各明细项目支出补助总额。该栏各项目应当根据上一年度"财政补助收支情况表"中"本年财政补助收入"项目及其所属各明细项目的"本年数"栏的数字填列。

3. 本表"本年财政补助支出"各项目的内容和填列方法：

（1）"本年财政补助支出"项目及其所属各明细项目的"本年数"栏，反映医院本年度发生的财政补助支出总额、财政补助基本支出总额、财政补助项目支出及其所属各明细项目支出总额。

该栏"本年财政补助支出"项目，应根据该项目所属"基本支出"和"项目支出"两个项目金额的合计数填列。

该栏"基本支出"项目，应当根据"医疗业务成本"、"管理费用"科目下"财政基本补助支出"备查簿登记的本年发生额合计填列。

该栏"项目支出"及其所属各明细项目，应当根据"财政项目补助支出"科目及其所属明细科目的本年发生额填列。

（2）"本年财政补助支出"项目及其所属各明细项目的"上年数"栏，反映医院上一年度发生的财政补助支出总额、财政补助基本支出总额、财政补助项目支出及其所属各明细项目支出总额。该栏各项目应当根据上一年度"财政补助收支情况表"中"本年财政补助支出"项目及其所属各明细项目的"本年数"栏的数字填列。

4. 本表"财政补助上缴"各项目的内容和填列方法：

（1）"财政补助上缴"项目的"本年数"栏，反映医院本年度按规定上缴的财政补助结转和结余金额。该项目应根据该项目所属"财政补助结转上缴"和"财政补助结余上缴"两个项目金额的合计数填列。

"财政补助上缴"项目的"上年数"栏，反映医院上一年度按规定上缴的财政补助结转和结余金额。该项目应根据上一年度"财政补助收支情况表"中"财政补助上缴"项目的"本年数"栏的数字填列。

(2) "财政补助结转上缴"项目的"本年数"栏，反映医院本年度按规定上缴的财政补助结转金额。该项目应根据"财政补助结转（余）——财政补助结转"明细科目的借方发生额分析填列。

"财政补助结转上缴"项目的"上年数"栏，反映医院上一年度按规定上缴的财政补助结转金额。该项目应当根据上一年度"财政补助收支情况表"中"财政补助结转上缴"项目的"本年数"栏的数字填列。

(3) "财政补助结余上缴"项目的"本年数"栏，反映医院本年度按规定上缴的财政补助结余金额。该项目应根据"财政补助结转（余）——财政补助结余"明细科目的借方发生额填列。

"财政补助结余上缴"项目的"上年数"栏，反映医院上一年度按规定上缴的财政补助结余金额。该项目应当根据上一年度"财政补助收支情况表"中"财政补助结余上缴"项目的"本年数"栏的数字填列。

5. 本表"结转下年"各项目的内容和填列方法：

(1) "结转下年"项目，反映医院结转至下一年度使用的财政补助结转和结余资金数额。该项目应当根据该项目所属"财政补助结转"和"财政补助结余"两个项目金额的合计数填列。

(2) "财政补助结转"项目，反映医院结转至下一年度使用的财政补助结转资金。该项目应当根据"财政补助结转（余）——财政补助结转"明细科目的年末余额填列。"基本支出结转"项目，反映医院结转至下一年度使用的基本支出财政补助。该项目应当根据"财政补助结转（余）——财政补助结转（基本支出结转）"明细科目的年末余额填列。

"项目支出结转"项目，反映医院结转至下一年度使用的财政补助项目结转资金。该项目应当根据"财政补助结转（余）——财政补助结转（项目支出结转）"明细科目的年末余额填列。本项下所属各明细项目，应根据"财政补助结转（余）——财政补助结转（项目支出结转）"明细科目所属明细科目的年末余额分析填列。

(3) "财政补助结余"项目，反映医院结转至下一年度使用的财政补助项目结余资金。该项目应当根据"财政补助结转（余）——财政补助结余"科目的年末余额填列。

三、财政补助收支情况表编制举例

【例 7-5】承上例，根据前述相关数据，编制财政补助收支情况表如表 7-13 所示。

表 7-13　　　　　　　　　　**财政补助收支情况表**　　　　　　会医 04 表
编制单位：　　　　　　　　　　　2011 年度　　　　　　　　　单位：万元

项　　目	结转本年数	—
一、上年结转	300	—
（一）财政补助结转	300	—
1. 基本支出结转		—
2. 项目支出结转	300	—
其中：医疗卫生项目	300	—
科学技术项目		—
教育项目		—
（二）财政补助结余		—

项　　目	本年数	上年数
二、本年财政补助收入	6 600	
（一）基本支出	580	
（二）项目支出	6 020	
其中：医疗卫生项目	20	
科学技术项目	6 000	
教育项目		
三、本年财政补助支出	570	
（一）基本支出	550	
（二）项目支出	20	
其中：医疗卫生项目	20	
科学技术项目		
教育项目		
四、财政补助上缴		
（一）财政补助结转上缴		
（二）财政补助结余上缴		

项　　目	结转下年数	—
五、结转下年	6 330	—
（一）财政补助结转	6 030	—
1. 基本支出结转	30	—
2. 项目支出结转	6 000	—
其中：医疗卫生项目		—
科学技术项目	6 000	—
教育项目		—
（二）财政补助结余		—

第七节 医院财务报表分析

医院财务分析是以财务报表资料为主,结合运用计划、统计和业务核算提供的各项资料为依据,运用各种分析方法对医院业务经营过程进行比较和分析。目的在于深入检查分析财务计划和单位预算执行情况;控制本单位在业务经营过程中的财务收支状况,挖掘内部潜力,提高运营效率;向单位领导或有关主管机构提供进行决策的依据。

一、财务报表分析的步骤

进行财务分析时,根据分析任务的不同,一般要经过以下步骤:

1. 确立分析标准。这一步骤要解决两个问题:一是站在何种立场进行分析,二是以何种标准进行分析比较。财务报表使用者因为立场不同,所以分析目的也各有差异。没有比较,就不能称其为分析。对医院财务报表进行比较时,必须有一个客观的标准,并以此为标准来衡量医院财务报表中的有关资料,从而较为客观地确定医院的财务状况和经营成果。

2. 确定分析目标。企业财务报表分析的目标,依分析类型的不同而不同:信用分析目标,主要是分析医院的偿债能力和支付能力;投资分析目标,主要是分析投资的安全性和盈利性;经营决策分析目标,是为医院发展战略方面的重大调整服务;税务分析目标,主要分析医院的应税收入、相关支出以及税金实际缴纳情况。

从分析形式来说,包括:日常经营分析,主要分析实际完成情况及其与目标偏离的情况;总结分析,要对医院当期的业务开展情况及财务状况进行全面分析;预测分析,要弄清医院的发展前景;检查分析,要进行专题分析研究。

3. 制定分析方案。分析目标确定之后,要根据分析量的大小和分析问题的难易程度制定出分析方案。例如是全面分析还是重点分析,是协作进行还是分工负责。要列出分析项目,安排工作进度,确定分析的内容、标准和时间。

4. 收集数据信息。分析方案确定后,根据分析任务,收集分析所需数据资料。医院的各项经济活动都与内外部环境的变化相关联,会计信息只反映经济活动在某一时期的结果,并不反映经济活动发生发展的全过程;财务报表能部分地反映产生当前结果的原因,但不能全面揭示所分析的问题。因此,需要分析者收集相关资料信息。

信息收集可通过查找资料、专题调研、座谈会或相关会议等多种渠道。

5. 核实并整理信息资料。首先核对和明确财务报表是否反映了真实情况,是否与所收集到的资料有较大出入。作为医院内部分析,如发现资料、数据不真实、不全面,可进一步查对,寻求真实情况。但对外部分析者来说,就比较困难。

对于具体资料的整理,首先要将资料分类,例如可以分成经济、产业和个别医院等三大类,按时间先后顺序排列。资料分类后,对于重复的、过时的、矛盾的资料予以剔除，从而减少不必要的负担，在此基础上，再进行医院概况整理。因为习惯上必须在分析报表的前言部分对所分析医院的概况作一个介绍，所以扼要整理诸如医院历史、业务范围、组织结构、股东人数、职工人数、研究发展等资料，可以便于以后撰写报告。

6. 分析现状。分析现状是指根据分析目标和内容，评价所收集的资料，寻找数据间的因果关系，联系医院客观环境情况，解释形成现状的原因，揭示经营失误，暴露存在的问题，提出分析意见，探讨改进的办法和途径。

7. 作出分析结论。财务报表分析结论是财务报表分析的成果性文件。分析结论所依据的事实必须客观真实，分析逻辑严谨、形成结论明确，符合报表分析目标的要求，对报表分析使用者关注的问题具有针对性。

8. 反馈。首先，反馈强调将新资料投入下一个资料处理系统，希望能改善产出，并且使分析结果及决策更为准确。由于经济的发展充满不确定性，随着时间的推移，新的资料产生了，原来重要的资料可能已变得次要，原来次要的或受忽略的资料，却变得非常重要。因此，医院财务报表分析是一个连续的过程，新资料的反馈工作不可忽视。例如，今年所做的财务分析，等到明年再分析时，应补充今年增加的资料，并剔除不合时宜的旧的资料。

其次，分析结果还应当与责任单位及责任人及时反馈，并与医院人员的绩效考评结合起来，将分析结果及时转化为改善工作的动力或激励手段。

二、财务报表的分析原则

由于医院经济活动的复杂性和医院外部环境的多变性，要求撰写财务报表分析报告时遵守一定的原则。这些原则一般都是实践经验的总结，但更多的分析原则应该来自于读者自身的实践经验。

1. 尽可能地收集所需资料，掌握真实情况。医院财务报表分析的依据是所掌握的信息资料。由于各项财务报表分析目标之间具有相关性，所以在进行分析前，既要掌握分析目标所需指标的资料，又要了解相关指标的因果关系；既要收集医院内部的报表资料，又要掌握医院环境的变化情况；既要有客观数据资料，又要有文字意见材料。只有充分地占有信息资料，才能作出正确的分析结论。一个新情况、新信息的出现，有可能改变分析结论。

2. 指标对比，综合判断。医院的经济业务是相互制约和相互促进的，指标数值也具有相对性。同一指标数值，在不同的情况下反映不同的问题，要通过指标对比、指标综合来分析问题、揭露矛盾。比如，医院拥有大量银行存款，这可能是医疗收入剧增的结果，也可能是医院不善于利用资金的反映。要通过指标联系，综合分析判断，得出分析结论。

3. 点面结合，抓住重点。在进行医院财务报表分析时，往往一两个指标不能说明问题，既要对指标本身的数值作出分析解释，又要对该指标数值对其他方面所产生的影响作出解释，要通过一个指标的变化，追溯到其他指标的变化。要既见树木又见森林，不能就指标论指标。比如，医院资金结构的恶化，要同医院实现利润情况、资金增减情况结合分析，看是否会导致财务状况恶化，通过分析，抓住关键和本质。

4. 定性分析和定量分析相结合。任何事物都是质和量的统一，医院财务报表分析也是定性和定量相结合。由于现代医院面临复杂而多变的外部环境，而这些外部环境有时很难定量，但环境的变化却对医院的产业发展、投资目标的实现以及企业销售情况产生重要影响。因此在定量分析的同时，要作出定性判断，在定性判断的基础上，再进一步进行定量分析和判断。

5. 静态与动态相结合。医院的生产经营活动是一个动态的发展过程。收集到的信息资料，一般是过去情况的反映。在新的形势下，同样的投入可能会有不同的产出。因此，要时刻注意数值的时间性，在弄清过去情况的基础上，分析在当前情况下的可能结果。要联系医院和投资者、决策者的实际情况，静态和动态相结合，对指标值的含义作出判断，以便为决策服务。不结合实际情况，就不可能提出建设性的分析意见。

6. 充分运用因素分析方法，进一步揭示关联因素对分析指标的影响程度。在日常报表分析中，我们习惯性地运用对比分析法来分析实际与计划的差额，通过比率分析法，对报表结构和能过反映业务活动情况的相关比率进行分析，并获得相关指标体系，从而把握财务报表分析的重点。但为进一步分析相关指标对某一事项的影响程度时，应当充分运用因素分析方法。

三、财务报表分析指标

医院应通过相关指标对医院财务状况进行分析，具体分析参考指标与所反映的内容详见表7-14。

表7-14 医院财务分析参考指标

指标名称	计算公式	反映内容
一、预算管理指标		
（一）预算执行率	预算收入执行率＝本期实际收入总额/本期预算收入总额×100% 预算支出执行率＝本期实际支出总额/本期预算支出总额×100%	预算执行率反映医院预算管理水平。
（二）财政专项拨款执行率	财政专项拨款执行率＝本期财政项目补助实际支出/本期财政项目支出补助收入×100%	财政专项拨款执行率反映医院财政项目补助支出执行进度。
二、结余和风险管理指标		
（一）业务收支结余率	业务收支结余率＝业务收支结余/（医疗收入＋财政基本支出补助收入＋其他收入）×100%	业务收支结余率反映医院除来源于财政项目收支和科教项目收支之外的收支结余水平，能够体现医院财务状况、医院医疗支出的节约程度以及医院管理水平。

续表

指标名称	计算公式	反映内容
（二）资产负债率	资产负债率 = 负债总额/资产总额 ×100%	资产负债率反映医院的资产中借债筹资的比重。
（三）流动比率	流动比率 = 流动资产/流动负债 ×100%	流动比率反映医院的短期偿债能力。
三、资产运营指标		
（一）总资产周转率	总资产周转率 =（医疗收入 + 其他收入）/平均总资产	总资产周转率反映医院运营能力。周转次数越多，表明运营能力越强；反之，说明医院的运营能力较差。
（二）应收账款周转天数	应收账款周转天数 = 平均应收账款余额×365/医疗收入	应收账款周转天数反映医院应收账款流动速度。
（三）存货周转率	存货周转率 = 医疗支出中的药品、卫生材料和其他材料支出/平均存货	存货周转率反映医院向病人提供的药品、卫生材料、其他材料等的流动速度以及存货资金占用是否合理。
四、成本管理指标		
（一）每门诊人次收入、每门诊人次支出及门诊收入成本率	每门诊人次收入 = 门诊收入/门诊人次	门诊收入成本率反映医院每门诊收入耗费的成本水平。
	每门诊人次支出 = 门诊支出/门诊人次	
	门诊收入成本率 = 每门诊人次支出/每门诊人次收入×100%	
（二）每住院人次收入、每住院人次支出及住院收入成本率	每住院人次收入 = 住院收入/出院人次	住院收入成本率反映医院每住院病人收入耗费的成本水平。
	每住院人次支出 = 住院支出/出院人次	
	住院收入成本率 = 每住院人次支出/每住院人次收入×100%	
（三）百元收入药品、卫生材料消耗	百元收入药品、卫生材料消耗 = 药品、卫生材料消耗/（医疗收入 + 其他收入）×100	百元收入药品、卫生材料消耗反映医院的药品、卫生材料消耗程度，以及医院药品、卫生材料的管理水平。
五、收支结构指标		
（一）人员经费支出比率	人员经费支出比率 = 人员经费/（医疗支出 + 管理费用 + 其他支出）×100%	人员经费支出比率反映医院人员配备的合理性和薪酬水平高低。

续表

指标名称	计算公式	反映内容
（二）公用经费支出比率	公用经费支出比率 = 公用经费/（医疗支出 + 管理费用 + 其他支出）×100%	公用经费支出比率反映医院对人员的商品和服务支出的投入情况。
（三）管理费用率	管理费用率 = 管理费用/（医疗支出 + 管理费用 + 其他支出）×100%	管理费用率反映医院管理效率。
（四）药品、卫生材料支出率	药品、卫生材料支出率 =（药品支出 + 卫生材料支出）/（医疗支出 + 管理费用 + 其他支出）×100%	药品、卫生材料支出率反映医院药品、卫生材料在医疗业务活动中的耗费。
（五）药品收入占医疗收入比重	药品收入占医疗收入比重 = 药品收入/医疗收入 ×100%	药品收入占医疗收入比重反映医院药品收入占医疗收入的比重。
六、发展能力指标		
（一）总资产增长率	总资产增长率 =（期末总资产 – 期初总资产）/期初总资产 ×100%	总资产增长率从资产总量方面反映医院的发展能力。
（二）净资产增长率	净资产增长率 =（期末净资产 – 期初净资产）/期初净资产 ×100%	净资产增长率反映医院净资产的增值情况和发展潜力。
（三）固定资产净值率	固定资产净值率 = 固定资产净值/固定资产原值 ×100%	固定资产净值率反映医院固定资产的新旧程度。

四、财务报表分析方法

目前我国财务报表分析的常用方法主要有以下几种：

（一）比较分析法

比较分析法是指将报表中的有关数据直接或经计算后与既定标准进行比较，通过对二者差异的分析得出有关结论，以确定指标与标准间差异和趋势的方法。比较分析法最主要的特点是区分财务、经营指标和现象的差异，包括差异方向、差异性质与差异大小。运用比较法对医院的财务报表进行分析，就是将医院报表中实际执行数与标准值进行对比分析。直接利用报表中数据进行比较，如本医院本年净利润与其他医院的本年净利润、本医院的负债总额与去年的负债总额，这种比较分析法称为绝对数比较。反之，通过报表数据计算得出的比率值进行比较分析，称为相对数比较。

有比较，才有鉴别，没有比较，分析便无从谈起。绝对数字或比率如果不与其他数字或比率进行比较，将毫无意义，因此，比较分析法是财务报表分析中最基本的分析方法。通过比较分析，可以发现差距，找出产生差距的原因，进而采取相应措施以改善业务经营成果和财务状况；通过比较分析，可以确定医院业务经营活动的结余及安全性，揭示医院发展趋势是否良好；通过比较分析，还能揭示医院的薄弱环节，为医院的经营决策者提供决策参考依据。

根据比较标准所处的时点或期间，又可以将比较分析法分为以下几种：

1. 本期实际指标与本期预算指标相比较：这种分析主要揭示实际与计划或预算之间的差异，掌握该项指标的计划或预算的完成情况。

2. 本期实际指标与历史基期指标相比较：这种分析可以把握医院前后不同历史时期有关指标的变动情况，了解医院财务活动的发展趋势和管理水平的提高情况。在实际工作中，最典型的形式是本期实际指标与上期实际或历史最好水平的比较。

3. 本单位指标与国内外同行业单位指标或平均水平相互比较。这种分析能够找出本医院和国内外先进医院、行业平均水平的差距，明确本单位财务及业务管理水平在行业中的地位，从而推动本医院的经营管理水平，不断缩小与国内外先进医院的差距。

在财务分析中，比较分析法是比较常用的分析方法，运用该方法可以看到实际执行情况与既定标准差距，但要找到形式差距的原因，还要结合其他分析方法。所以，这种分析方法一般不单独采用。

（二）比率分析法

比率分析法就是把某些彼此存在关联的项目加以对比，计算出比率，据以确定经济活动变动程度的分析方法。比率是相对数，采用这种方法，能够把某些条件下的不可比指标变为可以比较的指标，以利于进行分析。与其他报表分析方法相比，比率分析法计算简便快捷，特别适于迅速了解医院财务状况的需要。

比率指标主要有以下三类：

1. 相关比率。相关比率是以某个项目与相互关联但性质又不相同的项目加以对比所得的比率，反映有关经济活动的相互关系。利用相关比率指标，可以考察有联系的相关业务安排得是否合理，以保障医院经济业务活动能够顺利进行。如将流动资产与流动负债加以对比，计算出流动比率，据以判断医院的短期偿债能力。

2. 构成比率。构成比率又称结构比率，它是某项经济指标的各个组成部分与总体的比率，反映部分与总体的关系。其计算公式为：

构成比率 = 某一组成部分数额 ÷ 总体数额 × 100%

利用构成比率，可以考察总体中某个部分的形成和安排是否合理，以便协调各项财务活动。在医院财务报表分析中常用的构成比率包括：流动资产、固定资产、无形资产占总资产的比率形成的医院资产构成比率；流动资产或非流动资产内部各个项目占流动资产或非流动资产的构成比率；长期负债与流动负债占全部债务的比率；长期负债与流动负债内部的构成比率；医疗业务收入或支出内部的构成比率等。分别将这些比率与计划或预算数、与上期或历史数、与同行业平均数进行对比，可以充分揭示医院的财务业绩、经营业务构成和结构的发展变化情况。

3. 效率比率。效率比率是某项经济活动中所费与所得的比率，反映投入与产出的关系。利用效率比率指标，可以进行得失比较，考察经营成果，评价经济效益。如将医院收入项目与成本费用等项目加以对比，可计算出成本利润率等利润率指标，可以从不同角度分析比较医院获利能力的高低及其增减变化情况。

综上所述，比率分析法的优点是计算简便，计算结果容易判断，而且可以使某些指标在不同规模的企业之间进行比较，甚至也能在一定程度上超越行业之间的差别进行比较。但是采用这一方法时，应该注意以下三点：

（1）对比项目的相关性。计算比率的分子和分母必须具有相关性，把不相关的项目进行对比是没有意义的。在构成比率指标中，部分指标必须是总体指标这个大系统中的一个小系统；在效率比率招标中，投入与产出必须有因果关系；在相关比率指标中，两个对比指标也要有内在联系，才能评价有关经济活动之间是否协调均衡，安排是否合理。

（2）对比口径的一致性。计算比率的分子和分母必须在计算时间、范围等方面保持口径一致。

（3）衡量标准的科学性。运用比率分析，需要选用一定的标准进行对比，以便对医院的财务状况作出评价。一般而言，科学合理的对比标准有：

历史标准：如上期实际、上年同期实际、历史先进水平以及有典型意义的时期实际水平等；

预定目标：如预算指标、设计指标、定额指标、理论指标等；

行业标准：如主管部门或行业协会颁布的技术标准、国内外同类医院的先进水平、国内外同类医院的平均水平等；

公认标准：包括国内公认标准和国际公认标准。

（三）综合分析法

综合分析法是为全面了解医院财务经营状况而将许多指标综合到一起形成的一种报表分析方法，实际是各种方法的结合，并考虑了部分非报表因素。

常用的综合分析法有杜邦分析法、沃尔分析、雷达图。

杜邦分析法这是我们在企业财务报表分析中最为常用的分析方法，是利用几种主要的财务比率之间的关系来综合地分析企业的财务状况。具体来说，它是一种用来评价单位赢利能力和股东权益回报水平，从财务角度评价企业绩效的一种经典方法。

雷达图是财务分析图表的一种。即将一个公司的各项财务分析所得的数字或比率，就其比较重要的项目集中划在一个圆形的图表上，来表现一个公司各项财务比率的情况，使用者能一目了然的了解公司各项财务指标的变动情形及其好坏趋势。雷达图主要应用于医院经营状况——收益性、生产性、流动性、安全性和成长性的评价。

沃尔分析法主要是将若干财务指标通过线性组合，形成综合性的分值来评判企业的信用水平，它在企业财务指标综合评判中的基本程序如下：

1. 选择评价企业财务状况的比率指标；
2. 确认这些评判指标的权数比重；
3. 确定这些评判指标的标准值（该标准值可以是企业的预算标准值或者行业的平均值等）；
4. 计算这些指标的实际值；
5. 求出评判指标实际值和标准值的相对比率；
6. 求出评判指标的综合分数。

利用沃尔分析法对企业财务指标进行统计分析大体可以分为两大步骤：综合评分标准的确定和公司财务状况实际评分。

（四）因素分析法

因素分析法又称指数因素分析法，是利用统计指数体系分析现象总变动中各个因素影响程度的一种统计分析方法，包括连环替代法、差额分析法、指标分解法、定基替代法。使用这种方法能够使报表分析者把一组反映事物性质、状态、特点等的变量简化为少数几个能够反映出事物内在联系的、固有的、决定事物本质特征的因素。其基本步骤是：

1. 确定影响因素。即确定影响分析指标的内在影响因素有哪些，他们的内在逻辑关系是什么。

2. 测量影响程度。即计算每一影响因素对分析对象的影响程度。

3. 查明指标变动原因。通过对每一影响因素对分析对象影响程度的比较分析，查明指标变动的主要影响因素和次要影响因素，从而为决策提供更为详实的依据。

【例7-6】以连环替代法为例，假设：某医院药品销售收入与药品销售量、销售单价如表7-15。

表7-15

项　目	本年（万元）	上年（万元）	差异
药品销售额	270	240	30
销售数量	600	480	120
销售价格	0.45	0.50	-0.05

按因素分析法—连环替代法 对各因素进行分析：

(1) 药品销售额 = 销售数量 × 销售单价 = 480 × 0.5 = 240　　　①

第一次替代：以本年销售数量替代

(2) 产品销售额 = 销售数量 × 销售单价 = 600 × 0.5 = 300　　　②

第二次替代：以本年销售单价替代

(3) 产品销售额 = 销售数量 × 销售单价 = 600 × 0.45 = 270　　　③

销售数量变动对销售额的影响 = ② - ① = 300 - 240 = 60

销售单价变动对销售额的影响 = ③ - ② = 270 - 300 = -30

通过上述分析可以很清楚地看到，销售数量的增加，为销售额的增加提供了60万元的贡献，而销售单价的降低，又减少了销售额30万元。这为我们下一步是否进行价格调整提供了数据分析基础。

第八章 医院财务报表审计

第一节 医院财务报表审计概论

医药卫生事业关乎每个人的健康、幸福,越来越成为国家重大的民生问题。近年来,国家陆续出台了一系列有关医改的政策性法规,为医药卫生事业的健康发展奠定了政策基础。

然而,目前,我国很多医院(尤其是社区医院和乡镇卫生院)在财务核算方面基础比较薄弱,还存在账目不全、账账不符以及账实不符的现象。财务行为失范,财经纪律松弛,违法违纪时有发生。这些问题的存在直接影响了医院会计信息的真实完整,使得医院会计信息的质量与可信度一直不高,对医院的科学发展造成十分不利的影响。加强医院财务管理,加强成本控制,实施医院财务报表独立审计制度,将有助于优化医院治理结构、改善运营效率、提高医院财务核算水平、提升医院会计信息质量。

一、医院财务报表中介审计的成因

1. 2009年3月17日《中共中央、国务院关于深化医药卫生体制改革的意见》(中发〔2009〕6号)明确提出"建立信息公开、社会多方参与的监管制度。鼓励行业协会等社会组织和个人对政府部门、医药机构和相关体系的运行绩效进行独立评价和监督"。

意见中进一步明确:"建立科学合理的医药价格形成机制,规范医疗服务价格管理。基本医疗服务价格按照扣除财政补助的服务成本制定,体现医疗服务合理成本和技术劳务价值。""改革药品价格形成机制。合理调整政府定价范围,改进定价方法,提高透明度。严格控制药品流通环节差价率。对医院销售药品开展差别加价、收取药事服务费等试点,引导医院合理用药。"

《国务院关于印发医药卫生体制改革近期重点实施方案(2009—2011)的通知》(国发〔2009〕12号)明确要求:"改革公立医院补偿机制,落实政府投入政策,完善医药价格机制。"此外,按照"国发〔2009〕12号"的规划,我国将在2009—2011年重点抓好加快推进基本医疗保障制度建设、初步建立国家基本药物制度、健全基层医疗卫生服务体系、促进基本公共卫生服务逐步均等化和推进公立医院改革试点5项医疗体制改革。为了达到改革的目标，经初步测算，2009—2011年各级政府需要投入8 500亿元，其中中央政府要投入3 318亿元。面对如此大规模的投入，加强对医疗机构资金使用的监管就显得尤其重要。

无论是建立科学合理的医药价格形成机制，规范医疗服务价格管理，还是改革公立医院补偿机制，加强财政资金使用的监管，加强社会中介对医院财务信息的监督，充分发挥注册会计师在信息监督中的作用，是提高医院财务信息质量的必然选择。

2. 2009年10月3日国务院办公厅颁布《国务院办公厅转发财政部关于加快发展我国注册会计师行业若干意见的通知》（国办发[2009]56号）提出："认真落实《中华人民共和国公司法》'公司应当在每一会计年度终了时编制财务会计报告，并依法经会计师事务所审计'的规定，确保公司依法接受注册会计师审计。同时，将医院等医疗卫生机构、大中专院校以及基金会等非盈利组织的财务报表纳入注册会计师审计范围"。

不断扩大注册会计师的业务范围，打破行业和区域限制，构建规范、统一的执业环境，是注册会计师行业健康、持续、稳定发展的必备条件。

3. 2010年1月26日，中注协下发《关于注册会计师行业积极做好医药卫生体制改革专业服务工作的指导意见》（会协[2010]5号），就注册会计师行业积极做好医药卫生体制改革的各项专业服务工作，提出具体指导意见。2011年1月14日，中注协下发《医院财务报表审计指引》（会协[2011]3号），具体规范了注册会计师对医院会计报表审计的审计目标、审计范围、审计重点、审计方法和具体审计程序。《医院财务报表审计指引》的颁布，为注册会计师从事医院会计报表审计提供了执业规范和蓝本，让注册会计师在审计过程中有据可依，有章可循；同时，也为监管注册会计师的执业行为提供了考核和评价的依据。

二、医院财务报表的审计目标

《医院财务报表审计指引》明确规定，注册会计师执行医院财务报表审计的总体目标是：

1. 对财务报表整体是否不存在由于舞弊或错误导致的重大错报获取合理保证，使得注册会计师能够对被审计医院财务报表是否在所有重大方面按照事业单位会计准则、《医院会计制度》以及国家其他有关法律法规的规定编制发表审计意见。

2. 按照审计准则和本指引的规定，根据审计结果对财务报表出具审计报告，并与管理层和治理层沟通。

在任何情况下，如果不能获取合理保证，并且在审计报告中发表保留意见也不足以实现向财务报表预期使用者报告的目的，注册会计师需要按照审计准则和本指引的规定出具无法表示意见的审计报告，或者在法律法规允许的情况下终止审计业务或解除业务约定。

三、医院会计报表的审计范围

根据被审计医院执行的《事业单位财务规则》、《医院会计制度》、《医院财务制度》、医疗卫生行业的报告要求以及被审计医院组成部分的分布等情况,注册会计师首先需要确定审计范围、时间和方向,以及如何调配审计资源,为审计计划的制定提供基础。

医院财务报表审计的范围主要包括以下几个方面:

1. 财务报表报告的时间范围。在审核财务报表时,首先需要确认财务报表所报告的业务活动期间,确定审计区间是否为一个完整的会计年度。对于非完整年度的会计报告期间,应当在审计报告的范围段中明确提示报告使用者,并在会计报表附注中加以披露。

2. 财务报表报告的空间范围。这里所说的空间范围主要是指医院组成部分的数量及所在地点。医院除了其机构所在地的主体外,往往还会有异地分院、合作医疗单位(如联合诊所)等分支机构,还有被投资的股权投资单位。这些分支机构是否应当纳入被审计单位的审计范围,被投资单位是否纳入合并范围。

3. 财务报表报告的内容范围。这里所说的财务报表报告的内容主要是指反映医院某一特定日期的财务状况和某一会计期间的收入费用、现金流量、预算收支执行情况等会计信息的书面文件。具体包括资产负债表、收入费用表、现金流量表、预算收支表、基建投资表和有关附表及其附注等。

在确定审计范围时,需要考虑下列事项:

1. 医疗卫生行业的报告要求,如医疗卫生行业的主管部门、有关财政部门要求提交的报告;

2. 编制财务报表所依据的《事业单位财务规则》和《医院会计制度》、《医院财务制度》的实际执行情况;

3. 预期的审计工作涵盖范围,包括被审计医院组成部分的数量及所在地点;

4. 外币业务的核算方法及外币财务报表折算方法;

5. 内部审计工作以及医院人员和相关数据对注册会计师的可利用性;

6. 信息技术对审计程序的影响,包括数据的可获得性和预期使用计算机辅助审计技术的情况;

7. 医院聘用服务机构的情况,以及可能影响注册会计师取得有关服务机构内部控制设计、执行和运行有效性证据的情况;

8. 在以前期间审计工作中已经提供的相关审计资料情况,如以前年度提供给注册会计师用以获取的与风险评估程序和控制测试相关的审计资料;

9. 医院聘用的提供其他服务的会计师事务所人员讨论可能影响审计范围的事项。

四、医院财务报表审计应关注的内容

(一)行业状况、法律环境与监管环境以及其他外部因素

注册会计师可能需要了解和分析下列主要情况:

1. 所在地区的行业市场供求与竞争状况。了解周边医疗市场的资源配置状况（如医院的数量、布局、等级），地区经济发展趋势，以及市民医疗消费需求发展情况，明确周边医疗卫生资源分布是否合理，被审计医院的医疗服务关键指标值与行业指标值相比是否存在较大差异，是否最终影响被审计医院的医疗服务水平。

2. 医疗服务的季节性和周期性以及技术水平。了解被审计医院医疗服务种类、相关疾病的爆发周期；了解医疗服务的总体技术状况，以及医疗科研成果的应用、先进诊疗技术的实施和专业技术人才的引进对总体技术水平的影响。同时了解同行业其他医疗卫生机构的相关信息。

3. 行业的关键指标和统计数据。主要包括卫生资源总量（如卫生机构总数、医疗机构床位数、卫生人力总量、卫生总费用等）、医疗服务状况（如门诊服务、住院服务、病床使用等）、病人医药费用（如门诊和住院病人人均医药费用）、疾病控制与公共卫生（如传染病报告发病和死亡）以及卫生监督（如医疗服务、采供血和传染病防治监督）等。

4. 法律环境及监管环境。

（1）是否存在新颁布实施的法律法规，以及该法律法规对被审计医院有何影响。比如，根据国务院颁布的《医药卫生体制改革近期重点实施方案》，实行药品零差价率销售后，药品收入不再作为基层医疗卫生机构经费的补偿渠道；

（2）与被审计医院相关的税收政策要求与变化情况；

（3）被审计医院外部监管环境要求及变化情况。

（二）被审计医院的性质与主要业务活动

医院应当遵循公益性质和社会效益原则，不以盈利为目的。注册会计师需要从下列方面了解被审计医院的性质：

1. 所有权结构。注册会计师需要了解被审计医院的所有权结构与主要所有者，识别被审计医院吸收社会资本的情况，并分析他们之间的关系是否会对财务报表的合法性、公允性产生不利影响。

2. 治理结构。注册会计师需要了解被审计医院的独立法人地位的落实情况、法人治理结构以及所有者与管理者的责权。考虑被审计医院治理层是否能够在独立于管理层的情况下对被审计医院事务（包括财务报告）作出客观判断。

3. 组织结构。注册会计师需要了解被审计医院的组织结构。主要包括：

（1）部门设置与分布；

（2）各部门职能及其业务流程；

（3）管理组织机构设置是否合理，是否建立院、科两级管理责任制，是否能够满足管理工作需要；

（4）是否有完整的规章制度和岗位职责；

（5）是否建立了科学的决策机制，"三重一大"（即重大问题决策、重要干部任免、重大项目投资决策、大额资金使用）事项是否经集体决策并按规定程序报批。

4. 业务活动。注册会计师应当了解被审计医院的医疗服务类型及相关业务活动，主要包括：

（1）医疗服务项目的名称、收费标准以及成本价格水平；

（2）临床检查、诊断和治疗情况；

（3）药物使用、大型医疗设备的配置和使用、医用耗材及植（介）入类医疗器械等的控制和管理；

（4）承担医疗卫生科研与教学的有关情况；

（5）是否能够承担突发事件紧急医疗救援任务，是否有突发事件（突发公共卫生事件、灾害事故等）应急预案并组织演练，是否能够及时、妥善处理医院突发事件；

（6）国家重大公共卫生服务项目的开展情况。如为15岁以下人群补种乙肝疫苗；

（7）医疗事故发生件数、等级、责任程度，以及重大医疗过失行为和医疗事故报告率；

（8）医患关系及医疗纠纷情况；

在了解上述内容时，注册会计师需要考虑利用医疗卫生及信息技术等行业有关专家的工作。

5. 投资活动。注册会计师需要了解被审计医院的投资活动。主要包括：

（1）近期拟实施或已实施的投资并购活动与资产处置情况；

（2）股权投资、债权投资的发生与处置；

（3）固定资产（尤其是大型医疗设备的购置）和无形资产投资；

（4）其他投资。例如，近期计划的投资项目。

6. 筹资活动。了解被审计医院的借款情况，重点分析是否使用了金融机构的贷款，包括是否采用融资租赁方式租赁医疗设备；相关借款是否符合《财务制度》明确规定的审批要求。

7. 信息化建设情况。

（1）是否以医院管理为重点，大力推进医院信息化建设，构建信息网络平台。是否能够利用网络信息技术，开展与其他医疗卫生机构的合作；

（2）信息系统是否符合《医院信息系统基本功能规范》，并满足医院管理和临床工作需要；

（3）信息系统运行是否稳定、安全和高效，是否可连续、系统、准确收集、整理、分析和反馈医院管理和医疗质量控制等所需要的信息，是否能够与其他医疗机构、卫生行政部门及相关部门实现信息共享；

（4）是否严格执行保密制度，实行信息系统操作权限分级管理，保障网络安全，保护患者隐私。

（三）医院对会计政策的选择与运用

注册会计师需要了解被审计医院对会计政策的选择和运用，是否符合《事业单位财务规则》和《医院会计制度》，是否符合被审计医院的具体情况。在了解被审计医院对会计政策的选择和运用是否适当时，注册会计师需要关注下列事项：

1. 医院会计制度的总体特点。公立医疗机构是公益性的事业单位，以维护社会效益为原则,不以盈利为目的,这些特点在医院会计制度中得到充分体现。

(1) 会计核算反映了国库集中支付和财政收支分类等财政内容。医院会计是为了记录并反映医院运营过程中所发生的经济事项,与财政体制紧密相关。从会计科目的设置上看,"零余额账户用款额度"、"财政应返还额度"、"应缴款项",主要用于核算医院收到财政部门或需向财政部门上缴的款项;"专用基金"核算医院按规定设置、提取的具有专门用途的净资产;"财政补助收入"、"基建拨款"、"财政调剂收入"、"上级补助收入"、"公益性支出",反映了医院有关财政收支及其分类情况;从国库集中支付的方式来看,医院与财政支付相关的会计科目下设置了"财政直接支付"和"财政授权支付"两个明细科目,以反映这两种支付方式下的医院财政收支情况。

(2) 医院财务报表包含了预算收支表和基建投资表。医院财务报表是反映医院某一特定日期的财务状况和某一会计期间的收入费用、现金流量、预算收支执行情况等会计信息的书面文件。医院财务报表除了包括资产负债表和现金流量表,还包括收入费用表、预算收支表和基建投资表,其中,收入费用表类似于企业会计准则要求的利润表。医院会计制度将预算信息作为医院对外提供会计信息的组成部分,并提供了设置预算会计科目和设置备查簿两种预算核算方法,同时鼓励医院采用设置预算会计科目的方法对预算收支、结余情况进行记录,并最终形成预算收支表。基建投资信息也是医院对外提供会计信息的组成部分,基建投资表作为该信息的载体主要反映医院各基建项目的基建投资拨款及借款和基本建设支出。

2. 重要项目的会计政策和行业惯例。医院会计制度中某些交易和事项的会计处理具有一定特点,注册会计师在审计过程中应当予以关注。如医院采购药品、卫生材料发生的相关运杂费、装卸费、保险费等,直接计入医疗成本科目;对长期股权投资只采用成本法核算;在持有长期债权投资期间,按照票面价值与票面利率按期计算确认长期债权投资的利息收入,不考虑折价和溢价的摊销;将工程项目分为在建工程和基建工程,工程项目的专门借款利息,属于建设期间发生的,才能计入工程成本;在发生固定资产出售、报废、毁损等情况时,财政性的固定资产清理后的处置净收入应结转上缴;医院在筹建期间发生的不计入固定资产和无形资产购建成本的开办费在新《医院会计制度》执行前发生的要求进行追溯调整,制度实施后发生的直接计入管理费用。

注册会计师需要了解重要项目的会计政策和行业惯例。如收入确认的特殊性及其惯例;公允价值会计核算事项的处理;外币资产、负债与交易的会计处理;药品采用进价核算;以及其他异常或复杂交易(包括在有争议或新兴领域的交易)的会计处理。

此外,可能还存在一些行业惯例,注册会计师需要了解和熟悉这些行业惯例。当医院采用与行业惯例不同的会计处理方法时,注册会计师需要了解其原因,并考虑采用与行业惯例不同的会计处理方法是否适当。

3. 会计政策的变更。注册会计师需要关注被审计医院本期会计政策的选用与前期相比发生的重大变化,包括对本期新发生的交易或事项选用的会计政策,对前期不重大而本期重大的交易或事项选用的会计政策等。

如果医院变更了重要的会计政策,注册会计师需要了解变更的原因及其适当性,即考虑：会计政策的变更是否是法律、行政法规或者《事业单位财务规则》和《医院会计制度》要求的变更；会计政策变更是否能够提供更可靠、更相关的会计信息。除此之外，注册会计师还需要关注会计政策的变更是否得到充分披露。

除上述与会计政策的选择和运用相关的事项外，注册会计师还需要对被审计医院下列与会计政策运用相关的情况予以关注：

（1）是否采用激进的会计政策、方法、估计和判断；

（2）财会人员是否拥有足够的运用医院会计制度的知识、经验和能力；

（3）是否拥有足够的资源支持会计政策的运用，如人力资源及培训、信息技术的采用、数据和信息的采集等。

注册会计师还需要考虑，医院是否按照《事业单位财务规则》和《医院会计制度》的规定恰当地进行了列报，并披露了重要事项。列报和披露的主要内容包括：财务报表及其附注的格式、结构安排、内容、财务报表项目使用的术语、披露信息的明细程度、项目在财务报表中的分类以及列报信息的来源等。注册会计师应当考虑被审计医院是否已对特定事项作了适当的列报和披露。

（四）被审计医院的目标、战略以及相关业务风险

注册会计师需要了解被审计医院的目标、战略以及相关业务风险，主要包括：

1. 准确把握国家的宏观经济政策取向，并结合医药卫生体制改革的总体要求，全面了解被审计医院的工作思路和工作目标；

2. 了解医院是否知晓自身的核心竞争力，其战略定位及发展战略是否明确、科学、合理、实际操作性强，是否有一套与发展战略相适应的战略规划；

3. 全面了解被审计医院的外部环境（机遇与风险）和内部情况（优势和劣势），并对有关人员、设备、技术力量、服务能力、工作量等方面的历年数据进行加工、分析，准确把握被审计医院面临的业务风险。

（五）财务业绩的衡量和评价

1. 是否有专门的机构（如薪酬与绩效管理委员会）和人员负责财务活动结果的衡量与评价；

2. 是否建立了完善的财务活动结果的衡量与评价体系，衡量与评价体系包含的财务分析指标是否全面、完整；

3. 本期财务指标与上期财务指标的比较分析。医院财务分析指标一般包括：人员经费占总费用的比例、管理费用占总费用百分比、人均门诊人次、人均住院床日、人均业务收入、平均每门诊次收费水平、平均每住院床日收费水平、病床使用率和周转次数、出院病人平均住院日、流动资金周转次数、资产负债率、流动比率、速动比率以及百元固定资产业务收入等；

4. 年度预算编制与执行结果、成本控制与工作效率是否作为内部业务综合考核的重要内容；

5. 财务状况、结余、劳动生产率、效益和财产物资的利用等；

6. 以服务质量及岗位工作量为主的综合绩效考核和岗位绩效工资制度的实施情况，

并与分配激励制度、人力资源管理制度相联系;

7. 与竞争对手的业绩比较分析。

五、医院财务报表审计的重点

注册会计师在进行医院财务报表审计的同时,为提高审计工作实效,必须重点把握下列领域:

1. 内部控制的有效性。一般来讲,医院会计报表审计战略方法是基于内部控制有效性基础之上经营风险基础审计。内部控制制度设计的完善性、执行的有效性,不仅是评估审计风险的重要内容,更是决定了进一步审计所采取的审计总体策略和具体审计程序。因此,注册会计师需要执行适当的控制测试程序,重点关注医院内部控制设计及其运行的有效性,尤其要关注"三重一大"(即重大问题决策、重要干部任免、重大项目投资决策、大额资金使用)事项是否经过集体讨论并按规定程序报批,以便判断和识别医院财务报表审计的重大错报风险点及其对财务报表的可能影响。

2. 收入。医院收入的特点是项目多、来源广、形式多样。医院收入不仅来源于自身业务活动的医疗服务收入和其他收入,还有来自政府投入、政府补助以及科教项目收入。根据《医改实施方案》,公立医院补偿机制改革后,公立医院补偿渠道将逐步由服务收费、药品加成收入和财政补助三个渠道改为服务收费和财政补助两个渠道。财政补助通常涉及财政补助收入、基建拨款、财政调剂收入和上级补助收入四个方面。一般情况下财政补助收入是医院最主要的财政资金来源,因此,财政补助收入将成为收入审计中的重点。

注册会计师除严格执行《医院财务报表审计指引》规定的对收入的相关审计程序外,还需要重点关注医院药品价格政策执行情况,医改的药品加成政策执行情况及取消药品加成后减少的收入数额;医疗服务项目收费标准执行情况,以及医改专项补助资金的使用情况外,关注重大收入或非常规处理的交易,尤其是在资产负债表日或临近日期发生的重大交易。

3. 成本核算、费用的归集与分摊。一般来说,医院成本核算相对薄弱,新《医院财务制度》对成本核算提出了明确要求,并对成本分摊程序进行了详细的规定。成本核算涉及的业务环节多,级次划分多种多样[①]。

成本费用的归集与分摊,是医疗服务项目成本、病种成本、床次成本等成本核算的基础。注册会计师需要重点关注直接成本费用的归集是否完整,间接费用的分摊依据是否合理,尤其是行政和后勤部门支出所形成的管理费用是否分摊以及分摊依据是否合理。

4. 固定资产。医院固定资产的特点是种类多、单价高、数量大、分布广、盘点难。

---

① 《医院财务制度》第二十九条规定,根据核算对象的不同,成本核算可分为科室成本核算、医疗服务项目成本核算、病种成本核算、床日和诊次成本核算。成本核算一般应以科室、诊次和床日为核算对象,三级医院及其他有条件的医院还应以医疗服务项目、病种等为核算对象进行成本核算。

注册会计师应当重点关注固定资产的所有权、医疗设备的配置和使用，尤其是大型医疗设备的购置，是否经过科学论证，并按国家有关规定报经政府有关部门批准；其次，应关注植（介）入类医疗器械的使用管理和控制，特别是关注其有无翔实的购进、验收、使用的准确、完整记录，以及相应的资质证明材料；此外，还应当关注分支机构医疗设备的使用情况和经营性租入固定资产的使用、保管情况，进行有效监盘并对监盘结果进行分析。

5. 库存物资。医院库存物资是指医院为了保证正常医疗服务而储备的药品、低值易耗品、卫生材料、其他材料和在加工物资等。目前，大多数医院的财务管理制度并未对库存物资及其他资产管理及账户处理过程中出现的各种情况提供指导性意见，医院库存物资的特点是品种繁杂、数量众多，单位价值差异大，盘点难度高，属于容易发生错报和易受损失的报表项目。注册会计师需要对库存物资的采购、保管、收发、盘存等环节进行更广泛的控制测试和实质性测试。

6. 由于会计制度变更而导致的追溯调整事项。由于新旧会计制度对相关交易和会计事项的处理存在差异，根据财政部颁发的"财会 [2011] 5号"文件的规定，需要对过去的交易或账户余额进行追溯调整，注册会计师需要重点关注其是否已经调整并确认其金额准确、列报恰当。

第二节 医院财务报表审计方法

一、医院财务报表审计战略方法

审计战略方法是指决定审计全局、对审计活动起着筹划和指导作用的总的方针、政策、方法和手段。综观注册会计师产生和发展的历程，审计战略方法的发展大致经历了账项基础审计方法、制度基础审计方法、风险基础审计方法、经营风险基础审计方法等四个阶段。

（一）账项基础审计方法

账项基础审计，也叫数据导向审计或凭单审计方法，是审计方法模式发展的第一阶段，在审计方法史上占据着十分重要的地位，直到现在仍被大量采用。它以凭单核对为中心，以审查账目有无舞弊为目标，以数据的可信性为着眼点，以会计科目为入手点，构成了一个完整的方法模式。

在账项基础审计阶段，由于当时审计工作的主要目标是查错防弊，注重凭证、账簿、报表的详细审查，比较费时费力。在被审计单位规模不大，经济业务比较简单的情况下，这种审计方法基本能适应需要。后来由于资产负债表审计的盛行，就更多地采用抽样审计技术，但此时的抽样更多的是判断抽样，主要根据审计人员的经验进行主观判断，有时可能遗漏重要项目事项，抽查的风险很大。而且，账项基础审计通过凭证的核对，虽然可以发现技术性错误或舞弊行为，但是审计耗费人力较多，难以作深入分析，难以查找产生的原因，不能够揭示会计系统中不合理的缺陷。因而，账项基础审计很难达到预期的效果，特别是经济业务规模不断扩大，业务复杂的情况下，为了保证审计质量，必须寻找更为可靠的、更为有效的审计方法，这就产生了制度基础审计。

（二）制度基础审计方法

制度基础审计要求审计人员对委托单位的内部控制制度有全面了解，强调对于内部控制制度的评价，并在此基础上决定实质性测试的时间、范围和程度。这样就改变了传统的对于经济业务结果进行详细审计的做法。

制度基础审计将重点放在对制度中各个控制环节的审查上，目的在于发现控制制度中的薄弱之处，找出问题发生的根源，然后针对这些环节扩大检查范围。这种审计模式不是漫无目的的大海捞针，而是方向明确的重点审查。由于着眼于对整体制度情况的了解和分析，这种审计模式可以发现一些程序上的错误和工作步骤不合理的现象，因此可以就管理上的问题提出总体上的建设性的意见。制度基础审计在保证审计结论具有一定的可靠水平的前提下提高了审计工作的效率，正因为如此，制度基础审计从20世纪40年代诞生以来便风行于世界各国。

（三）风险基础审计方法

风险基础审计方法是指以审计风险评估分析为基础，根据可接受的检查风险水平确定实质性测试的性质、时间和范围的审计战略方法。进入20世纪70年代之后，审计职业界迎来了"诉讼爆炸"时代，注册会计师不得不重新审视审计风险。于是，风险基础审计方法作为一种新的审计战略，于20世纪80年代末走进审计实务界并得以迅速发展。风险基础审计方法要求将审计风险的评估和分析贯穿于整个审计过程，而且全面考虑审计风险的各个要素，将审计风险予以量化和模型化，以确定审计证据的数量，实现审计风险科学、有效控制。

审计风险模型为：审计风险（AR）=固有风险（IR）×控制风险（CR）×检查风险（DR）。

在具体操作过程中，首先评估固有风险和控制风险，确定可接受的检查风险水平，根据可接受的检查风险水平选择审计程序，制定审计计划。然后实施审计计划、获取审计证据，并针对发现的错弊重新评估审计风险、修正审计计划和实施追加的审计程序。最后，分析审计风险是否降低到可接受的水平以决定审计意见类型。

风险基础审计方法要求运用内部控制结构概念和内部控制整体框架概念，在考虑内部会计控制系统和程序的同时，充分考虑控制环境对企业财务报表正确性的影响，审计目的仍然是对财务报表是否公允反映发表审计意见，审计主题仍然是"信息"，因此注册会计师仍然是"对信息的审计"。

（四）经营风险基础审计方法

进入21世纪之后，以安然事件为代表的特大财务舞弊再一次引发了对舞弊审计的关注。被称之为"后安然时代"的审计时代，注册会计师正在酝酿制定新的审计战略方法即经营风险基础审计方法。

经营风险基础审计方法是指以经营风险评估为基础，识别和评估舞弊导致的重大错报风险，根据确定和不断修正的可接受的检查风险水平实施实质性程序的审计方法。审计目的修正为验证财务报表的公允反映、揭露重大舞弊和错误。审计风险的根源在于被审计单位的经营风险。注册会计师应重视对财务报表产生影响的经营风险的识别或评估，审计过程就是一个证据形成、基于判断的风险评估过程。

新的审计风险模型为：审计风险（AR）= 重大错报风险（RMM）× 检查风险（DR）。

识别和评估重大错报风险需要分别对固有风险影响因素（如财务报表的复杂性、经营者的品质等）和控制风险影响因素（公司治理、内部审计等）进行识别和评估。而且，重视识别和评估舞弊导致的重大错报风险，在整个审计过程中以职业怀疑态度计划和实施审计工作，充分考虑由于舞弊导致财务报表发生重大错报的可能性，而不依赖对管理层、治理层诚信形成的判断。针对评估的舞弊导致的财务报表层次重大错报风险确定总体应对措施，针对评估的舞弊导致的认定层次重大错报风险设计和实施进一步审计程序；而且注册会计师专门针对舞弊导致的重大错报风险实施实质性程序。运用内部控制整体框架概念来了解和评价内部控制，控制环境、风险评估过程、信息系统与沟通、控制活动和对控制的监督成为内部控制的五大要素。计算机辅助审计技术得到普遍运用。在同一组审计报告中包括财务报表审计的意见、内部控制报告审计意见以及内部控制审计的意见，成为注册会计师在其审计报告中发表的审计意见。"信息"和"行为"共同构成经营风险基础审计方法下审计的主题，从而注册会计师审计成为"对行为的审计"和"对信息的审计"的融合体。新颁布的《医院财务报表审计指引》即以经营风险基础审计方法为审计战略的审计方法体系。

二、医院财务报表审计程序方法

审计程序是指审计人员在具体的审计过程中所采取的行动和步骤。广义的审计程序是指审计人员从接受审计项目开始，到审计工作结束的过程所采用的系统性的工作步骤，一般可划分为三个阶段：审计准备、审计实施和审计终结阶段，各阶段又包括许多具体内容。狭义的审计程序指审计人员在实施审计的具体工作中所采用的审计方法与审计内容的结合。

注册会计师对医院会计报表进行审计时的具体审计程序包括以下几个阶段：

（一）准备阶段

1. 了解被审计医院的基本情况。注册会计师在审计准备阶段，主要是了解被审计医院的基本经营情况，以使其能够识别并理解可能对财务报表及其审计产生重大影响的事件、经济事项和和实务操作行为，从而为审计风险的评估提供最初始的依据。一般情况下，注册会计师需要了解：

（1）被审计医院的核心医疗业务构成、经营规模和所属分支机构的基本情况；

（2）运营情况和运营风险；

（3）组织结构和内部控制情况；

（4）关联方及交易情况；
（5）以前年度接受审计的情况；
（6）注册会计师根据职业判断认为必要的其他情况。

2. 签定业务约定书。审计业务约定书是指医院与接受委托的会计师事务所共同签署的，用以确定审计业务的委托和受托关系；明确委托目的、审计范围及双方责任与义务等事项的书面合同。业务约定书至少应当包括以下内容：

（1）签约双方的名称；
（2）委托目的；
（3）审计范围；应明确所审会计报表的名称及其反映的日期或期间；
（4）会计责任与审计责任；
（5）签约双方的权利与义务；
（6）审计报告的使用责任；
（7）审计收费；
（8）违约责任；
（9）应当约定的其他事项。

3. 初步评价被审计单位的内部控制制度。初步评价内部控制的有效性目的在于判断被审计单位的内部控制制度能否作为在实质性测试的时候进行抽样的基础，并对那些准备信赖的内部控制决定其测试的时间、性质、范围。

（二）实施阶段

1. 评估重大错报风险。注册会计师需要在了解被审计医院及其环境的整个过程中，结合对财务报表中各类交易、账户余额和披露的考虑，识别和评估财务报表的重大错报风险，包括识别和评估财务报表层次和认定层次的重大错报风险，确定需要特别考虑的重大错报风险和仅通过实质性程序无法应对的重大错报风险，以及对风险评估的结果作出修正。

2. 确定重要性水平。重要性，是指被审计单位会计报表中错报或漏报的严重程度，这一程序在特定环境下可能影响会计报表使用者的判断或决策。在计划阶段，需要运用重要性原则来确定审计程序的性质、时间和范围，以及运用审计程序以检查会计报表的错报或漏报时所允许的误差范围；在实施阶段，根据重要性判断是否需要进一步审查；在审计结果评价时，重要性水平被看作是某一错报或漏报或汇总的错报和漏报，是否影响到会计报表使用者判断和决策的标志，从而决定审计报告的类型。

3. 编制审计计划。编制审计计划是指注册会计师为了获取充分、适当的审计证据以将审计风险降至可接受的低水平，在审计过程中针对审计业务，制定、更新、修改总体审计策略和具体审计计划的方法。审计计划包括总体审计策略和具体审计计划。总体审计策略用以确定审计范围、时间和方向，并指导制定具体审计计划。具体审计计划比总体审计策略更加详细，其内容包括为获取充分、适当的审计证据以将审计风险降至可接受的低水平，项目组成员拟实施的审计程序的性质、时间和范围。

4. 获取和评价审计证据。审计证据是审计人员形成审计结论的基础，也是解除或追究被审计人经济责任的依据。获取和评价审计证据是指注册会计师为得出审计结论、发表审计意见提供充分、适当的审计证据的方法。审计证据是指注册会计师为了得出审计结论、形成审计意见而使用的所有信息，包括财务报表审计依据的会计记录中含有的信息和其他信息。注册会计师应当通过实施审计计划所确定的风险评估程序、控制测试和实质性程序等审计程序，运用检查记录或文件、检查有形资产、观察等审计技术方法，获取充分、适当的审计证据，为得出审计结论、形成审计意见提供充分、合理的基础。

5. 编制审计工作底稿。编制审计工作底稿是指注册会计师在审计过程中及时编制或获取审计工作底稿的方法。审计工作底稿是指审计人员在审计工作过程中形成的全部审计工作记录和获取的资料。它是审计证据的载体，为审计报告中发表的审计意见提供充分、适当的审计证据；同时，也是证明注册会计师按照执业准则的规定执行了审计工作的书面证明。

（三）审计终结阶段

1. 交换审计意见。与被审计单位交换意见是每个审计项目所必经的环节。客观性和公正性是审计工作的核心原则，自始至终贯穿于审计工作中。在交换意见的过程中，审计人员应站在客观、公正的立场上，以陈述审计查出的事实，规范经济行为、促进完善相关法规、强化监管力度为目标；而被审计单位则以实现自身利益最大化为目标，尽最大可能减轻自身应当承担的责任。在动态化的审计环境中，审计人员不断提高与被审计单位交换意见过程中的工作能力，不仅有助于提高审计工作的质量和效率，更有助于适当地减少审计风险。

2. 编制和提交审计报告。编制审计报告是指注册会计师在完成审计工作后向委托人提交审计报告以对财务报表审计发表审计意见的方法。审计报告是注册会计师根据中国注册会计师执业准则及其应用指南的规定，在实施审计工作的基础上对被审计单位财务报表审计发表审计意见的书面文件。审计报告是注册会计师最终按审计业务约定书的要求向客户提供的产品。

上述审计程序方法相互联系、密切配合，共同构成完整的审计程序方法体系。

三、医院财务报表审计技术方法

审计技术方法是指注册会计师为了形成关于具体审计目标的审计证据所应用的比较行为的方法和手段。

（一）检查记录或文件

检查记录或文件是指注册会计师对被审计单位内部或外部生成的，以纸质、电子或其他介质形式存在的记录或文件进行审查。检查记录或文件可提供可靠程度不同的审计证据，审计证据的可靠性取决于记录或文件的来源和性质。一般来说，外部证据比内部证据可靠、书面证据比口头证据可靠、直接证据比间接证据可靠、能相互佐证证据比孤立无佐证证据可靠。检查记录或文件包括注册会计师对会计记录和其他书面文件可靠程度的审阅与复核。审阅是为了发现有无不正常现象而批判性地阅读书面资料的审计技术，其目的在于确认书面文件是否真实、合法；复核是确认各种书面文件之间勾稽关系的审计技术，通过书面文件之间的对照检查，确认双方对交易或事项的记录是否一致、计算是否正确。

（二）观察

观察是指注册会计师察看相关人员正在从事的活动或执行的程序。注册会计师按照审计具体目标的要求，前往被审计单位的工作现场，察看业务活动的方法、程序及实施情况，以掌握整个业务活动或执行程序的实际情况，获取审计证据。观察方法在很大程度上取决于审计人员对本行业的了解和审计经验。如透过观察方法，可以迅速了解医院的经营规模是否与其医疗收入、人员成本等收支相匹配。

（三）询问

询问是指注册会计师以书面或口头方式，向被审计单位内部或外部的知情人员获取财务信息和非财务信息，并对答复进行评价的过程。询问与业务相关的人员，往往可以获得检查记录或文件方法所无法获得的信息，从而为评估审计风险提供新的途径。

（四）函证

函证是指注册会计师为了获取影响财务报表审计或相关披露认定的项目的信息，通过直接来自第三方对有关信息和现存状况的声明，获取和评价审计证据的过程。实施函证的目的是证实影响财务报表审计或相关披露认定的账户余额或其他信息，从外部独立来源来获取强有力的审计证据。

（五）重新计算

重新计算是指注册会计师以人工方式或使用计算机辅助审计技术，对记录或文件中的数据计算准确性进行核对。注册会计师往往需要对文件或记录中的数字大量地实施重新计算，以验证其是否正确，获取必要的审计证据。

（六）重新执行

重新执行是指注册会计师以人工方式或使用计算机辅助审计技术，重新独立执行作为被审计单位内部控制组成部分的程序或控制。实施重新执行可以验证被审计单位内部控制的有效性，以获取内部控制是否有效的审计证据。

（七）分析性复核

分析程序是指注册会计师通过研究不同财务数据之间以及财务数据与非财务数据之间的内在关系，对财务信息作出评价。分析程序还包括调查识别出的、与其他相关信息不一致或与预期数据严重偏离的波动和关系。如果不发生影响财务数据或非财务数据以及数据之间相互关系的事项（如异常业务或事项的发生、会计政策变更、重大错报等），那么数据之间的内在逻辑关系将会合理存在。利用这一前提，注册会计师通过数据之间的内在关系的研究，就可以发现影响事项、获取审计证据，对鉴证对象信息作出评价。

审计战略方法是对审计总体的把握，决定着审计成败；审计程序方法是对审计各个环节的把握，决定着审计效率高低和效果好坏；而审计技术方法又是对审计关键环节的把握，决定着审计质量高低。审计战略方法是审计方法的纲领，审计程序方法是一系列的审计技术方法的组合，三者彼此之间相辅相成、相得益彰，共同构成完整的审计方法体系，以确保审计目标的实现。

第三节 进一步审计程序与财务报表认定

随着审计工作的推进，对审计程序的计划会一步步深入，并贯穿于整个审计过程。在审计开始阶段，注册会计师需要了解被审计医院性质及其环境，包括宏观环境和微观环境；了解被审计医院的内部控制；来识别和评估重大错报风险、及时修正风险评估结果，并依据风险评估的结果来计划和实施进一步审计程序。

通常，注册会计师计划的进一步审计程序可以分为进一步审计程序的总体方案和拟实施的具体审计程序两个层次。进一步审计程序的总体方案主要是指注册会计师针对各类交易、账户余额和列报决定采用的总体方案。具体审计程序则是对进一步审计程序的总体方案的延伸和细化，它通常包括控制测试和实质性程序的性质、时间和范围。在实务中，注册会计师通常单独编制一套包括这些具体程序的"进一步审计程序表"，待具体实施审计程序时，注册会计师将基于所计划的具体审计程序，进一步记录所实施的审计程序及结果，并最终形成有关进一步审计程序的审计工作底稿。

在实务中，注册会计师可以统筹安排进一步审计程序的先后顺序，如果对某类交易、账户余额或列报已经作出计划，则可以安排先行开展工作，与此同时，再制定其他交易、账户余额和列报的进一步审计程序。

一、控制测试

控制测试指的是测试控制运行的有效性。控制运行有效性强调的是控制能够在各个不同的时点按照既定设计得以一贯执行。控制测试是为了确定被审计单位控制政策和程序的设计与执行是否完整与有效而实施的审计程序。注册会计师只有认为控制设计合理、能够防止或发现和纠正认定层次的重大错报，或者仅实施实质性程序不能够提供认定层次充分、适当的审计证据时，才有必要对控制运行的有效性实施测试。注册会计师在了解被审计单位的内部控制之后，只有对那些准备依赖的内部控制执行控制测试，并确信其得到正确的执行时，才能减少实质性测试审计程序，从而减少审计取证工作，提高审计工作的效率。

在测试控制运行的有效性时，注册会计师需要从以下方面获取关于控制是否有效运行的审计证据：

1. 控制在所审计期间的不同时点是如何运行的；
2. 控制是否得到一贯执行；
3. 控制由谁执行；
4. 控制以何种方式运行（如人工控制或自动化控制）。

从上述四个方面来看,控制运行有效性强调的是控制能够在各个不同时点按照既定的设计得以一贯执行。因此,在了解控制是否得到执行时,注册会计师只需抽取少量的交易进行检查或观察某几个时点。但在测试控制运行的有效性时,注册会计师需要抽取足够数量的交易进行检查或对多个不同时点进行观察。控制测试应包括两个方面:

一是控制设计测试,即对被审计单位的内部控制政策和程序的设计是否适当所进行的审计程序。目的是确定被审计单位的内部控制是否能够防止和发现特定财务报表认定的重大错报或漏报。例如:注册会计师了解到,会计人员记录库存物资购入时,必须有检验部门出具的检验报告、仓库管理人员签字的入库单和采购部门认可的购货发票。据此,注册会计师可以推断,该项控制可以防止由于虚假购货产生的库存物资高估的风险。

二是控制执行测试,即被审计单位的内部控制政策和程序是否发挥应有的作用。如果被审计单位的控制政策和程序未能发挥其应有的作用,即使设计得再完善,也不能减少财务报表中出现重大错报或漏报的风险。因此,针对被审计单位现已存在的内部控制,注册会计师应测试其是否得到有效执行。对上述控制,注册会计师就应检查会计人员所记录的购货是否均附有入库单、验收报告和采购部门认可的购货发票。

二、财务报表认定

认定是指被审计单位管理层对财务报表组成要素的确认、计量、列报所作出的明确或隐含的表达,报表认定是对账务报表层次的确认。注册会计师接受委托对医院财务报表进行审计,首先必须取得被审计医院的财务报表,这就意味着管理层对财务报表做出了认定。这些认定反映了被审计医院管理层在处理各项经济交易与事项时,遵循会计准则及相关会计法规的范围、程度及其结果。

认定与审计目标密切相关,注册会计师的基本职责就是确定被审计单位管理层对其财务报表的认定是否恰当。

三、各业务循环的控制测试程序与报表认定

注册会计师对内部控制的测试涵盖内部控制的五个要素[①],《中国注册会计师审计准则第1231号——针对评估的重大错报风险实施的程序》对控制测试的要求、性质、时间、范围做出了明确规定;《医院财务报表审计指引》(会协〔2011〕3号)对相关业务循环的常用控制测试进行了说明。由于被审计医院的情况千差万别,《医院财务报表审计指引》示例并不能涵盖所有情况,在执行审计业务时,注册会计师还将会结合被审计医院实际情况,作出相应的调整和取舍。

(一) 采购与付款循环控制测试与报表认定

1. 采购与付款循环的业务流程。通常所说的医院采购包括对药品、库存物资(低

---

① 根据《企业内部控制基本规范》(财会〔2008〕7号),企业内部控制的五个要素是内部环境、风险评估、控制活动、信息与沟通、内部监督。

值易耗品、卫生材料、其他材料)、固定资产等物品的采购。采购与付款的业务流程通常包括下列主要活动：

(1) 采购与付款业务流程。
①提出采购申请；
②区分采购类型；
③选择供应商；
④商议合同条款；
⑤有权机构批准；
⑥发出采购订单；
⑦验收入库；
⑧收到采购发票；
⑨复核采购发票的准确性；
⑩支付款项；
⑪生成采购明细账；
⑫汇总采购明细账并过入总账。

(2) 退货、折扣与折让的业务流程。
①提出退货、折扣与折让的请求；
②退还药品或得到折扣与折让；
③编制退货、折扣与折让的表单；
④记录退货、折扣与折让；
⑤更新应付账款账户。

(3) 维护供应商档案的业务流程。
①提交变更申请；
②审核、批准；
③更新供应商档案。

流程如图 8-1 所示。

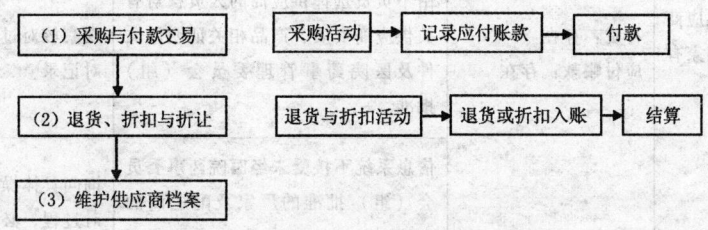

图 8-1 采购与付款的循环业务流程图

2. 采购与付款循环的控制测试与报表（见表 8-1）。

表 8-1

控制目标	报表认定	常用的控制活动	常用的控制测试
（1）采购与付款			
①采购交易			
只有与该药品相关科室才能提出采购申请	存货：存在 应付账款：存在	信息系统不接受与申请科室无关的药品采购申请	观察申请过程，必要时重新执行
特殊药品的采购只能由特定科室提出申请	存货：存在 应付账款：存在	信息系统只接受特定科室提出的特定药品采购申请	观察申请过程，必要时重新执行
采购申请已得到有效处理	存货：完整性 应付账款：完整性	采购申请连续编号并被核对	检查采购订单是否连续编号并经核对。
		信息系统不接受对采购申请编号修改的请求	观察采购申请递交过程，必要时重新执行
基本药品供应商必须选择省级政府集中招标的中标厂家及配送商	存货：存在 应付账款：存在	由不负责区分采购类型的人员将采购药品与支持性文件（如国家基本药品目录）进行核对	观察核对过程；检查有关核对记录；必要时重新执行
		由不负责选择供应商的人员将采购药品与支持性文件（如省级政府集中招标的中标厂家及配送商目录）进行核对	观察核对过程，必要时重新执行；检查有关核对记录
		信息系统不接受基本药品供应商为省级政府集中招标的中标厂家及配送商以外的供应商的申请	询问具体操作人员；观察核对过程，必要时重新执行
自主采购药品的供应商及产品必须符合国家有关规定	存货：存在 应付账款：存在	由不负责区分采购类型的人员将采购药品与支持性文件（如国家基本药品目录）进行核对	观察核对过程；检查有关核对记录；必要时重新执行
		由不负责选择供应商的人员核对有关供应商资质、产品相关证明性文件及医院药事管理委员会（组）批准	观察核对过程；检查有关核对记录
		信息系统不接受未经医院药事委员会（组）批准的厂家及配送商的申请	询问具体操作人员；观察核对过程，必要时重新执行
只有经过批准的采购订单才能发给供应商	应付账款：存在	所有采购订单需医院药事管理委员会（组）（授权）批准，并适当记录	检查采购申请是否经过适当的批准

续表

控制目标	报表认定	常用的控制活动	常用的控制测试
已记录的采购订单内容准确	应付账款：计价和分摊	比较采购订单与支持性文件（如请购单）是否相符	检查有关核对记录
②记录应付账款			
已记录的采购药品已收到	存货：存在、权利和义务 应付账款：存在、权利和义务	比较采购发票与验收单是否相符，对不符事项进行调查及处理	检查有关授权批准文件、验收记录和有关核对记录
		信息系统不接受没有采购订单的货物验收入库，对有采购订单的货物验收入库并相应贷记应付账款	观察验收过程，必要时重新执行
已记录的采购交易数量正确	存货：计价和分摊 应付账款：计价和分摊	核对采购数量是否与医院药事管理委员会（组）批准数量相符	检查采购数量和核对记录
已记录的采购交易计价正确	存货：计价和分摊 应付账款：计价和分摊	核对基本药品采购价格是否与省级政府集中招标的中标价格相符	检查有关采购价格和核对记录
		核对自主采购价格是否与医院药事管理委员会（组）批准价格相符	检查有关采购价格和核对记录
		信息系统不接受采购价格超过省级政府集中招标的中标价格或医院药事管理委员会（组）批准的价格	观察支付过程；检查批准记录；必要时重新执行
		定期与供应商对账，如有差异应及时进行调查和处理	检查定期核对记录、回函档案及其差异处理
与采购相关的义务已记录至应付账款	应付账款：完整性	定期与供应商对账，如有差异应及时进行调查和处理	检查定期核对记录、回函档案及其差异处理
采购交易记录于正确的期间	存货：存在、完整性 应付账款：存在、完整性	定期与供应商对账，如有差异及时进行调查和处理	检查定期核对记录、回函档案及其差异处理
		及时、准确地进行结账处理	检查资产负债表日前后已采购事项，以确保其完整并记录于正确的期间
③付款			
仅对授权的应付账款办理支付	应付账款：完整性	责任人在批准付款前复核支持性文件，并在付款后注销相关文件	观察批准过程；检查批准记录和注销记录
准确记录付款	应付账款：计价和分摊	责任人在核准付款前复核支持性文件。在签发支票后注销相关文件	观察批准过程；检查批准记录和注销记录

续表

控制目标	报表认定	常用的控制活动	常用的控制测试
付款已记录	应付账款：存在	定期对现金进行盘点，并编制现金余额调节表	检查现金余额调节表和有关核对记录
		定期将银行存款日记账中的付款记录与银行对账单进行核对，并编制银行存款余额调节表	检查银行存款余额调节表和有关核对记录
付款记录于正确的期间	应付账款：存在、完整性	定期对现金进行盘点，并编制现金余额调节表	检查现金余额调节表和有关核对记录
		定期将银行存款日记账中的付款记录与银行对账单进行核对，并编制银行存款余额调节表	检查银行存款余额调节表和有关核对记录

（2）退货、折扣与折让

控制目标	报表认定	常用的控制活动	常用的控制测试
退货、折扣与折让申请已得到有效处理	存货：完整性 应付账款：完整性	退货、折扣与折让申请连续编号并已被核对	检查退货、折扣与折让申请是否连续编号并经核对
		信息系统不接受对退货、折扣与折让申请编号修改的请求	观察退货、折扣与折让申请开具过程，必要时重新执行
已记录的退货、折扣与折让为真实	存货：存在 应付账款：存在	制定专门退货、折扣与折让的政策和程序，并监督其执行	询问具体操作人员，检查相关文件资料和批准记录
已发生的退货、折扣与折让已准确记录	存货：计价和分摊 应付账款：计价和分摊	复核并批准对存货和应付账款的调整	检查退货、折扣与折让的会计处理是否经过授权批准
已发生的退货、折扣与折让已记录	存货：存在 应付账款：存在	定期与供应商对账，如有差异应及时进行调查和处理	观察是否寄发对账单，并检查供应商回函档案
已发生的退货、折扣与折让记录于正确期间	存货：存在、完整性 应付账款：存在、完整性	及时、准确地进行结账处理	检查资产负债表日前后发生的退货、折扣与折让，以确保相关事项记录于正确期间

（3）维护供应商档案

控制目标	报表认定	常用的控制活动	常用的控制测试
对供应商档案的变更为真实和有效	应付账款：存在、完整性	核对供应商档案变更记录和原始授权文件，确定已正确处理	检查有关核对记录和授权批准文件
		核对基本药品供应商是省级政府集中招标的中标厂家及配送商	观察核对过程；检查核对记录
		核对自主采购供应商是医院药事管理委员会（组）批准的厂家及配送商	观察核对过程；检查核对记录

续表

控制目标	报表认定	常用的控制活动	常用的控制测试
对供应商档案的变更已进行恰当处理	应付账款：完整性	供应商档案变更申请连续编号并被核对	观察变更过程；检查变更申请是否连续编号并经核对
对供应商档案的变更为准确	应付账款：计价和分摊	核对供应商档案变更记录和原始授权文件，确定已正确处理	观察变更过程；检查变更申请是否经过适当授权批准并经核对
对供应商档案的变更已于适当期间进行处理	应付账款：权利和义务、存在、完整性	供应商档案变更申请连续编号并被核对	观察变更过程；检查变更申请是否连续编号并经核对
确保供应商档案数据及时更新	应付账款：权利和义务、存在、完整性	责任人定期复核供应商档案的正确性并确保其及时更新	询问具体责任人变更流程；检查定期复核记录

（二）销售与收款循环控制测试与报表认定

1. 销售与收款循环的业务流程。收入通常被确定为存在较高重大错报风险的重要账户。医院的收入一般可以划分为财政补助收入、基建拨款、财政调剂收入、上级补助收入、医疗收入、科教收入、其他业务收入和其他收入。其中，医疗收入对应的各类医疗服务是医院业务工作的主体和中心环节，具有明显的行业特点，且属于重要业务流程和重要交易类别。医疗收入一般可以分为门诊收入（包括门诊挂号和门诊收费）和住院收入。在一些特殊情况下，医疗退费的处理也可能是重要的交易类别。因此，以医疗收入的业务流程为例来说明如何了解和评价与此相关的内部控制活动。

医疗收入的业务流程通常包括下列主要活动：

（1）门诊挂号的业务流程。

①收到挂号申请；

②区分是否系医保患者；

③输入挂号系统；

④收妥挂号费用；

⑤递交挂号收据；

⑥生成挂号明细账；

⑦汇总明细账至总账；

⑧定期核对库存收据；

⑨定期与各科室进行核对。

（2）门诊收费的业务流程。

①接诊医生开具检查治疗申请单和药品处方；

②收到付费申请；

③核对收费项目及金额；

④区分是否系医保患者；

⑤收妥费用；

⑥递交缴款凭证；
⑦生成收费明细账；
⑧汇总明细账至总账；
⑨定期与各科室进行核对。

(3) 住院收入的业务流程。
①收到住院申请；
②收妥预收医疗款或得到特殊授权；
③生成当日费用清单；
④核对预收医疗款使用情况；
⑤补缴预收医疗款；
⑥收到出院申请；
⑦生成住院期间费用清单；
⑧区分是否系医保患者；
⑨收妥费用或得到特殊授权；
⑩递交缴款凭证或进行催讨；
⑪生成明细账；
⑫汇总明细账至总账。

(4) 退费的业务流程。
①收到退费申请；
②责任人签署退费意见；
③核对退费内容及手续；
④区分是否系医保患者；
⑤收妥退费原始单据；
⑥退还款项并请患者确认；
⑦生成收费明细账；
⑧汇总明细账至总账。

医院收入构成如图 8-2 所示。

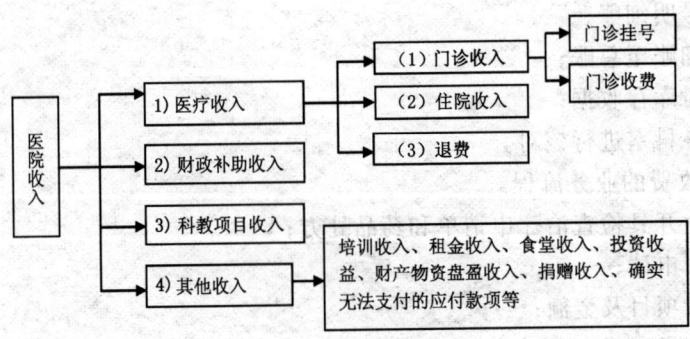

图 8-2 医院收入构成图

2. 销售与收款循环的控制测试与报表认定（见表 8-2）。

表 8-2

控制目标	报表认定	常用的控制活动	常用的控制测试
（1）门诊收入			
①门诊挂号			
挂号申请已得到有效处理	医疗收入：完整性	挂号收据连续编号并被核对	检查挂号收据是否连续编号并经核对
		信息系统不接受对挂号收据编号修改的申请	观察挂号收据开具过程，必要时重新执行
已记录的挂号内容准确	医疗收入：准确性、分类	出具收据前确认门诊科室	观察确认过程
挂号价格经过适当批准	医疗收入：准确性	挂号价格的确定经过适当的授权批准	检查挂号价格是否经过适当的授权批准；检查挂号价格是否与授权批准价格一致
		信息系统不接受非预设的挂号价格	观察挂号价格选择界面；检查收费预设金额，必要时重新执行
所有收入已及时登记入账	医疗收入：完整性、截止	总账与辅助账根据挂号系统自动更新	观察或重新执行
		挂号收据连续编号并被核对	检查挂号收据是否连续编号并经核对；
已记录的挂号对应服务已提供	医疗收入：发生	挂号收据连续编号并被核对且与门诊科室的挂号收据存根进行定期核对	检查挂号收据是否连续编号并经核对；检查有关核对记录
		信息系统记录下诊断情况	观察记录过程，检查信息系统操作数量
提供的服务记录于正确的期间	医疗收入：截止 应收医疗款：存在、完整性	挂号收据连续编号并与门诊科室的挂号收据存根进行定期核对	检查挂号收据是否连续编号并经核对；检查有关核对记录
		信息系统不接受挂号和门诊日期不一致的情况	重新执行以验证信息系统是否不接受挂号和门诊日期不一致的情况
		及时、准确地进行结账处理	检查资产负债表日前后服务的提供，以确保收入记录于正确的期间

续表

控制目标	报表认定	常用的控制活动	常用的控制测试
②门诊收费			
已记录的收费通知内容准确	医疗收入：准确性、分类	由收费人员比较收费通知与支持性文件是否相符	询问收费人员，观察比较过程
		信息系统不接受非预设收费项目	观察收费通知开具过程，必要时重新执行
		信息系统不接受门诊科室无权开具的收费项目	观察收费通知开具过程，必要时重新执行
		信息系统不接受无法提供的服务或药品的收费项目	观察收费通知开具过程，必要时重新执行
收费通知已得到有效处理	医疗收入：完整性	收费通知连续编号并被核对	检查收费通知是否连续编号并经核对
		信息系统不接受对收费通知编号修改的申请	观察收费通知开具过程，必要时重新执行
收费价格经过适当批准	医疗收入：准确性	收费价格的确定经过适当的授权批准	检查收费价格是否经过适当的授权批准；检查收费价格是否与授权批准价格一致
		信息系统不接受未经特殊授权的收费价格的修改	检查授权性文件；观察收费通知开具过程，必要时重新执行
为医保患者提供的服务或药品符合医保政策	医疗收入：发生 应收医疗款：权利和义务	信息系统不接受非医保目录清单	观察处方开具过程，必要时重新执行
		信息系统不接受与患者性别、年龄、病种不相符合的处方	观察处方开具过程，必要时重新执行
服务次数或药品数量已核对	医疗收入：准确性	信息系统不接受无法提供的服务或药品的收费项目	观察收费通知开具过程，必要时重新执行
所有收入已及时登记入账	医疗收入：完整性、截止 应收医疗款：完整性	总账与辅助账根据门诊收费系统自动更新	观察或重新执行
		收据连续编号并被核对	检查收据是否连续编号并经核对
		定期与基本医疗保险基金对账，如有差异应及时进行调查和处理	检查定期核对记录、回函档案及其差异处理
收费由收费人员办理	医疗收入：完整性 应收医疗款：完整性	收费统一由收费人员办理	检查相关规定；观察收费具体情况

续表

控制目标	报表认定	常用的控制活动	常用的控制测试
已记录的服务或药品已提供	医疗收入：发生	收据连续编号并已与相关科室进行定期核对	检查收据是否连续编号并经核对；检查有关核对记录
		信息系统记录下治疗情况	观察记录过程，检查信息系统记录
提供的服务或药品记录于正确的期间	医疗收入：截止应收医疗款：存在、完整性	收据连续编号并被核对且与相关科室进行定期核对	检查收据是否连续编号并经核对；检查有关核对记录
		及时、准确地进行结账处理	检查资产负债表日前后服务和药品的提供，以确保门诊收入记录于正确的期间
收费人员每日定时向财务上交款项	医疗收入：发生	收费人员下班时将当日收款上交财务	检查相关规定；观察上交过程
财务定期将门诊收入与收费人员的交款情况进行核对	医疗收入：发生、截止	财务定期将信息系统自动记录门诊收入与收费人员上交款项进行核对	检查核对记录
收据连续编号并定期与收款情况予以核对	医疗收入：发生	财务定期将收款情况与连续编号的门诊收据进行核对	检查核对记录
对提供的服务或销售的药品进行恰当的分类	医疗收入：分类	建有区分不同服务和药品归类的专项制度和分类方法	检查相关制度，询问分类方法
		对收入分类进行内部复核和检查	检查有关数据上的内部复核和检查标记
		核对收入分类方式的变更，并已正确处理	检查变更依据和处理
		采用适当的会计科目记录并进行内部复核和检查	检查会计科目记录是否适当；检查有关凭证上的内部复核和检查标记

（2）住院收入

控制目标	报表认定	常用的控制活动	常用的控制测试
住院申请已得到有效处理	医疗收入：完整性	住院申请连续编号并被核对	检查住院申请是否连续编号并经核对
		信息系统不接受对住院申请编号修改的申请	观察住院申请开具过程，必要时重新执行
预收医疗款经过适当批准	预收医疗款：计价和分摊	预收医疗款的确定经过适当的授权批准	检查预收医疗款是否经过适当的授权批准；检查预收医疗款是否与授权批准价格一致
		未经适当授权，信息系统不接受金额低于预设的预收医疗款	询问具体操作人员；检查预收医疗款预设金额；必要时重新执行

续表

控制目标	报表认定	常用的控制活动	常用的控制测试
预收医疗款已收妥	预收医疗款：存在、权利和义务	将预收医疗款与住院申请进行复核	检查预收医疗款核对记录
责任人已核准未收妥预收医疗款的住院申请	预收医疗款：计价和分摊	责任人复核和核准未收妥预收医疗款的住院申请	检查授权标准和批准文件
提供的服务或药品未超过预收医疗款余额或信用额度	医疗收入：发生	病房在提供服务或药品前查看预收医疗款余额或信用额度	询问具体操作人员
责任人已核准提供超过预收医疗款余额或信用额度的服务或药品	预收医疗款：计价和分摊 医疗收入：发生 应收在院病人医疗款：计价和分摊	责任人复核和核准提供超过预收医疗款余额或信用额度的服务或药品	检查授权标准和批准文件
		在超过预收医疗款余额或信用额度时，未经特殊授权，信息系统不接受提供服务或药品申请	观察处方开具过程，必要时重新执行
提供的服务或药品记录于正确的期间	医疗收入：截止 应收在院病人医疗款：存在、完整性	定期与服务提供科室进行核对	检查有关核对记录
		定期对药房、药库进行盘点	检查有关盘点记录
		及时、准确地进行结账处理	检查资产负债表日前后服务和药品的提供，以确保住院收入记录于正确的期间
日常已记录的服务或药品已提供	应收在院病人医疗款：存在、权利和义务 医疗收入：发生	将药房出库单、相关科室服务提供单与病房记录进行核对。如有不符，应及时进行调查和处理	检查有关核对记录
已记录的服务或药品计价准确	应收在院病人医疗款：计价和分摊 医疗收入：准确性、分类	在核对药房出库单、相关科室服务提供单与病房记录后，信息系统自动生成费用清单，并与患者核对	观察清单生成过程，必要时重新执行；检查核对记录
出院申请已得到有效处理	医疗收入：截止	出院申请连续编号并被核对	检查出院申请是否连续编号并经核对
		信息系统不接受出院申请编号修改的申请	观察出院申请开具过程，必要时重新执行

续表

控制目标	报表认定	常用的控制活动	常用的控制测试
已记录的收费通知内容准确	医疗收入：准确性、分类	由收费人员比较收费通知与支持性文件是否相符	询问收费人员，观察比较过程
		信息系统不接受非预设收费项目	观察收费通知开具过程，必要时重新执行
		信息系统不接受病房无权开具的收费项目	观察收费通知开具过程，必要时重新执行
		信息系统不接受无法提供的服务或药品的收费项目	观察收费通知开具过程，必要时重新执行
收费通知已得到有效处理	应收在院病人医疗款：完整性 医疗收入：完整性	收费通知连续编号并被核对	检查收费通知是否连续编号并经核对
		信息系统不接受对收费通知编号修改的申请	观察收费通知开具过程，必要时重新执行
收费价格经过适当批准	医疗收入：准确性	收费价格的确定已经适当的授权批准	检查收费价格是否经过适当的授权批准；检查收费价格是否与授权批准价格一致
		信息系统不接受未经特殊授权的收费价格的修改	检查授权性文件，观察收费通知开具过程，必要时重新执行
服务次数或药品数量已核对	医疗收入：准确性	信息系统不接受无法提供的服务或药品的收费项目	观察收费通知开具过程，必要时重新执行
为医保患者提供的服务或药品符合医保政策	医疗收入：发生 应收在院病人医疗款：权利和义务	信息系统不接受非医保目录清单	观察处方开具过程，必要时重新执行
		信息系统不接受与患者性别、年龄、病种不相符合的处方	观察处方开具过程，必要时重新执行
所有收入已及时登记入账	医疗收入：完整性、截止 应收在院病人医疗款：完整性	总账与辅助账根据住院收费系统自动更新	观察或重新执行
		收据连续编号并被核对	检查收据是否连续编号并经核对
		定期与基本医疗保险基金对账，如有差异应及时进行调查和处理	检查定期核对记录、回函档案及其差异处理
收费由收费人员办理	医疗收入：完整性 应收在院病人医疗款：完整性	收费统一由收费人员办理	检查相关规定；观察收费具体情况

续表

控制目标	报表认定	常用的控制活动	常用的控制测试
已记录的服务或药品已提供	应收在院病人医疗款：存在、权利和义务 医疗收入：发生	收据连续编号并与相关科室进行定期核对	检查收据是否连续编号并经核对；检查有关核对记录
		信息系统记录下治疗情况	观察记录过程，检查信息系统记录
收费人员每日定时向财务上交款项	医疗收入：发生	收费人员下班时将当日所收款项上交于财务	检查相关规定；观察上交过程
财务定期将住院收入与收费人员的交款情况进行核对	医疗收入：发生、截止	财务定期将信息系统自动记录、住院收入与收费人员上交款项进行核对	检查核对记录
收据连续编号并定期与收款情况予以核对	医疗收入：发生	财务定期将收款情况与连续编号的门诊收据进行核对	检查核对记录
对提供的服务或药品进行恰当的分类	医疗收入：分类	建有区分不同服务和药品归类的专项制度和分类方法	检查相关制度，询问分类方法
		对收入分类进行内部复核和检查	检查有关数据上的内部复核和检查标记
		核对收入分类方式的变更，并已正确处理	检查变更依据和处理
		采用适当的会计科目记录并进行内部复核和检查	检查会计科目记录是否适当；检查有关凭证上的内部复核和检查标记

(3) 退费

控制目标	报表认定	常用的控制活动	常用的控制测试
退费申请已得到有效处理	医疗收入：完整性	退费申请连续编号并被核对	检查退费申请是否连续编号并经核对
		信息系统不接受对退费申请编号修改的申请	观察退费申请开具过程，必要时重新执行
已记录的退费为真实发生	应收医疗款：完整性 应收在院病人医疗款：完整性 医疗收入：完整性	制定相关退费管理制度和操作流程，并监督其执行	询问具体操作人员；检查相关文件资料
退费对应的服务尚未发生、药品尚未提供或已退回	医疗收入：发生	信息系统不接受服务已经发生、药品已经提供且未退回的退费申请	观察退费申请开具过程，必要时重新执行
退费经过适当批准	医疗收入：准确性	退费金额的确定经过适当的授权批准	检查退费是否经过适当的授权批准

续表

控制目标	报表认定	常用的控制活动	常用的控制测试
所退服务次数和药品数量和单价已经过核对	医疗收入：准确性 预收医疗款：计价和分摊	对所退服务次数和药品数量和单价进行核对	检查有关核对记录
所退款项已经患者确认	医疗收入：发生、准确性	患者对所退款项予以确认	检查有关确认记录
已发生的退费记录于正确期间	应收医疗款：存在、完整性 应收在院病人医疗款：存在、完整性 医疗收入：截止	及时、准确地进行结账处理	检查资产负债表日前后发生的退费是否记录于正确期间
收费人员定期向财务申请退费款项	医疗收入：发生	收费人员定期将所收款项及退费申请上交于财务	检查相关规定；观察上交过程
财务定期将退费与收费人员的申请进行核对	医疗收入：发生、截止	财务定期将信息系统自动记录退费与收费人员提交的退费申请进行核对	检查核对记录
退费收据连续编号并定期与退费情况予以核对	医疗收入：发生	财务定期将退费情况与连续编号的退费收据进行核对	检查核对记录
对退费对应的服务或药品进行恰当的分类	医疗收入：分类	按缴费时分类予以处理	检查退费分类是否与缴费分类一致

（三）生产与仓储循环控制测试与报表认定

1. 生产与仓储循环的业务流程。通常所说的医院生产活动是指自制药品或医用耗材等的制造过程，医院仓储活动是指对药品、医疗器材、医用耗材等存货的存放和保管的过程。生产与仓储循环与医院的运营活动密切相关，为注册会计师审计时应了解和评价的重要内部控制领域。生产与仓储业务流程通常包括下列主要活动：

（1）验收与入库。
①办妥验收入库手续；
②财务登记入账。
（2）移库。
①药房领用；
②耗材库、备品库等其他仓库领用；
③财务根据情况，视需要调整库存明细账。
（3）出库。

①患者领用、出售药品；
②医院内部领用出库；
③自制药品生产领用原材料；
④汇总出库统计表，登记入账。
（4）退库。
①患者退药；
②办理退药手续，登记入账。
（5）自制药品生产。
①生产领用原材料；
②组织生产；
③辅助生产成本的归集和分摊；
④产成品的成本核算和结转；
⑤产成品验收入库。
（6）库存盘点。
①编制盘点计划，布置安排盘点；
②组织实施盘点；
③归集盘点结果，查找盘点差异原因；
④确认、批准盘点报告；
⑤进行账务处理。
（7）成本核算。
①确定外购药品成本；
②确定自行加工或委托加工完成的药品成本；
③确定接受捐赠的药品成本；
④确定药房从药库领取药品的出库成本；
⑤确定药房卖出药品的销售成本；
⑥确定自行加工或委托加工发出药品成本；
⑦确定对外捐赠或用于免费救治发出药品成本；
⑧确定医院在开展医疗活动中内部领用药品成本。
流程如图8-3所示。
2. 生产与仓储循环的控制测试与报表认定（见表8-3）。

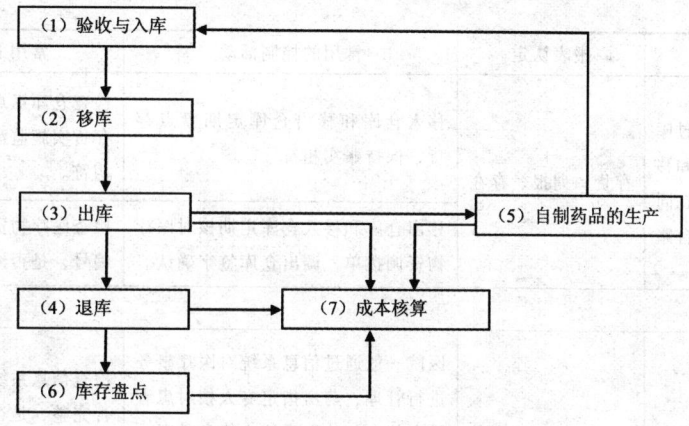

图 8-3 生产与仓储循环的业务流程图

表 8-3

控制目标	报表认定	常用的控制活动	常用的控制测试
（1）验收与入库			
所有的入库单应经过签字确认	存货：存在	仓库管理员对存货品种、规格、数量、质量和其他相关内容进行验收并及时入库，填制入库单，并在入库单上签字确认	检查入库单是否连续编号，并全部经过仓库管理员签字确认已经妥善保管。
所有的入库单记载事项与采购单核对一致	存货：存在	仓库管理员在存货验收入库时负责核对采购部门填制的采购单，并在采购单或送货单上签字确认。	检查仓库管理员是否在采购单或送货单上签字，并妥善保管。
采购发票与采购合同应该核对一致	存货：计价和分摊	财务部门核对入库单、采购发票、采购合同的内容，若内容相符则在付款审批表上签字确认，若内容不符则不予付款。	检查财务付款审批表是否经过财务人员审核并签字确认。
所有的入库单登记入账	存货：完整性	仓库管理员定期进行盘点自查，保持账实核对一致。	检查仓库盘点报告，必要时对存货实施监盘，检查账实是否相符。
		财务记账员定期与仓库台账核对，保持账账核对一致。	检查存货账面余额是否与仓库台账核对一致。
（2）移库			
所有的移库行为经过批准	存货：存在	药房等仓库需要从药库调拨存货时，填制医疗物资调拨单，并由调入仓库负责人签字批准	检查医疗物资调拨单是否经过调入仓库负责人批准

续表

控制目标	报表认定	常用的控制活动	常用的控制测试
所有的移库行为通过库存台账记载，移出和移入的存货，仓库应在同一会计期间内登记台账	存货：列报、存在	移入仓库和移出仓库定期盘点存货，保持账实相符	检查仓库盘点报告，必要时对存货实施监盘，检查账实是否相符。
		移出仓库和移入仓库定期核对医疗物资调拨单，调出仓库签字确认。	检查医疗物资调拨单是否统一编号，是否经过复核签字。

（3）出库

控制目标	报表认定	常用的控制活动	常用的控制测试
销售药品已收费后再出库	存货：存在 医疗业务成本：发生	医院一般通过信息系统对医疗事务进行管理，药房指定专人核对患者处方信息与信息系统内信息是否一致，检查是否已经收款确认	检查信息系统内的收款信息是否完整，是否采取了防止修改的措施。
		对于未使用信息系统的医院，药房向患者收取一联已加盖收款专用章的医疗处方，并存档备查。	检查药房备查的医疗处方是否加盖了收款专用章。
卫生材料等领用出库时，领用单应经过批准	存货：存在 医疗业务成本：发生	卫生材料等领用时，由领用部门提交领用申请，并经领用部门负责人批准，领用人员在出库单上签字确认	检查领料单是否经过批准
自制药品领料时，领料单应经过批准	存货：存在	自制药品领料时，由药品生产部门签发领料单，并经药品生产调度人员批准	检查领料单是否经过批准
出库记录应被完整的统计，并有适当的复核	存货：完整性	药房或其他仓库一般集中向财务记账员报送出库统计表，出库统计表由仓库管理员编制，由其他人员复核签字	检查出库统计表是否经过复核签字
所有的出库记录应被计入正确的会计期间内	存货：完整性、存在 医疗业务成本：截止	当月的出库当月进行财务处理	检查出库单、出库统计表登录的出库时间是否与财务处理的时间属一个会计期间

（4）退库

控制目标	报表认定	常用的控制活动	常用的控制测试
所有的退库行为应经过审批	存货：存在	要求退库的部门提出退库申请，填制退库单，列明退库理由，并经主管人员批准	检查退库单是否经过批准

续表

控制目标	报表认定	常用的控制活动	常用的控制测试
所有的退库办理退库手续，并计入库存台账和财务账	存货：完整性	仓库管理员应及将退库单记入库存台账，并定期核对账实相符	检查仓库盘点报告，必要时对存货实施监盘，检查账实是否相符
		仓库管理员定期编制退库统计表，并经复核后交由财务记账员入账	检查退库单是否汇总纳入退库统计表，退库统计表是否经过复核
所有的退库已计入正确的会计期间	存货：存在、完整性	当月的退库当月进行账务处理	检查退库单、退库统计表登记的退库时间是否与财务处理的时间同属于一个会计期间
（5）自制药品的生产			
生产计划应经过适当的批准	存货：存在	生产计划一般按照预算编制，并经过适当权限的人员批准	检查生产计划是否经过适当权限的人员审批
所有的领料应按照生产计划进行	存货：存在	药品生产部门由生产调度人员签发领料单，由其对生产计划进行统一调度	检查所有自制药品领料单是否经过调度人员签字
		对于例外的领料，由生产调度人员签发领料单，并经适当的主管人员批准	检查例外调度事项是否经过审批
成本的归集和分摊过程应经过适当的复核	存货：计价和分摊	药品生产部门的核算员编制成本计算单，并经其他有关负责人复核签字确认	检查成本计算单是否经过复核确认
（6）库存盘点			
盘点计划应被所有参加盘点的人员所熟知	存货：存在	盘点前召开盘点计划布置会，所有参加盘点的人员参加会议	检查盘点组织工作文件、会议纪要，必要时实际参加盘点计划布置会
盘点时一些对盘点产生影响的特殊事项应被充分考虑并采取相应的应对措施	存货：存在	盘点时应尽可能保证物品停止流动；对于异地存货，应根据重要性原则安排其他盘点方式；对于代保管存货，应设置备查账进行日常管理，并在盘点时用明确的标识加以区分	检查盘点计划，评价盘点安排是否已经考虑全面；询问有关人员对特殊事项的应对措施，评价应对措施是否合理；必要时，参加存货监盘

续表

控制目标	报表认定	常用的控制活动	常用的控制测试
所有的物品应被纳入盘点范围	存货：完整性、存在	在编制盘点计划时，将所有的物品纳入盘点范围，并确定相应的盘点人员和负责人，制定相应的盘点方法	检查盘点计划，并将盘点范围与财务账核对，检查盘点范围有无遗漏
盘点结果经过适当的复核	存货：存在	盘点结束后，由专人对盘点结果进行汇总，并与财务账面差异进行核对，形成盘点报告。	检查盘点结果的汇总过程是否经过适当的复核
		盘点结果要由专人负责复核，确保数据准确	
盘点报告经过必要的批准	存货：存在	盘点负责人要对盘点结果及盘点差异的处理结果进行批准	检查盘点报告是否经过有关负责人批准
对盘点差异的处理计入正确的会计期间	存货：存在、完整性	财务部门根据盘点报告，调整盘点截止时点的账实差异	检查盘点结果的账务处理时间是否与盘点截止时间属于同一会计期间
(7) 成本核算			
外购药品的入账数量、金额准确	存货：计价和分摊	财务部门核对入库单、采购发票、采购合同的数量、金额是否一致	检查入库单、采购发票、采购合同的数量、金额是否相互一致，是否与记账凭证一致
自行加工或委托加工完成的药品入账数量、金额准确	存货：计价和分摊	财务部门核对入库单、委托加工合同、领用出库单的数量、金额	检查入库单、委托加工合同、领用出库单的数量、金额与记账凭证是否一致
接受捐赠的药品数量、金额准确	存货：计价和分摊	财务部门核对入库单、捐赠发票、捐赠合同的数量、金额是否一致，或者核对同类药品的市场价格	检查入库单、捐赠发票、捐赠合同的数量、金额是否一致，是否与记账凭证一致，或者同类药品的市场价格是否与记账凭证一致
药房从药库领取药品的数量、金额准确	存货：计价和分摊	财务部门核对医疗物资调拨单标明的数量是否与记账凭证一致	检查医疗物资调拨单标明的数量是否与记账凭证一致，药品单价是否与账簿记载一致
药房卖出药品的数量、金额准确	存货：计价和分摊 医疗业务成本：准确性、发生	药房制定专人对HIS系统的出库情况或医疗处方进行汇总，提交财务部门进行账务处理	检查药品出库汇总表是否与HIS系统的出库单中医疗处方一致，记账金额是否与账簿记录一致

续表

控制目标	报表认定	常用的控制活动	常用的控制测试
自行加工或委托加工发出的药品数量、金额准确	存货：计价和分摊	财务部门核对物资调拨单数量是否与记账凭证一致	检查物资调拨单数量、金额是否与记账凭证一致，是否与账簿记录一致
确保对外捐赠或用于免费救治发出药品的数量、金额准确	存货：计价和分摊 医疗业务成本：准确性、发生	财务部门核对对外捐赠、免费救治的行为是否经过授权，核对出库单、捐赠合同、免费救治批准手续的药品数量、金额是否一致	检查对外捐赠、免费救治的行为是否经过授权，出库单、捐赠合同、免费救治批准手续的药品数量、金额是否一致，是否与记账凭证一致
医疗活动中内部领用药品的数量、金额准确	存货：计价和分摊 医疗业务成本：准确性、发生	财务部门核对开展医疗活动领用药品是否经过授权，核对出库单、免费医疗批准手续的药品数量、金额是否一致	检查开展医疗活动领用药品是否经过授权，核对出库单、免费医疗批准手续的药品数量、金额是否一致，是否与记账凭证一致
所有成本得到有效归集	医疗业务成本：完整性	财务部门将各项支出直接或分配归属至耗用科室，不允许挂账支出	检查是否存在未归集到具体科室的挂账支出
归集的成本是真实的	存货：存在 医疗业务成本：发生	财务部门将各科室上报的支出进行归集，并定期进行汇总核对	检查各科室支出日报表，并检查定期核对记录
归集成本得到了合理分摊	医疗业务成本：准确性	财务部门根据一定方法将各项支出最终分摊至临床类科室，并复核分摊方式是否保持了一贯性	抽取若干月份，对成本分摊进行重新计算

（四）固定资产循环控制测试与报表认定

1. 固定资产循环的业务流程。通常医院的固定资产包括房屋及建筑物、专业设备、一般设备、图书和其他固定资产等。其中，专业设备为医院的主要运营资产，与医院所提供医疗服务的能力密切相关；图书为医院的特殊资产，管理难度较大。固定资产循环业务流程通常包括下列主要活动：

（1）固定资产投资预算与立项审批。
①实施可行性论证；
②编制年度购置预算；
③审批购置预算。
（2）日常购置。
①填写采购单；
②复核、批准采购单；
③组织采购；

④安装、建造。
(3) 记录固定资产。
①组织验收结算;
②办理验收转固手续;
③移交资产;
④设置固定资产卡片、铭牌;
⑤登录固定资产登记簿。
(4) 折旧计提。
①计提折旧;
②复核折旧;
③账务处理。
(5) 固定资产的后续支出。
①提出修理改造申请;
②批准修理改造申请;
③组织实施修理改造;
④组织验收结算;
⑤登记入账。
(6) 固定资产的盘点。
①编制盘点计划,布置安排盘点;
②组织实施盘点;
③归集盘点结果,查找差异原因;
④确认、批准盘点报告;
⑤进行账务处理。
(7) 固定资产处置或转移。
①提交处置或转移申请;
②批准处置或转移申请;
③实施处置或转移;
④进行账务处理。
流程如图8-4所示。
2. 固定资产循环的控制测试与报表认定(见表8-4)。

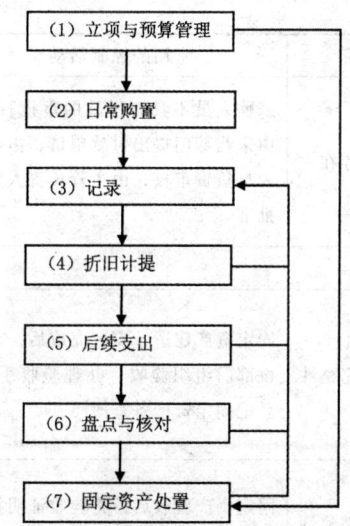

图 8-4 固定资产循环的业务流程图

表 8-4

控制目标	报表认定	常用的控制活动	常用的控制测试
（1）立项与预算管理			
只有经管理层核准的固定资产投资预算才能执行	固定资产：存在	医院通常编制年度财务预算，包括固定资产投资计划，报上级主管机关批准	检查被审计医院的年度财务预算是否经主管机关批准
采购申请应符合预算的范围	固定资产：存在	采购申请应由预算审核人员复核，对于年度预算内的采购给予批准	检查采购申请单是否经过预算审核人员批准
预算外购置固定资产应经过适当批准	固定资产：存在	对于预算外的采购或例外采购，由主管负责人批准	检查预算外采购或例外采购事项的采购申请单是否由主管负责人批准
所有固定资产购置行为有效执行了分级审批	固定资产：存在	按照采购资产的金额不同设定不同的采购付款审批权限，并规定了不同的供应商选择方式	检查相关文件，判断采购审批权限的设定是否明确，检查采购审批表是否按照规定的权限履行了审批程序
（2）日常购置			
固定资产购置合同应由不同的人员复核、审批	固定资产：存在	组织资产使用部门、采购部门、财务部门、法律部门、内审部门等有关人员按照审批权限对大宗采购合同实施合同评审	检查采购合同是否履行相应的评审程序，参与评审的人员分工是否达到相互监督、稽核的目的

续表

控制目标	报表认定	常用的控制活动	常用的控制测试
资产请购与付款由不同的人员审批和执行	固定资产：存在	采购人员不具有付款的审批权限，由采购部门提出付款申请，由财务人员负责审核，由主管负责人负责批准	检查采购付款申请表是否经过独立的稽核，是否经过不同的有关负责人审批
(3) 记录			
及时办理固定资产验收手续	固定资产：完整性	固定资产建造、安装完成后，由建设部门组织验收，办理验收手续，登记固定资产备查簿	检查验收日期与资产交接日期是否临近，检查固定资产登记簿是否与财务账面金额一致，必要时，检查固定资产
验收后的固定资产能及时入账	固定资产：完整性	固定资产验收后，将验收证明报财务部门入账	检查入账日期与验收日期是否属于同一会计期间
固定资产应移交给指定的资产保管人	固定资产：存在	固定资产验收后，由建造部门填制资产移交单，由资产管理部门确定资产保管责任人，由其签字确认	检查资产交接单是否明确资产保管责任人，资产卡片是否标明资产使用人和保管责任人
固定资产保管人应明确自己的职责和分工	固定资产：存在	医院应设定相应的固定资产管理制度，对固定资产保管员的责任和分工进行明确的规定，并要求固定资产保管员明确知悉自己的职责和分工	检查医院是否制定了相应的资产管理制度，询问固定资产管理人员是否知悉自己的职责和分工
固定资产已全部进行了正确的账务处理	固定资产：完整性	财务部门根据固定资产的不同来源确定其入账价值，并与资产管理部门核对	检查财务部门的总账及一级明细账是否与资产管理部门的二级明细账及台账相符
(4) 折旧计提			
应计提折旧的固定资产计提了折旧	累计折旧：计价和分摊	对折旧计算进行复核	检查复核记录，必要时，重新计算
折旧方法正确并保持了一贯性			
(5) 后续支出			
固定资产的修理改造需要经过适当的批准	固定资产：存在	预算内或计划内的大修理、更新改造和日常修理按照正常的审批手续审批	检查固定资产修理改造手续是否齐全，是否经过适当的审批

续表

控制目标	报表认定	常用的控制活动	常用的控制测试
所有的紧急修理事项经过授权批准或事后批准	固定资产：存在	紧急修理事项按照特殊的审批权限和方法进行审批	检查紧急修理事项是否经过特别的审批
对资本性支出与费用性支出进行明确的划分	固定资产：计价和分摊	通常由财务部门通过大修理、更新改造和日常修理来区分资本性支出和费用性支出	检查每项固定资产修理是否进行了资本性支出和费用性支出的划分，划分标准是否合理
修理改造成本应及时入账	固定资产：完整性、计价和分摊	指定专门人员对修理改造进行跟踪管理，并负责将修理改造的财务信息反馈至财务部门入账	检查修理改造的完成日期或验收日期是否与财务记账日期属于同一会计期间
(6) 盘点与核对			
盘点计划应被所有参加盘点的人员所熟知	固定资产：存在	盘点前召开盘点计划布置会，所有参加盘点的人员应参加会议	检查盘点组织工作文件、会议纪要，必要时实际参加盘点计划布置会
盘点时一些对盘点产生影响的特殊事项应被充分考虑并采取相应的应对措施	固定资产：存在	对于图书等资产应建立图书管理目录，指定专门的图书管理员管理；对于运营租入的固定资产建立备查账管理；对运营租出固定资产应根据重要性水平，采取适当的方式盘点	检查盘点计划，评价盘点安排是否已经考虑全面；询问有关人员对特殊事项的应对措施，评价应对措施是否合理；必要时，检查固定资产
所有的资产被纳入盘点范围	固定资产：完整性、存在	在编制盘点计划时，将所有的资产纳入盘点范围，并确定相应的盘点人员、负责人及盘点方法	检查盘点计划，并将盘点范围与财务账核对，检查盘点范围有无遗漏
盘点结果经过适当的复核	固定资产：存在	盘点结束后，由专人对盘点结果进行汇总，并对财务账面差异进行核对，形成盘点报告。盘点结果要由专人负责复核，确保数据准确	检查盘点结果的汇总过程是否经过适当的复核
盘点报告经过必要的批准	固定资产：存在	医院盘点负责人应对盘点结果及盘点差异的处理结果进行批准	检查盘点报告是否经过有关负责人批准
对盘点差异的处理计入正确的会计期间	固定资产：存在、完整性	财务部门根据盘点报告及时调整盘点截止时点的账实差异	检查盘点结果的账务处理时间是否与盘点截止时间属于同一会计期间
(7) 资产处置			
所有的处置行为应经过批准	固定资产：存在	由资产使用部门提出处置申请，资产管理部门组织技术鉴定，提出鉴定意见，由有权管理人员批准	检查处置申请表是否经过适当的批准

续表

控制目标	报表认定	常用的控制活动	常用的控制测试
所有的处置应及时入账	固定资产：完整性	由财务部门负责对拟处置资产价值进行审核，负责对拟处置资产的询价进行监督，根据处置结果记账核算。	检查固定资产处置方式和处置价格是否经过审核，记账日期是否与处置日期属于同一会计期间。
		资产管理部门根据资产处置结果登记固定资产备查簿。	检查财务账固定资产账面价值是否与固定资产备查簿价值一致，必要时，检查固定资产。
所有的固定资产内部调拨应在固定资产登记簿中记录	固定资产：完整性	固定资产内部调拨时，填制内部资产调拨单，由资产管理部门监督调出部门和调入部门履行资产交接手续，并负责登录固定资产登记簿。	检查固定资产调拨单和相应的交接手续是否内容一致，检查固定资产登记簿是否按照调拨单进行了变更，必要时，检查固定资产。

（五）投资控制测试与报表认定

1. 投资的业务流程。投资活动主要由权益性投资交易和债权性投资交易组成。资本逐利是其固有本性，但由于医院是公益性的事业单位，除确保其持续、稳定发展所必须的运营效益外，因其承担的社会公益责任而不能象企业一样以盈利为目的。《医院财务制度》明确限制了其投资方向和投资范围[①]，且医院会计制度明确规定，医院的长期股权投资采用成本法核算。对外投资业务通常包括下列主要活动：

（1）对外投资预算与立项审批。

①对外投资的可行性论证；

②编制对外投资预算；

③审批对外投资。

（2）投资的实施和执行。

①签署投资协议、公司章程等投资文件；

②交付资产；

③获得权利证书或相关书面文件；

④登记入账。

（3）追踪管理。

①对所投资资产或被投资单位进行监管；

②获取收取投资收益的权利凭证，确认投资收益（损失）；

---

① 《医院财务制度》第五十五条规定，医院应在保证正常运转和事业发展的前提下严格控制对外投资，投资范围仅限于医疗服务相关领域。医院不得使用财政拨款、财政拨款结余对外投资，不得从事股票、期货、基金、企业债券等投资。

③收取投资收益；
④进行账务处理。
(4) 投资的处置或转让。
①提交处置或转让申请；
②批准处置或转让申请；
③实施处置或转让；
④确认投资收益（损失）；
⑤进行账务处理。
对外投资的业务流程如图8-5所示。

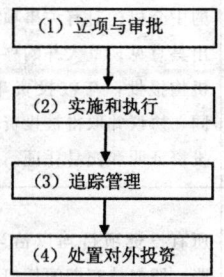

图8-5 对外投资业务流程图

2. 投资业务的控制测试与报表认定（见表8-5）。

表8-5

控制目标	报表认定	常用的控制活动	常用的控制测试
(1) 立项与审批			
立项管理	长（短）期投资：存在	拟投资项目应编有项目建议书并经过评审小组评估；投资项目可行性研究经评审后交给批准人；投资项目按规定程序审批。	检查项目建议书、项目可行性研究报告；检查是否按规定程序审批，必要时重新执行。
不相容职务分离情况	长（短）期投资：权利和义务、完整性、计价和分摊 其他收入：发生、完整性、准确性	投资项目可行性研究报告编制人与投资计划编制人分离；投资计划编制人与审批人分离；投资业务执行人与会计记录人分离；有价证券保管人与会计记录人分离；有价证券操作人、保管人不能负责有价证券的盘点工作；股息或股利的经办人员与会计记录人员分离；投资处置审批人员与执行人员分离。	检查可行性研究报告与投资计划编制人、审批人、执行人或经办人、盘点人、记录人是否分别为不同人员；检查投资项目是否符合预算管理并经过上级主管部门批准。

续表

控制目标	报表认定	常用的控制活动	常用的控制测试
投资的授权批准与入账	长（短）期投资：存在、权利和义务、完整性	拟投资的规模应当符合医院的发展战略；审批人的审批权限符合规定；拟投资项目应履行审批决策程序；项目审批单记录完整。	检查项目投资规模是否在预算范围内；审批人审批权限是否受限；检查投资项目的会议纪要；检查项目审批单签字是否完整。

（2）实施和执行

控制目标	报表认定	常用的控制活动	常用的控制测试
重大并购或投资项目的相关交易凭证	长（短）期投资：存在、权利与义务、完整性、计价和分摊	重大并购项目应聘请具有相关资格的中介机构对有关事项进行认证并出具意见；重大并购项目应向监管机构报批；与被投资单位签署合同、协议并取得被投资单位出具的投资证明和交易凭证。	检查并购协议；检查中介机构出具的鉴证报告；检查投资协议和被投资单位的公司章程；检查相关股权证等权属证文件。
对外投资与投资收益记录	长（短）期投资：权利和义务、完整性、计价和分摊 其他收入：发生、完整性、准确性	所有投资项目均以恰当的金额入账；股权持有期间任何关于股权变动和投资收益的事项，都应被及时记录和复核。	检查长（短）期投资账务处理是否正确；是否全部入账。检查并复核期末长期投资的计量和任何关于股权变动时投资收益的确认情况。
投资凭证的保管	长（短）期投资：存在、权利和义务、完整性	对于任何有价证券的存入或取出，都应将其名称、数量、价值及其存取日期等详细记录于被查簿内，并由经手人签字；投资资产应定期核对或盘点，盘点结果不一致的，须按规定程序报送相关部门并正确处理；有专人保管权益证书并建立详细记录。	检查有价证券存入、取出的相关记录；检查期末对外投资的核对记录或有价证券的盘点表及盘点差异的处理情况；检查有价证券或权益证书的保管记录。

（3）追踪管理

控制目标	报表认定	常用的控制活动	常用的控制测试
追踪分析投资业务	长（短）期投资：存在、权利与义务、完整性、计价和分摊 其他收入：权利与义务、完整性、计价和分摊	建立一套投资评价指标体系；定期分析投资回报率及影响投资风险因素；将分析和评价结果反馈给管理者和决策者；管理者和决策者应当关注投资分析和评价结果，并及时调整投资策略。	检查是否建立和完善了投资评价指标体系；查阅投资分析报告及其反馈结果；复核投资回报率等评价指标的计算是否准确。

续表

控制目标	报表认定	常用的控制活动	常用的控制测试
（4）处置对外投资			
对外投资处置	长（短）期投资：权利和义务、完整性，其他收入：权利与义务、完整性、计价和分摊、准确性、截止、分类	对投资收回、转让、核销等是否遵循了相应的决策程序；对投资收回、转让、核销等是否履行了相应的审批程序。	检查对外投资收回、转让、核销等决策过程的会议纪要和相关合同、协议；检查对外投资收回、转让、核销等审批文件。

（六）筹资业务控制测试与报表认定

1. 对外筹资的业务流程。筹资活动主要由借款交易和股东权益交易组成。医院的特殊属性，决定了其筹资的方式和特点[①]。医院资金筹资来源主要是股东投入和财政补助，其次是流动资金借款。医院的筹资活动相对简单，对外筹资活动一般包括以下业务内容：

（1）筹资预算与审批。

①编制筹资预算；

②拟定筹资方案；

③审批筹资方案。

（2）筹资方案的执行。

①签署借款协议等筹资文件；

②接受资产；

③出具接受资产的相关书面文件；

④登记入账。

（3）筹资的后续计量。

①检查所筹资金的筹资成本；

②检查并计算筹资费用；

③进行账务处理。

（4）筹集资金的偿还。

①编制资金偿还预算；

②提交筹资偿还申请；

③批准资金偿还申请；

④交付资产或劳务；

---

① 《医院财务制度》第六十一条规定，医院原则上不得借入非流动负债，确需借入或融资租赁的，应按规定报主管部门（或举办单位）会同有关部门审批，并原则上由政府负责偿还；医院财务风险管理指标和借款具体审批程序由各省（自治区、直辖市）财政部门会同主管部门（或举办单位）根据当地实际情况制定。

⑤获取偿还债务凭证;
⑥进行账务处理。

筹资流程如图8-6所示。

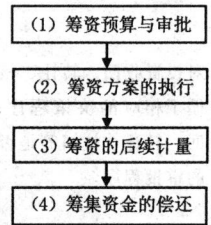

图8-6 筹资流程图

2. 筹资业务的控制测试与报表认定(见表8-6)。

表8-6

控制目标	报表认定	常用的控制活动	常用的控制测试
(1) 提出筹资方案			
筹资方案提出	长(短)期借款:权利和义务、完整性	对拟提出的筹资方案进行初步评估;检查拟提出的筹资方案是否符合筹资预算和医院发展战略;医院每年年初应当根据当年资金预算编制年度筹资计划;医院应当根据每个月资金需求,逐月编制资金使用计划;医院应编制筹资方案并交权利部门审批。	检查医院的筹资方案编制是否符合预算要求;检查医院是否编制年度筹资计划和月度资金使用计划;检查筹资方案是否按规定报主管部门(或举办单位)会同有关部门审批。
(2) 筹资方案的批准			
筹资方案的批准	长(短)期投资:权利和义务、完整性	筹资的规模应当符合医院发展战略;筹资方案应履行相应的决策程序;筹资规模应当在医院财务风险管理指标范围之内;借款应当按规定履行审批程序。	检查筹资的规模是否符合医院发展战略;筹资方案是否履行了相应的决策程序;借款是否获得相关部门的审批。
(3) 执行筹资方案			
筹资业务的执行和实施	长(短)期借款:权利和义务、完整、计价和分摊	筹资项目应当履行相关程序并经批准;银行借款应与银行签署借款协议;筹资期间,任何关于筹资的本金及利息变化都应当及时、正确地被记录和复核;当期筹资费用应当被正确记录和复核;任何筹资费用的支付均应经审批后才支付;定期将会计记录与债权单位进行核对并对差异按规定程序报经相关部门审批后处理。	检查医院的借款协议是否按规定签署;复核本金和筹资费用计算的准确性;检查医院与债权单位的核对记录,必要时向债权单位发函询证。

续表

控制目标	报表认定	常用的控制活动	常用的控制测试
（4）筹集资金的偿还			
筹资偿付	长（短）期投资：存在、权利和义务、完整性、准确性、计价和分摊、截止、分类	资金偿还应当符合年度预算；资金偿还应履行相应的决策程序；资金偿还应当报经主管部门审批，原则上由政府组织资金偿还。	检查偿还资金是否在预算范围内；偿还资金是否履行了相应的决策程序；偿还资金是否获得相关部门的批准。

（七）工资薪酬循环的控制测试与报表认定

1. 工资薪酬循环的业务流程。工资薪酬是医院支付给员工的劳动报酬。工资薪酬的计价方式主要有计时制和计件制两种，由于薪酬通常情况下采用现金支付方式，相对于其他业务更容易发生错误或舞弊。同时员工薪酬是构成医疗业务成本的主要内容，因此，对工资薪酬的控制测试不仅仅是对其本身账户余额、列报认定的测试，也是对成本费用构成的进一步审计程序。工资薪酬循环的一般包括以下业务活动：

(1) 工资薪酬预算与审批。
①员工聘用或人员编制申请；
②编制职工工资薪酬预算；
③审批职工薪酬预算；
④确定工资总额各组成项目与工资薪酬水平。

(2) 工资薪酬的统计与计算。
①考勤记录与审批、复核；
②计算、复核各类奖金、津贴、补贴；
③统计、汇总工资单，编制工资结算汇总表；
④审批工资结算汇总表。

(3) 人事变动与工资薪酬调整。
①填写员工人事变动审批表；
②审批人事变动情况；
③调整工资单及工资结算汇总表。

(4) 工资薪酬支付。
①根据工资结算汇总表，提取现金或办理员工工资卡；
②支付现金或向银行签署委托付款单证；
③进行账务处理。

(5) 工资薪酬分配。
①以工资结算汇总表为依据，按照工资的用途，编制工资分配汇总表；
②应付工资总额及相应计提的职工福利费、应付社会保障款计入各有关成本、

费用；

③进行账务处理。

工资薪酬循环流程如图8-7所示。

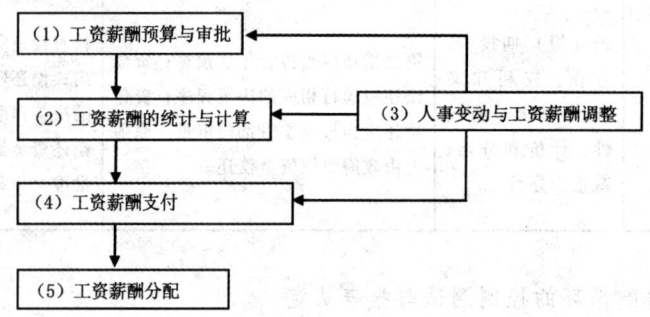

图8-7 工资薪酬流程图

2. 职工薪酬循环的控制测试与报表认定（见表8-7）。

表8-7

控制目标	报表认定	常用的控制活动	常用的控制测试
(1) 工资薪酬预算与审批			
工资应当仅支付给当期为被审计医院完成工作的人员或医院人事管理规定中应支付工资的人员；确定工资是否纳入预算管理并经批准；确定工资组成项目	应付职工薪酬：存在、发生、完整性 应付福利费：存在、发生、完整性 应付社会保障费：存在、发生、完整性	全部工资费用纳入医院全面预算管理并在预算范围内；医院根据人事制度定编定岗；医院制定有确定的工作和休假报告制度；由独立人员编制考勤表（或工作量统计表）作为工作证据；由独立人员对考勤表和休假表中的明细项目进行审核、审批。	查阅有关记录、资料，查明在册员工总数的真实性；检查医院的工资预算；查阅医院的人事制度及人事考核办法；检查考勤统计表，核对考勤记录。
		人事部门定期对考勤表的人员细节信息与人事记录核对；考勤表应当连续编号并对编号定期检查。	检查考勤表是否连续编号；询问考勤统计人员与人事部门人员是否定期核对。
(2) 工资薪酬的统计与计算			
		工资支付必须依据经审批的考勤表；定期编制工资报告，并对员工投诉进行独立调查；不按考勤表支付工资的，应有国家相关法规文件或经医院人事管理部门按规定经特殊审批。	检查医院是否编制报告；询问员工工资发放情况；检查特殊公司发放文件及审批过程。

续表

控制目标	报表认定	常用的控制活动	常用的控制测试
与工资相关的应代扣代缴的各项保险、公积金被准确的计提和支付、特殊的福利或补偿均被准确计提和支付，并符合法律规定	应付社会保障费存在、发生、完整性 应付福利费：存在、发生、完整性	代扣代缴的各项保险、公积金按照规定的流程和方法予以计算并支付；有独立的人员负责计算并代缴各项保险和公积金；由独立的人员对代扣代缴的各项保险、公积金的支付进行审批。	检查各项保险和公积金是否纳入全面预算管理；检查医院的各项保险的缴费申报表，并与工资发放表核对；是否经相关人员批准。
		由独立人员编制特殊的福利或补偿的明细表；有独立人员对特殊福利或补偿的计算进行复核；由董事会或上级主管部门对特殊福利或补偿进行审批。	检查考勤表是否连续编号；询问考勤统计人员与人事部门人员是否定期核对。
（3）职工薪酬变动			
人事变动遵循了相应的审批程序；工资的变动具有充分的依据，并被准确计算和支付	应付职工薪酬：发生、完整性、计价准确	人事变动遵循确定的流程，且所有人事变动都具有书面记录；在确认工资变动之前要经过适当的审批；对工资变动表需要连续编号且进行说明；定期编制工资报告，并对员工投诉进行独立调查。	查阅医院的人事变动流程并进行穿行测试；查阅医院的人事变动记录表，是否有审批和连续编号，检查工资报告。
		由独立人员或管理人员证实工资变动表的明细项目；工资变动表应当表明时间和日期；工资费用的变动数据应与工资变动表的数据相配比。	检查人事安排记录和员工工资变动情况；分析复核工资变动表；对工资费用的变动数据与工资变动表进行配比分析，对差异和不配比的项目进行单独审查。
（4）职工薪酬的分摊			
工资薪酬被按照合理的方式分摊到各个成本费用项目	成本费用科目：分摊	工资的分摊按照确定的流程和方法进行；由独立的人员对工资总额与各分摊项目汇总数核对，对分摊到成本中的工资总额与生产量的关系进行分析；对不同职能部门的人均工资费用进行比较分析，并对异常情况进行调查。	检查工资分摊流程和方法是否合规；对分摊数据进行复核；将工资薪金与生产量、人均工资等进行分析性复核。

续表

控制目标	报表认定	常用的控制活动	常用的控制测试
（5）职工薪酬的支付			
工资薪酬支付已获得审批；工资薪酬均已及时支付，并以正确的会计分录，恰当的会计期间在财务报表的反映	应付职工薪酬：存在、发生、计价准确性、截止、表达与披露	考勤表（或工作量统计表）均注明准确日期；由独立人员对工资费用与所依据的考勤表（或工作量统计表）的一致性进行检查；职工薪酬的支付要经过确定的审批程序。	查阅医院的考勤表（或工作量统计表）；检查考勤表与工资费用的一致性，并对其计算结果进行复核；检查各种奖金、津贴、补贴的开支是否符合规定并经批准；复核工资发放表并对其审批情况进行审核。

四、实质性测试

（一）实质性程序的一般要求

实质性程序是指注册会计师针对评估的重大错报风险实施的直接用以发现认定层次重大错报的审计程序。注册会计师需要针对评估的重大错报风险设计和实施实质性程序，以发现认定层次的重大错报。实质性程序包括对各类交易、账户余额、列报的细节测试以及实质性分析程序。

注册会计师对重大错报风险的评估是一种判断，可能无法充分识别所有的重大错报风险，并且由于内部控制存在固有局限性，无论评估的重大错报风险结果如何，注册会计师都应当针对所有重大的各类交易、账户余额、列报实施实质性程序。

1. 实质性程序的性质。

（1）注册会计师应当根据各类交易、账户余额、列报的性质选择实质性程序的类型。细节测试适用于对各类交易、账户余额、列报认定的测试，尤其是对存在或发生、计价认定的测试；对在一段时期内存在可预期关系的大量交易，注册会计师可以考虑实施实质性分析程序。注册会计师需要针对评估的风险设计细节测试，获取充分、适当的审计证据，以达到认定层次所计划的保证水平。在针对存在或发生认定设计细节测试时，注册会计师需要选择包含在财务报表金额中的项目，并获取相关审计证据。在针对完整性认定设计细节测试时，注册会计师需要选择有证据表明应包含在财务报表金额中的项目，并调查这些项目是否确实包括在内。

（2）在设计实质性分析程序时，注册会计师需要考虑下列因素：
①对特定认定使用实质性分析程序的适当性；
②对已记录的金额或比率作出预期时，所依据的内部或外部数据的可靠性；
③作出预期的准确程度是否足以在计划的保证水平上识别重大错报；
④已记录金额与预期值之间可接受的差异额。

当实施实质性分析程序时，如果使用被审计医院编制的信息，注册会计师需要考虑测试与信息编制相关的控制，以及这些信息是否在本期或前期经过审计。

2. 实质性程序的时间。在对医院财务报表审计中,实施实质性程序的时间范围应涵盖完整的会计年度;如果在期中实施了实质性程序,注册会计师应当针对剩余期间实施进一步的实质性程序,或将实质性程序和控制测试结合使用,以将期中测试得出的结论合理延伸至期末。在确定针对剩余期间拟实施的实质性程序时,注册会计师应当考虑是否已在期中实施控制测试,并考虑与财务报告相关的信息系统能否充分提供与期末账户余额及剩余期间交易有关的信息。在针对剩余期间实施实质性程序时,注册会计师应当重点关注并检查重大的异常交易或分录、重大波动以及各类交易或账户余额在构成上的重大或异常变动。

如果拟针对剩余期间实施实质性分析程序,注册会计师应当考虑某类交易的期末累计发生额或账户期末余额在金额、相对重要性及构成方面能否被合理预期。

3. 实质性程序的范围。注册会计师实施的实质性程序需要包括下列与财务报表编制完成阶段相关的审计程序:

(1) 将财务报表与其所依据的会计记录相核对;

(2) 检查财务报表编制过程中作出的重大会计分录和其他会计调整。注册会计师对会计分录和其他会计调整检查的性质和范围,取决于被审计医院财务报告过程的性质和复杂程度以及由此产生的重大错报风险。

在确定实质性程序的范围时,注册会计师需要考虑评估的认定层次重大错报风险和实施控制测试的结果。注册会计师评估的认定层次的重大错报风险越高,需要实施实质性程序的范围越广;如果对控制测试结果不满意,注册会计师需要考虑扩大实质性程序的范围。

如果认为评估的认定层次重大错报风险是特别风险,注册会计师还需要专门针对该风险实施实质性程序。

如果针对特别风险仅实施实质性程序,注册会计师需要使用细节测试,或将细节测试和实质性分析程序结合使用,以获取充分、适当的审计证据。在设计细节测试时,注册会计师需要采用适当方法(包括选取全部项目、选取特定项目和审计抽样等)以选取测试项目,其中,在确定样本规模时,需要考虑能否将抽样风险降至可接受的低水平。

(二) 实质性程序的目标

在实施实质性程序时,注册会计师可根据需要单独或综合运用检查、观察、询问、函证、重新计算、重新执行和分析程序,以获取对各类交易、账户余额、列报和披露的充分、适当的审计证据。

表 8-8 显示了实质性程序的目标和财务报表认定的关系(见表 8-8)。

表 8-8

实质性测试程序的目标	财务报表的认定
（一）各类交易和事项	
1. 记录的交易或事项已经发生且与被审计医院有关	发生
2. 所有应当记录的交易和事项均已经记录	完整
3. 与交易或事项有关的金额及其他数据已恰当记录	准确性
4. 交易或事项已记录于正确的会计期间	截止
5. 交易或事项已记录于恰当的账户	分类
（二）期末账户余额	
1. 记录的资产、负债、净资产是存在的	存在
2. 记录的资产为被审计医院所拥有或控制；记录的负债是被审计医院应当履行的偿还义务	权利和义务
3. 所有应当记录的资产、负债、净资产均已经记录	完整性
4. 资产、负债、净资产以恰当的金额包括在财务报表中，与之相关的计价或分摊调整已经恰当记录	计价和分摊
（三）列报和披露	
1. 披露的交易、事项和其他情况已经发生，且与被审计医院有关	存在、权利和义务
2. 所有应当包括在财务报表中的披露均已包括	完整性
3. 财务信息已恰当地列报和描述，且披露内容表述清楚	分类、可理解性、表达与披露
4. 财务信息和其他信息已公允披露，且金额恰当	准确性、计价、表达与披露

（三）实质性程序的具体要求

注册会计师可以采用检查记录或文件、观察、询问、函证、重新计算、重新执行、分析程序等具体审计技术方法获取审计证据。在实施实质性程序时，注册会计师可根据需要单独或综合运用这些审计技术，以获取充分、适当的审计证据。

注册会计师在对医院财务报表审计时应按照审计准则及其相关规定确定的实质性程序实施审计。鉴于医院会计核算的特殊性，《医院财务报表审计指引》对医院财务报表部分具有明显行业特点的项目实质性程序进行明确列示，并明确指出，由于被审计医院的情况千差万别，其所列示的示例并不能满足审计准则的所有要求，注册会计师需要根据实际情况进行适当调整、取舍或补充。《医院财务报表审计指引》对相关项目实质性程序的要求具体如下：

1. 零余额账户用款额度。

（1）获取或编制零余额账户用款额度银行账户明细表，与总账和明细账核对是否相符。

（2）检查新开立的零余额用款额度账户是否取得开户许可证，是否履行有关批准手续。

（3）检查零余额账户用款额度银行账户存款人是否为被审计医院，若存款人非被审计医院,需要获取该账户户主、被审计医院和行业主管部门(或举办单位)的书面声明,并确认是否需要调整。

(4)检查零余额账户用款额度银行账户若干张大额收支的原始凭证,检查原始凭证是否齐全、记账凭证与原始凭证是否相符、账务处理是否正确、是否记录于恰当的会计期间等内容。

(5)取得零余额账户用款额度银行账户对账单,从中提取一定数量的交易与银行日记账进行核对,检查是否存在未入账的情况。

(6)检查零余额账户用款额度是否已按照《医院会计制度》的规定在财务报表中作出恰当列报。

2. 财政应返还额度。

(1)获取或编制财政应返还额度明细表,复核加计是否正确,并与报表数、总账数和明细账合计数核对是否相符。

(2)检查财政应返还额度余额的真实性,获取医院编制的年度经费预算及相关批准文件,核对医院财政补助收入与相关批复之间的差异;检查财政直接支付预算数与当年财政直接支付(授权支付)实际支出数的差额是否准确。必要时,向拨款部门进行函证。

(3)检查财政应返还额度账户期后支付或额度恢复情况。

(4)检查财政应返还额度是否已按照《医院会计制度》的规定在财务报表中作出恰当列报。

3. 应收在院病人医疗款。

(1)获取或编制应收在院病人医疗款明细表。

①复核加计是否正确,并与报表数、总账数和明细账合计数核对是否相符。

②检查是否存在贷方余额的明细项目,并查明原因。必要时,提请被审计医院进行重分类调整。

③结合预收医疗款等往来项目的明细余额,检查有无同一单位或个人多处挂账、异常余额或与医院运营业务无关的其他款项。

④标识重要的欠款单位(个人)明细,计算其欠款合计数占应收医疗款余额的比例。

(2)获取或编制应收在院病人医疗款账龄分析表。

①测试计算的准确性。

②检查原始凭证,如结算发票、收款收据、业务单据等,测试账龄核算的准确性。

(3)抽查有关原始凭据,验证与其相关的应收在院病人医疗款的真实性。必要时,向在院病人进行函证。

(4)抽查应收在院病人医疗款明细账,并追查至有关原始凭证,检查被审计医院有无不属于结算业务的债权。

(5)抽查资产负债表日前后若干张记账凭证,实施截止测试,确定入账时间是否正确。

（6）检查应收在院病人医疗款是否存在异常性减少，是否与医院床位使用情况相吻合。

（7）检查应收在院病人医疗款中是否存在因病人已出院或死亡但账务尚未得到妥善处理的情况。

（8）检查应收在院病人医疗款是否已按照《医院会计制度》的规定在财务报表中作出恰当列报。

4. 应收医疗款。

（1）获取或编制应收医疗款明细表。

①复核加计是否正确，并与报表数、总账数和明细账合计数核对是否相符。

②检查是否存在贷方余额的明细项目，并查明原因。必要时，提请被审计医院进行重分类调整。

③结合预收医疗款等往来项目的明细余额，检查有无同一单位或个人多处挂账、异常余额或与医院运营业务无关的其他款项。

④标识重要的欠款单位（个人）明细，计算其欠款合计数占应收医疗款余额的比例。

（2）获取或编制应收医疗款账龄分析表。

①测试计算的准确性。

②检查原始凭证，如结算发票、收款收据、业务单据等，测试账龄核算的准确性。

（3）抽查有关原始凭据，验证与其相关的应收医疗款的真实性。

（4）向医疗保险机构进行函证。

①采用积极式函证形式向医疗保险机构进行函证，并对函证实施过程进行控制。

②对医疗保险机构回函进行分析处理。如有不符，提请被审计医院编制余额调节表，并对调节项目进行核实。

③针对无法实施函证或函证无法收回的应收医疗款实施替代审计程序。

（5）抽查应收医疗款明细账，并追查至有关原始凭证，查证被审计医院有无不属于结算业务的债权。

（6）抽查资产负债表日前后若干张记账凭证，实施截止测试，确定入账时间是否正确。

（7）检查应收医疗款是否存在异常性减少，是否与医院整体运营情况相吻合。

（8）检查应收医疗款是否已按照《医院会计制度》的规定在财务报表中作出恰当列报。

5. 坏账准备。

（1）获取或编制坏账准备明细表，复核加计是否正确，并与报表数、总账数和明细账合计数核对是否相符。

（2）检查应收医疗款坏账准备计提和核销的批准程序，取得书面报告等证明文件。

①检查计提坏账准备的计提方法、所依据的资料、假设及方法是否符合相关规定。

②检查坏账损失账龄是否超过三年且确实无法收回，是否按有关规定报经批准。

③检查坏账准备的具体计算和会计处理是否正确。

（3）根据账龄分析表，选取金额大于若干元的账户，逾期超过若干天的账户，以及认为必要的其他账户，复核并测试所选取账户期后收款情况；针对所选取的账户，与医院财务部门、结算收费部门人员讨论其可回收性，并复核往来函件或其他相关信息，以支持被审计医院就此作出的声明。

（4）已经确认并转销的坏账重新收回的，检查其会计处理是否正确。

（5）通过比较前期坏账准备计提数和实际发生损失数，以及检查期后事项，评价应收医疗款坏账准备计提的合理性。

（6）检查坏账准备是否已按照《医院会计制度》的规定在财务报表中作出恰当列报。

6. 库存物资。

（1）获取或编制库存物资明细表。

①复核加计是否正确，并与报表数、总账数和明细账合计数核对是否相符。

②检查明细账与物资管理部门辅助明细账、卡片记录是否相符。

（2）检查库存物资的入库和领用手续是否齐全，会计处理是否正确。

（3）检查库存物资与固定资产的划分是否符合规定。

（4）选取若干个样本，抽查库存物资明细账的数量与盘点记录的库存物资数量是否一致，以确定库存物资明细账的数量的准确性和完整性。

①从库存物资明细账中选取若干个样本，与盘点记录的数量相核对。

②从盘点记录中抽取若干个样本，与库存物资明细账的数量核对。

（5）截止测试。

①库存物资入库的截止测试。

A. 在库存物资明细账的借方发生额中选取资产负债表日前后若干张、金额若干元以上的凭证，与入库记录核对，以确定库存物资入库被记录在正确的会计期间。

B. 在入库记录中选取资产负债表日前后若干张、金额若干元以上的凭证，与库存物资明细账的借方发生额进行核对，以确定库存物资入库被记录在正确的会计期间。

②库存物资出库的截止测试。

A. 在库存物资明细账的贷方发生额中选取资产负债表日前后若干张、金额若干元以上的凭证，并与出库记录核对，以确定库存物资出库被记录在正确的会计期间。

B. 在出库记录中选取资产负债表日前后若干张、金额若干元以上的凭证，与库存物资明细账的贷方发生额进行核对，以确定库存物资出库被记录在正确的会计期间。

（6）检查库存物资的计价方法是否正确，前后期是否一致。

（7）对盘盈、盘亏、变质、毁损等情况，检查是否根据管理权限报经批准后进行处理。

（8）结合监盘情况，审核有无长期挂账的库存物资。如有，查明原因，必要时做出调整。

（9）检查库存物资是否已按照《医院会计制度》的规定在财务报表中作出恰当

列报。

7. 长期投资。

（1）获取或编制长期投资明细表，复核加计是否正确，并与报表数、总账数和明细账合计数核对是否相符。

（2）检查投资范围是否符合国家有关规定。

（3）确定长期投资是否存在；检查其计价方法、期末余额是否正确。

①获取长期投资的有关协议、法律文书等资料，并与账面记录进行核对。

②如果长期投资在审计时已经售出或兑换，追查至相关原始凭证，以确认其在资产负债表日存在。

③查阅在外保管的长期投资法律文书。必要时可向保管人函证，复核并记录函证结果。了解在外保管的长期投资是否存在委托理财等变相违规行为。

④向证券公司等单位获取对账单，并与明细账余额核对。同时，向证券公司等单位发函询证，以确认其存在。如有差异，查明原因，作出记录或进行适当调整。

（4）抽查本期增加、本期减少中的项目，追查至原始凭证，检查其是否经过批准，确认长期投资的购入、售出、处置及投资收益金额是否正确，记录是否完整。

（5）确定长期投资计价是否正确。

①检查长期投资初始计量是否正确。

②重新计算持有期间的投资收益。

（6）结合银行借款等的检查，了解长期投资是否存在质押、担保情况。如有，则需要进行详细记录，并提请被审计医院进行充分披露。

（7）检查长期投资是否已按照《医院会计制度》的规定在财务报表中作出恰当列报。

8. 固定资产。

（1）获取或编制固定资产明细表，复核加计是否正确，并与报表数、总账数和明细账合计数核对是否相符。

（2）实施分析程序。

①基于对被审计医院及其环境的了解，通过进行以下比较，并考虑有关数据之间的关系，建立有关数据的期望值：计算固定资产修理及维护费用占固定资产原值的比例，并进行本期与以前各期的比较。

②确定可接受的差异额。

③将实际情况与期望值相比较，识别需要进一步调查的差异。

④如果其差额超过可接受的差异额，调查并获取充分的解释和恰当的佐证审计证据。

⑤评估分析程序的测试结果。

（3）检查固定资产的确认是否符合有关规定。

（4）对固定资产进行监盘，以确定其是否存在。

（5）检查固定资产的所有权或控制权。

①对外购的固定资产，检查是否与审批文件、采购发票、采购合同相符；对自行建造的固定资产，检查是否已办妥相关权属证明；对融资租入固定资产，检查是否与租赁协议相符；对无偿调入或接受捐赠的固定资产，检查是否与批准文件、捐赠协议相符。

②对于房产类固定资产，查阅有关的合同、产权证明、财产税单等文件。

③对汽车等运输设备，检查有关运营证件等。

④对受留置权限制的固定资产，结合有关负债项目进行检查。

（6）检查本期固定资产的增加。

①询问管理层当期固定资产的增加情况，并与获取或编制的固定资产明细表进行核对。

②检查本期增加固定资产的计价是否正确，手续是否齐备，会计处理是否正确：

A. 对于外购的固定资产，通过核对采购合同、发票、保险单、发运凭证等资料，抽查测试其入账价值是否正确，授权批准手续是否齐备；大型医疗设备等固定资产的购建是否经有关部门批准，会计处理是否正确；对于一笔款项购入多项没有单独标价的固定资产，是否按照同类或类似资产价格的比例对购置成本进行分配，分别确定各项固定资产成本。

B. 对于在建工程和基建工程转入的固定资产，检查固定资产确认时点是否符合有关规定，入账价值与在建工程、基建工程的相关记录是否核对相符，是否与竣工决算、验收和移交报告一致。

C. 对于更新改造增加的固定资产，检查是否是为增加固定资产的使用效能或延长其使用寿命而发生的改建、扩建或大型修缮等支出，计价及会计处理是否正确。是否存在为维护固定资产的正常使用而发生的修理费等进行资本化的情况，如有，提请被审计医院适当调整。

D. 对于融资租赁增加的固定资产，检查是否按规定报行业主管部门（或举办单位）和财政部门审批；大型医疗设备等固定资产的租赁，是否符合区域卫生规划，是否经有关部门批准；获取融资租赁固定资产的相关证明文件，检查融资租赁合同的主要内容，并结合负债科目等检查相关的会计处理是否正确。

E. 对于无偿取得（如无偿调入或接受捐赠）的固定资产，检查法律手续是否齐全，核对相关原始凭证以确定其成本是否正确，检查会计处理是否正确。

F. 对于盘盈的固定资产，检查是否根据规定的管理权限报经批准。检查增加固定资产的原始凭证，核对其成本是否根据同类或类似资产市场价格确定，检查会计处理是否正确。

（7）检查本期固定资产的减少。

①检查出售、转让、报废固定资产或发生固定资产毁损时，是否按照有关规定进行处理，审批手续是否齐全，会计处理是否正确。

②检查盘亏的固定资产是否根据规定的管理权限报经批准，会计处理是否正确。

③检查因修理或更新改造而停止使用的固定资产的会计处理是否正确。

④检查投资转出的固定资产是否按照国家有关规定进行资产评估，会计处理是否

正确。

(8) 检查固定资产的抵押、担保情况。结合对银行借款等的检查，了解固定资产是否存在重大的抵押、担保情况。如存在，需进行详细记录，同时提请被审计医院作恰当披露。

(9) 检查固定资产是否已按照《医院会计制度》的规定在财务报表中作出恰当列报。

9. 累计折旧。

(1) 获取或编制累计折旧明细表，复核加计是否正确，并与报表数、总账数和明细账合计数核对是否相符。

(2) 检查被审计医院制定的折旧方法是否符合相关规定。

(3) 复核本期折旧费用的计提和分配。

①检查折旧范围是否正确，是否存在对图书计提折旧的情况。

②检查被审计医院折旧政策前后期是否一致。

③复核本期折旧费用的计提是否正确。

④检查折旧费用的分配方法是否合理，是否与上期一致。

⑤检查固定资产增减变动时有关折旧的会计处理是否符合规定。

⑥与相关科目的发生额进行勾稽，检查本期所计提折旧金额是否已正确处理。

⑦检查累计折旧的减少是否合理，会计处理是否正确。

(4) 检查累计折旧是否已按照《医院会计制度》的规定在财务报表中作出恰当列报。

10. 基建工程。

(1) 获取或编制基建工程明细表，复核加计是否正确，并与报表数、总账数和明细账合计数核对是否相符。

(2) 实施分析程序。

①基于对被审计医院及其环境的了解，通过进行以下比较，并考虑有关数据之间的关系，建立有关数据的期望值：依据借款和工程建设情况计算借款费用资本化金额，并与被审计医院实际的借款费用资本化情况进行比较。

②确定可接受的差异额。

③将实际情况与期望值相比较，识别需要进一步调查的差异。

④如果其差额超过可接受的差异额，调查并获取充分的解释和恰当的佐证审计证据。

⑤评估分析程序的测试结果。

(3) 检查基建工程的本期增加。

①询问管理层当期基建工程的增加情况，并与获取或编制的基建工程的明细表进行核对。

②检查基建工程核算的基建项目是否按国家有关规定经过审批立项。

③查阅医院资本支出预算、相关会议决议等，检查当期增加的基建工程是否全部得

到记录。

④检查当期增加的基建工程的原始凭证是否完整，计价是否正确。

（4）检查基建工程的本期减少。

①了解基建工程结转固定资产的政策，并结合固定资产审计，检查基建工程转销额是否正确，是否存在将已交付使用的固定资产列挂基建工程而少计折旧的情形。

②检查基建工程其他减少的入账依据是否充分，会计处理是否正确。

（5）检查利息资本化是否正确。复核计算资本化利息的借款费用、资本化率、实际支出数以及资本化的开始和停止时间。

（6）实施基建工程实地检查程序。查看基建工程的工程进度，检查是否存在停建的基建工程。

（7）检查基建工程是否已按照《医院会计制度》的规定在财务报表中作出恰当列报。

11. 无形资产。

（1）获取或编制无形资产明细表，复核加计是否正确，并与报表数、总账数和明细账合计数核对是否相符。

（2）检查无形资产的确认是否符合有关规定。

（3）检查无形资产的权属证书原件、非专利技术的持有和保密状况等，并获取有关协议和会议纪要、审批文件等资料，检查无形资产的性质、构成内容、计价依据、使用状况和有效使用期或受益期限，确定无形资产是否存在，并由被审计医院拥有或控制。

（4）检查本期无形资产的增加。

①对于外购的无形资产，通过核对采购合同、发票等资料，检查其入账价值是否正确，授权批准手续是否齐备，会计处理是否正确。

②对于自行开发并依法申请取得的无形资产，检查其计价是否符合有关规定。抽查相关支出的原始凭证，检查会计处理是否正确。

③对于接受捐赠的无形资产，获取捐赠协议等资料，检查是否按捐赠方提供的资料或同类无形资产估价计价，会计处理是否正确。

（5）检查本期无形资产的减少。

①检查转让无形资产时，是否按照有关规定进行资产评估，审批手续是否齐全，会计处理是否正确。

②以无形资产对外投资时，检查是否按照有关规定进行资产评估，审批手续是否齐全，会计处理是否正确。

③检查对于预期不能为医院带来服务潜力或经济利益的无形资产的核销，预期依据、方式和标准是否合理，是否履行了报批手续。

（6）检查无形资产的抵押、担保情况。结合对银行借款等的检查，了解无形资产是否存在重大的抵押、担保情况。如存在，需要进行详细记录，同时提请被审计医院作恰当披露。

（7）检查无形资产是否已按照《医院会计制度》的规定在财务报表中作出恰当列报。

12. 累计摊销。

（1）获取或编制累计摊销明细表，复核加计是否正确，并与报表数、总账数和明细账合计数核对是否相符。

（2）检查被审计医院制定的摊销方法是否符合相关规定。

（3）与"待冲基金"、"医疗业务成本"、"管理费用"等科目的发生额进行勾稽。

（4）检查累计摊销的减少是否合理，会计处理是否正确。

（5）检查累计摊销是否已按照《医院会计制度》的规定在财务报表中作出恰当列报。

13. 应缴款项。

（1）获取或编制被审计医院应缴款项明细表，复核加计是否正确，并与报表数、总账数和明细账合计数核对是否相符。

（2）结合对其他应付款等往来项目的明细余额的检查，检查有无与应缴入国库或应上缴行政主管部门的款项有关的款项。

（3）检查是否有与应缴入国库或应上缴行政主管部门的款项无关的款项误记入本项目。

（4）与"固定资产清理"、"无形资产"等科目的发生额进行勾稽。

（5）检查应缴款项是否已按照《医院会计制度》的规定在财务报表中作出恰当列报。

14. 预收医疗款。

（1）获取或编制预收医疗款明细表。

①复核加计是否正确，并与报表数、总账数和明细账合计数核对是否相符。

②检查是否存在借方余额的明细项目，并查明原因。必要时，提请被审计医院进行重分类调整。

③结合对应收医疗款等往来款项目的明细余额，检查有无同一单位或个人多处挂账、异常余额或与医院运营业务无关的其他款项。

（2）检查预收医疗款余额是否存在异常变动，分析异常变动原因。

（3）检查预收医疗款长期挂账的原因。

（4）抽查与预收医疗款有关的收款凭证、住院手续，检查预收医疗款是否及时、足额入账。

（5）检查住院病人办理出院手续、结算医疗费时，是否及时转销预收医疗款。

（6）抽查预收医疗款转销的原始凭据，以确定预收医疗款的减少是否是正常的住院病人出院结算医疗费所致。

（7）必要时，对预收医疗款进行函证。注册会计师需要特别关注在函证无效的情况下，实施的替代审计程序是否可以获取充分、适当的审计证据。

（8）通过截止性测试，以确定预收医疗款是否已计入恰当期间。

(9) 检查预收医疗款是否已按照《医院会计制度》的规定在财务报表中作出恰当列报。

15. 事业基金。

(1) 获取或编制事业基金明细表,复核加计是否正确,并与报表数、总账数和明细账合计数核对是否相符。

(2) 获取与事业基金变动有关的会议纪要、会议决议以及行业主管部门(或举办单位)的批复等文件资料,检查账务处理是否与相关文件一致,并更新永久性档案。

(3) 检查与事业基金本期增减变动相关的文件、凭证,检查会计处理是否正确:

①科教项目结项后如有结余资金,并解除限定可以转入事业基金的,是否根据有关规定转入。

②事业基金用于弥补亏损时,最高限额是否为事业基金扣除医院非财政补助资金和科教项目资金形成的固定资产、无形资产等资产净值。

③医院年终结账时,对于需要调整以前年度结余的事项,除国家另有规定外,是否通过事业基金进行核算。

(4) 检查事业基金是否已按照《医院会计制度》的规定在财务报表中作出恰当列报。

16. 专用基金。

(1) 获取或编制专用基金明细表,复核加计是否正确,并与报表数、总账数和明细账合计数核对是否相符。

(2) 获取与专用基金变动有关的会议纪要、会议决议以及行业主管部门(或举办单位)的批复等文件资料,检查账务处理是否与相关文件一致,并更新永久性档案。

(3) 检查与专用基金本期增减变动相关的文件、凭证,检查会计处理是否正确。

①检查专用基金的计提基数、计提比例是否符合有关规定。

②检查专用基金的减少是否符合有关规定。职工福利基金是否专门用于职工集体福利设施和集体福利待遇支出;医疗风险基金是否专门用于医院购买医疗风险保险发生的支出或实际发生的医疗事故赔偿;其他专用基金是否专款专用。取得相关会议纪要、会议决议并予以核查,检查有关会计处理是否正确。

(4) 检查专用基金是否已按照《医院会计制度》的规定在财务报表中作出恰当列报。

17. 待冲基金。

(1) 获取或编制待冲基金明细表,复核加计是否正确,并与报表数、总账数和明细账合计数核对是否相符。

(2) 检查与待冲基金本期增减变动相关的文件、凭证,检查会计处理是否正确:

①结合固定资产和无形资产科目的审计,检查使用财政补助资金和科教项目资金为购建固定资产、无形资产发生支出时会计处理是否正确。

②结合累计折旧和累计摊销科目的审计,检查财政补助、科教项目资金形成的固定资产、无形资产计提折旧、摊销以及对外投资或处置财政补助、科教项目资金形成的资

产时会计处理是否正确。

（3）检查待冲基金是否已按照《医院会计制度》的规定在财务报表中作出恰当列报。

18. 财政补助结转（余）。

（1）获取或编制财政补助结转（余）明细表，复核加计是否正确，并与报表数、总账数和明细账合计数核对是否相符。

（2）结合财政项目补助收入和财政项目补助支出科目的审计，检查会计处理是否正确。

（3）结合医疗业务成本、管理费用及本期结余科目的审计，检查记入"财政补助结转——基本支出结转"是否是按"财政补助收入——基本支出"明细科目本年发生额减去"医疗业务成本"、"管理费用"科目下"财政基本补助支出"备查簿中登记的本年发生额合计后的金额入账，会计处理是否正确。

（4）检查年末是否按照规定，将"财政补助结转——项目支出结转"明细科目中符合财政补助结余资金性质的对应项目的贷方余额转入"财政补助结余"明细科目。

（5）结合"财政应返还额度"、"零余额账户用款额度"、"银行存款"等科目的审计，检查按规定向行业主管部门（或举办单位）等上缴财政补助结转和结余资金、注销财政补助结转和结余额度等时的会计处理是否正确。

（6）检查财政补助结转（余）是否已按照《医院会计制度》的规定在财务报表中作出恰当列报。

19. 科教项目结转（余）。

（1）获取或编制科教项目结转（余）明细表，复核加计是否正确，并与报表数、总账数和明细账合计数核对是否相符。

（2）结合科教项目收入和科教项目支出科目的审计，检查科教项目结转本期增加及减少的会计处理是否正确。

（3）检查科教项目结项后如有结余资金并按规定留归本单位使用的，是否正确将其结转入事业基金。

（4）检查科教项目结转（余）是否已按照《医院会计制度》的规定在财务报表中作出恰当列报。

20. 医疗收入。

（1）获取或编制医疗收入明细表，复核加计是否正确，并与报表数、总账数和明细账合计数核对是否相符。

（2）实质性分析程序。

①针对已识别需要运用分析程序的有关项目，并基于对被审计医院及其环境的了解，通过进行以下比较，同时考虑有关数据间关系的影响，建立有关数据的期望值：

A. 将本期的医疗收入主要项目与上期的医疗收入主要项目进行比较，分析医疗收入的结构和价格变动是否异常，并分析异常变动的原因。

B. 结合本期医疗收入主要项目的业务量及收费标准，与相应已确认的医疗收入进行比较，检查是否存在重大差异，查明原因。

C. 计算本期医疗收入主要项目的毛利率，与上期比较，检查是否存在异常，各期之间是否存在重大波动，查明原因。

D. 比较本期各月医疗收入主要项目收入的波动情况，分析其变动趋势是否正常，是否符合医院季节性、周期性的运营规律，查明异常现象和重大波动的原因。

E. 将本期医疗收入主要项目的毛利率与同行业医院进行对比分析，检查是否存在异常。

②确定可接受的差异额。

③将实际的情况与期望值相比较，识别需要进一步调查的差异。

④如果其差额超过可接受的差异额，调查并获取充分的解释和恰当的佐证审计证据。

⑤评估分析程序的测试结果。

(3) 检查医院医疗收入的确认条件和方法是否符合相关规定，是否以医疗服务收费结算记录为依据确认，前后期是否一致；检查周期性、偶然性的收入是否符合既定的收入确认原则和方法。

(4) 获取医院服务价格和药品价格目录，抽查价格是否符合价格政策，实际结算价格与价格表是否一致，有无以低价或高价结算的情况；相关价格折扣或优惠有无较完整的内部审批程序，账务处理是否适当。

(5) 结合医院存货和医疗业务成本的审计，根据医院药品销售的相关数量，检查销售数量与药品发出数量之间是否存在一定的对应关系。存在重大差异的，追查差异原因及账务处理的适当性。

(6) 抽取若干张药品发货单，审查发货日期、品名、数量等是否与收费票据、记账凭证等一致。

(7) 抽取若干张药品收入记账凭证，审查入账日期、品名、数量、单价、金额等是否与收费票据、药品发货单等一致。

(8) 抽取若干张医疗相关业务单据，审查日期、项目、服务内容等是否与收费票据、记账凭证等一致。

(9) 抽取若干张医疗收入记账凭证，审查入账日期、项目、服务内容、单价、金额等是否与收费票据、相关业务单据等一致。

(10) 结合对往来账的审计，检查是否存在医疗收入虚增情况。

(11) 收入的截止测试。

①通过测试资产负债表日前后若干天且金额大于某数额的药品发货单据，将银行存款、应收款项和收入明细账进行核对；同时，从银行存款、应收款项和收入明细账选取在资产负债表日前后若干天且金额大于某数额的凭证，与药品发货单据核对，以确定药品收入是否存在跨期现象。

②通过测试资产负债表日前后若干天且金额大于某数额的业务结算单据，将银行存款、应收款项和收入明细账进行核对；同时，从银行存款、应收款项和收入明细账选取

在资产负债表日前后若干天且金额大于某数额的凭证,与业务结算单据核对,以确定医疗服务收入是否存在跨期现象。

③复核资产负债表日前后药品销售和药品发货水平,确定业务活动水平是否异常(如与正常水平相比),并考虑是否有必要追加截止性测试程序。

④复核资产负债表日前后医疗服务业务量水平,确定业务活动水平是否异常(如与正常水平相比),并考虑是否有必要追加截止性测试程序。

⑤取得资产负债表日后所有的收入冲回记录,检查是否存在提前确认收入的情况。

⑥结合对资产负债表日应收款项的函证程序,检查有无未取得对方认可的大额偶发性收入。

(12) 存在收入冲回的,检查手续是否符合规定,结合原始凭证检查其会计处理是否正确。

(13) 检查医疗收入是否已按照《医院会计制度》的规定在财务报表中作出恰当列报。

21. 财政补助收入。

(1) 获取或编制财政补助收入明细表,复核加计是否正确,并与报表数、总账数和明细账合计数核对是否相符。

(2) 检查财政补助收入的确认条件和方法是否符合有关规定,前后期是否一致。

(3) 获取医院编制的年度经费预算,以及行业主管部门(或举办单位)、财政部门关于经费预算的批复,核对医院财政补助收入与财政部门批复预算之间的差异,检查差异原因,差异的账务处理是否恰当。

(4) 检查各项财政补助收入的真实性:抽查相关原始凭证,检查是否获得必要审批程序,金额计算是否正确,审核其内容的真实性和依据的充分性,检查会计处理是否符合相关规定。

(5) 结合对财政应返还额度、零余额账户用款额度等科目的审计,检查财政补助收入是否与这些科目相符。必要时,对本期财政补助收入总额进行函证。

(6) 实施截止性测试,以确定财政补助收入是否存在跨期现象。

(7) 存在财政补助收入退回的,检查手续是否符合规定,结合原始凭证检查其会计处理是否正确和真实。

(8) 检查财政补助收入是否已按照《医院会计制度》的规定在财务报表中作出恰当列报。

22. 科教项目收入。

(1) 获取或编制科教项目收入明细表,复核加计是否正确,并与报表数、总账数和明细账合计数核对是否相符。

(2) 检查科教项目收入的确认条件、方法是否符合有关规定,前后期是否一致;检查周期性、偶然性的收入是否符合既定的收入确认原则和方法。

(3) 获取医院的科研项目、教学项目申请经费报告,以及相关部门关于科教经费的批复,核对医院科教项目收入与相关部门批复之间的差异,检查差异原因,差异的账务处理是否恰当。

（4）检查各项科教项目收入的真实性。抽查相关原始凭证，检查是否获得必要审批程序，金额计算是否正确，审核其内容的真实性和依据的充分性，检查会计处理是否符合相关规定。

（5）结合对往来账相关科目的审计，检查是否存在应计入科教项目收入而在往来款挂账的情况。必要时，提请被审计医院进行调整。

（6）必要时，对本期科教项目收入进行函证。

（7）实施截止性测试，以确定科教项目收入是否存在跨期现象。

（8）存在科教项目收入退回的，检查手续是否符合规定，结合原始凭证检查其会计处理是否正确和真实。

（9）检查科教项目收入是否已按照《医院会计制度》的规定在财务报表中作出恰当列报。

23. 其他收入。

（1）获取或编制其他收入明细表，复核加计是否正确，并与报表数、总账数和明细账合计数核对是否相符。

（2）检查其他收入明细项目的设置是否符合规定的核算内容与范围。

（3）检查培训收入、租金收入，检查相关合同和协议，复核金额计算及账务处理是否正确。

（4）检查食堂收入。检查食堂的相关记录及其他原始凭证，审核其内容的真实性和依据的充分性，检查会计处理是否符合相关规定。

（5）检查投资收益。结合长期投资、短期投资和银行存款的审计，审核投资收益的真实性和依据的充分性，检查会计处理是否符合相关规定。

（6）检查财产物资盘盈收入。结合相关资产的盘点及监盘资料，检查金额计算是否正确，是否获得必要审批程序，抽查相关原始凭证，审核其内容的真实性和依据的充分性，检查会计处理是否符合相关规定。

（7）检查捐赠收入。检查相关的原始凭证、金额计算及账务处理是否正确。

（8）检查无法支付的应付款项。结合应付款项等的审计及应付款项等询证函的回函情况，检查金额计算是否正确，是否获得必要审批程序，抽查相关原始凭证，审核其内容的真实性和依据的充分性，检查会计处理是否符合相关规定。

（9）检查银行存款利息收入。结合银行存款的审计，检查银行对账单及计息凭证。

（10）抽取资产负债表日前后若干天的若干张凭证，实施截止性测试，若存在异常迹象，考虑是否有必要追加审计程序，对于重大跨期项目，提请被审计医院作必要调整。

（11）检查其他收入是否已按照《医院会计制度》的规定在财务报表中作出恰当列报。

24. 医疗业务成本。

（1）获取或编制医疗业务成本明细表，复核加计是否正确，并与报表数、总账数和明细账合计数核对是否相符。

（2）将医疗业务成本中的人员经费、耗用的药品及卫生材料费、固定资产折旧费、无形资产摊销费、提取医疗风险基金和其他费用等项目与各有关账户进行核对，分析其勾稽关系的合理性，并作出相应记录。

（3）比较本期与上期各月医疗业务成本的波动趋势，并查明异常情况的原因。

（4）检查医疗业务成本的内容是否符合有关规定，是否存在将使用财政补助或科教拨款发生的支出计入医疗业务成本的情况；检查计算方法前后期是否一致。

（5）针对医疗业务成本中重大调整事项、非常规项目，检查相关原始凭证，评价真实性和合理性，检查其会计处理是否正确。

（6）结合相关项目的审计，判断被审计医院是否存在将应计入医疗业务成本的项目计入存货成本、财政项目补助支出、科教项目支出、管理费用、其他支出，或将应计入管理费用、科教项目支出、其他支出的项目计入医疗业务成本等情况。

（7）实施截止性测试，以确定医疗业务成本是否存在跨期现象。

（8）检查人员经费是否符合有关部门制定的控制指标。

（9）检查医疗业务成本是否已按照《医院会计制度》的规定在财务报表中作出恰当列报。

25．财政项目补助支出。

（1）获取或编制财政项目补助支出明细表，复核加计是否正确，并与报表数、总账数和明细账合计数核对是否相符。

（2）比较本期与上期各月财政项目补助支出的波动趋势，并查明异常情况的原因。

（3）检查财政项目补助支出的内容是否符合有关规定，计算方法前后期是否一致。对于用于购建固定资产、无形资产等发生的支出，结合相应的资产科目的审计，检查是否同时计入净资产，按规定分期结转。

（4）复核财政项目补助支出明细表明细项目划分的合规性。

（5）针对财政项目补助支出中重大调整事项、非常规项目，检查相关原始凭证，评价真实性和合理性，检查其会计处理是否正确。

（6）结合相关项目的审计，判断被审计医院是否存在将应计入财政项目补助支出的项目计入医疗业务成本、科教项目支出、管理费用、其他支出等，或将应计入医疗业务成本、科教项目支出、管理费用、其他支出等的项目计入财政项目补助支出等情况。

（7）实施截止性测试，以确定财政项目补助支出是否存在跨期现象。

（8）检查财政项目补助支出是否已按照《医院会计制度》的规定在财务报表中作出恰当列报。

26．科教项目支出。

（1）获取或编制科教项目支出明细表，复核加计是否正确，并与报表数、总账数和明细账合计数核对是否相符。

（2）比较本期与上期各月科教项目支出的波动趋势，并查明异常情况的原因。

（3）检查科教项目支出的内容是否符合有关规定，计算方法前后期是否一致。对用于购建固定资产、无形资产等发生的支出，结合相应的资产科目的审计，检查是否同时计入净资产，按规定分期结转。

（4）针对科教项目支出中重大调整事项、非常规项目，检查相关原始凭证，评价真实性和合理性，检查其会计处理是否正确。

（5）结合相关项目的审计，判断被审计医院是否存在将应计入科教项目支出的项目计入医疗支出、管理费用、其他支出等，或将应计入医疗支出、管理费用、其他支出等的项目计入科教项目支出等情况。

（6）实施截止性测试，以确定科教项目支出是否存在跨期现象。

（7）检查科教项目支出是否已按照《医院会计制度》的规定在财务报表中作出恰当列报。

27. 管理费用。

（1）获取或编制管理费用明细表，复核加计是否正确，并与报表数、总账数和明细账合计数核对是否相符。

（2）将管理费用中的人员经费、固定资产折旧、无形资产摊销等项目与各有关账户进行核对，分析其勾稽关系的合理性，并作出相应记录。

（3）比较本期与上期各月管理费用的波动趋势，并查明异常情况的原因。

（4）检查管理费用的内容是否符合有关规定。

（5）结合相关项目的审计，判断被审计医院是否存在将应计入管理费用的项目计入医疗业务成本、科教项目支出、其他支出等，或将应计入医疗业务成本、科技项目支出、其他支出等的项目计入管理费用等情况。

（6）检查聘请中介机构费、咨询费，确定是否按合同规定支付费用，有无涉及到诉讼及赔偿款项支出。

（7）检查诉讼费用并结合或有事项审计，确认涉及的相关重大诉讼事项是否已在财务报表附注中进行披露，还需进一步关注诉讼状态，判断有无或有负债，或是否存在损失已发生而未入账的事项。

（8）复核本期发生的税费是否正确。

（9）针对管理费用中的重要或异常项目，检查相关原始凭证，评价真实性和合理性，检查其会计处理是否正确。

（10）实施截止性测试，以确定管理费用是否存在跨期现象。

（11）检查管理费用是否已按照《医院会计制度》的规定在财务报表中作出恰当列报。

28. 其他支出。

（1）获取或编制其他支出明细表，复核加计是否正确，并与报表数、总账数和明细账合计数核对是否相符。

（2）获取培训支出的审批资料，检查相关原始凭证，评价真实性和合理性，检查其会计处理是否正确。

（3）将其他支出中的出租固定资产折旧等项目与有关账户进行核对，分析其勾稽关系的合理性,并作出相应记录。

(4) 结合应交税费的审计,分析营业税、城市维护建设税、教育费附加等税费计算是否正确。

(5) 获取捐赠支出的相关决议,检查会计处理是否正确。

(6) 对于非常损失,检查被审计医院实际损失和保险理赔情况及审批文件,检查会计处理是否正确。

(7) 对因财产物资盘亏、毁损发生的净损失,检查是否按管理权限报经批准后处理,会计处理是否正确。

(8) 实施截止性测试,以确定其他支出是否存在跨期现象。

(9) 检查其他支出是否已按照《医院会计制度》的规定在财务报表中作出恰当列报。

第四节 医院财务报表审计的应对

在充分了解医院财务报表审计的范围、审计重点、审计方法、审计流程、以及进一步审计的控制测试和实质性测试的具体内容和方法后,医院财务人员可以充分了解注册会计师是怎样对管理层的财务报表认定进行审计测试并根据所获取的审计证据发表审计意见。为提高审计效率,有效地降低审计风险,医院财务人员应当在医院财务报表审计的事前、事中、事后进行规划,一般包括以下内容:

一、财务报表审计风险的自我评估

(一) 内部控制制度的自我评估

内部控制制度设计的合理性、运行的有效性,是注册会计师执行经营风险基础审计赖以实施的前提,也是进行审计风险评估的基础;医院内部控制制度是否健全,是否持续有效的运行,不仅体现了医院的管理水平,同时也决定了注册会计师安排审计程序和决定进一步审计程序的方法、性质和范围,因此,医院财务负责人应对其内部控制制度进行全面的自我评估。内部控制制度的自我评估一般包括以下内容:

1. 医院治理结构、管理层结构与议事规则评估。治理结构是指由所有者、董事会和高级执行人员即高级经理人员三者组成的一种组织结构。治理结构明确规定了医院的各个参与者(诸如董事会、经理层、股东和其他利益相关者)的责任和权利分布,确立各参与者在医院事务上做出决定的规则和方法。管理层结构是指对医院经营活动中执行负有管理责任的人员结构或组织结构。议事规则是指医院经营过程中的协商决策议事时所遵循的规则和惯例。

治理层职能和管理层职能,以及治理层和管理层对内部控制及其重要性的态度、认识和行动,构成了医院内部控制的基本要素之一——控制环境。医院内部控制环境设定了其内部控制的基调,影响着员工的内部控制意识。医院治理层结构、管理层结构的完善程度;治理层和管理层的诚信和道德价值观;治理层的经验与品格;治理层和管理层对胜任能力的重视程度;治理层相对于管理层的独立性;治理层参与医院经营活动的程度、收到的信息和对经营活动的检查及其采取措施的适当性;管理层的理念和风格;议事规则的合理性及其执行情况等,是注册会计师评估审计风险,特别是重大错报或舞弊风险的重要依据。因此,医院在接受审计之前,应当对其有充分的准备和自我评估,完善相关制度建设,加强执行情况的监督检查。

2. 医院的财务管理制度、预算管理制度、物资采购制度、资产管理制度、薪酬管理与绩效考评制度、岗位职责等基本制度的制定、执行情况评估。完善和有效执行的公司内部控制制度是风险导向审计的基础。医院在接受财务报表审计之前,应当全面检查内部控制制度设计是否合理,能否有效防止或发现并纠正重大错报或舞弊;内部控制制度是否有效执行,一项内部控制制度不能持续有效运行是没有意义的。

3. 组织结构、部门设置、部门职能与业务流程的合理性评估。组织结构是一个单位为实现其目标而计划、执行、控制及评价其活动的框架。部门设置、部门职能是实现一个单位目标的基本单元。部门设置、部门职能设置的合理性,不仅影响医院的目标实现,还同时影响部门效率。

业务流程是为达到特定的价值目标而由不同的人分别共同完成的一系列活动。活动之间不仅有严格的先后顺序限定,而且活动的内容、方式、责任等也都必须有明确的安排和界定,以使不同活动在不同岗位角色之间进行转手交接成为可能。活动与活动之间在时间和空间上的转移可以有较大的跨度。

医院组织结构;部门设置;各部门职权与责任的分配,包括如何分配经营活动的职权与责任,如何建立报告关系和职权等级;业务活动在不同部门,不同人员之间的信息流、资金流、实物流的流转方向、流转程序、复核和审批程序等;共同构成了医院组织架构与业务流程能否协调、有效地运行的统一整体。注册会计师审计中,对了解医院规模及内部控制系统的性质和复杂性,执行穿行测试(即追踪交易在财务报告信息系统中的处理过程)和确定进一步审计程序的范围、性质和时间,必然会涉及到上述内容。

4. 是否建立和完善了符合新制度要求的信息系统。信息技术系统的控制是自动化控制(如镶入计算机程序的控制)和人工控制相结合。一般而言,信息技术对医院的内部控制的作用在于提高信息的及时性、准确性和可获得性,并确保在处理大量相同交易或数据时,按照既定的业务规则进行复杂运算;促进对信息的深入分析,提高对医院经营业绩及其政策和程序执行情况进行监督的能力,降低控制被规避的风险。但是,当所依赖的信息系统或程序不能正确处理数据、处理了不正确的数据或不恰当的人为干预;出现情况变化后未及时对系统或程序进行必要的修改、或修改不恰当等,都会对医院内部控制产生特定的信息技术风险。医院在进行内部控制评估时,必须对信息系统是否符合医院自身特点并符合制度要求进行审慎处理。

5. 信息系统的安全性评估。医院涉及挂号、诊疗、住院以及资产管理、账务处理等多个系统,通过对应用程序系统、数据库系统和操作系统执行安全控制,以提高不相容职务分离的有效性。当未经授权改变系统或程序以及主文档的数据，未经授权访问数据，或造成对数据的毁损和不恰当的修改，可能丢失数据或不能访问所需数据；或信息技术人员可能获得其超越职责范围的数据访问权限，因此破坏了系统应有的职责分工等，实际上是破坏了医院本已存在的内部控制制度，因而带来系统性风险。信息系统内部控制风险的程度取决于医院信息系统的性质和特征，因此，医院应当不定期地进行信息系统安全性检查，并在财务报表审计前对上述系统的安全性进行综合评估。

（二）经营活动的合法性评估

医院作为公益性事业单位，无论其规模大小、经营性质如何，均应在国家规定的法令、规章、制度范围内进行生产经营活动，不能有违反国家法规的行为。对经营合法性的评估，是经营风险基础审计最基本的内容。注册会计师审计时，需要对企业的章程、决议、制度、合同等进行审核，以确认其经营决策和经营行为是否与有关法规、制度相背离。医院经营活动的合法性评估主要包括以下内容：

1. 各项服务是否按国家规定的收费项目和标准收费；是否严格执行药品价格政策，各种药品价格的调整是否及时。

2. 各项支出（尤其是专项支出）是否符合国家规定标准，是否合法、药品采购、固定资产采购是否符合国家相关规定。

3. 各项财政补贴和科教项目收支是否符合相关规定。

4. 联营、加盟、合营分院、科室对外承包、劳务外包等是否符合相关规定。

5. 分支机构的设定、运营是否符合相关规定。

6. 关联交易、劳动用工安排情况是否符合相关规定。

7. 对外投资、筹资、重大资产处置、重组并购活动是否符合相关规定并按规定报批。

8. 有关税款的计算、缴纳是否严格执行现行税法的规定。

（三）财务会计制度执行的合规性评估

医院财务会计制度执行情况，不仅反映医院对财经纪律的遵守情况，由于财务会计制度其本身的固有局限，财务人员可以通过"职业判断"，对相关交易的处理时间、处理方式直接或间接的进行调整，从而最终影响医院财务报表账户余额及其认定。最为常见的手段是通过对会计政策和会计估计的滥用，来达到调节当期收支，调整报表余额，以实现其特定的目的，因而历来为注册会计师审计时所重点关注。一般来讲，对财务制度合规性评估可以从以下几个方面进行：

1. 会计科目使用的衔接是否符合财会［2011］5号文件的规定；

2. 收入的确认、计量是否符合会计制度规定，是否符合本医院业务活动的特点；

3. 成本核算与分配方法是否符合制度规定，是否符合医院成本核算的特点；

4. 各项费用支出核算是否符合制度规定；

5. 债权、债务的核算是否符合制度规定；

6. 长期资产的摊提是否符合制度规定，是否存在人为调节的痕迹；

7. 存货的采购、发出核算是否符合制度规定；

8. 各项基金和结余的核算是否符合制度规定；

9. 对外投资、筹资，重大资产处置的核算是否符合制度规定；

10. 各项财政补助收入和科教项目收支是否符合制度规定；

11. 会计报表汇总、合并是否符合制度规定；

12. 各项关联交易是否恰当披露；

13. 各项资产、负债、净资产、收入、费用是否恰当披露；

14. 财务报表体系是否符合对外披露要求；

15. 会计政策的变更是否是法律法规或者事业单位会计准则、《医院会计制度》要求的变更；会计政策变更是否能够提供更可靠、更相关的会计信息；

16. 会计政策的变更是否在财务报表附注中予以充分披露。

（四）会计基础工作的评估

会计作为一门国际通用的"商业语言"，会计基础工作是医院会计工作的最基本环节，也是医院财务管理和财务报表审计最根本的依据。包括建立会计人员岗位责任制、使用会计科目、填制会计凭证、登记会计账簿、编制会计报表、管理会计档案、办理会计交接等方面。会计基础工作的好坏，直接关系到财务报表审计的固有风险评估水平，因此，医院对会计基础工作必须引起足够重视。会计基础工作评估至少应从以下方面进行：

1. 会计组织架构是否健全，不相容职务是否严格分离；

2. 会计核算流程是否完善、高效；

3. 各项收入、支出是否取得合法有效的凭据；

4. 各项原始凭证、或汇总原始凭证是否齐全并粘贴在记账凭证后；

5. 各项收入、支出的截止性时点是否符合制度要求；

6. 期末资产的核对或盘存记录是否完整、规范；

7. 期末债权、债务的核对记录是否齐全并与对方单位相符；

8. 固定资产的"三账一卡"是否建立并符合制度规定；

9. 各项资产的权属证明文件是否齐全并有效保管；

10. 审批、复核、记账、制单等岗位的签字是否齐全；

11. 会计凭证、会计账簿、会计报表的保管是否符合规定要求；

12. 岗位轮换或人员调动时，会计交接工作是否规范、记录完整。

二、财务报表审计过程的应对

（一）财务报表审计事前应对

医院财务报表审计是一项复杂的工作，不仅是财务部门应给与足够的重视和协助，还会涉及到业务部门、资产管理部门等相关各个部门。医院各部门的协调与配合，不仅影响报表审计的效率，对重大问题的处理不当可能影响注册会计师形成的审计意见类型，甚至导致审计失败。因此，为提高审计效率，有效应对财务会计报表审计，事前应当做好以下工作：

1. 审计前对会计报表所反映的经济业务进行全面评估，并就可能存在的问题进行事先处理。

审计之前，医院应当在财务负责人的指导下，对会计报表所反映的经济业务进行全面评估，尤其是注册会计师的重点审计领域，更应当引起高度重视，对可能会导致注册会计师进行重大调整或影响审计意见类型的事项，应当事先进行调整或做好充分的准备工作，做到心中有数。

2. 积极准备财务报表审计所需要的相关资料；并提供恰当的审计场所。注册会计师审计时，检查记录或文件是注册会计师执行财务报表审计的最常用、最基本的技术手段，医院能否及时提供财务报表所需资料，不仅反映医院档案管理水平，还可以从侧面影响注册会计师对审计风险的执业判断。审计过程中，由于所需要的审计资料较多，且这些资料往往涉及医院的核心机密，而医院由于其本身特点，出入医院的人流众多，结构复杂，审计过程资料的保管应当引起医院与审计人员的高度重视，因此提供恰当的审计场所，妥善保管相关资料显得尤其重要。

3. 与中介充分沟通，就审计目的、审计范围、审计收费、审计时间等重大事项达成一致。

在与受托会计师事务所签署业务约定书之前，应与会计师事务所进行充分沟通，就审计目的、审计范围、审计收费、审计时间等重大问题，达成一致意见并在业务约定书中予以明示，为减少日后审计过程中出现纠纷提供基础。

4. 编制详细的审计工作计划，并与医院负责人沟通。医院财务部门应当根据审计业务约定书约定的审计时间、审计范围等内容，以及注册会计师编制的总体审计计划，编制详细的审计计划，安排各部门的协调配合工作，并将计划汇报给医院负责人，取得负责人的批准和支持。

5. 召开审计工作会议，协调相关部门以应对审计工作。在详细的审计工作计划获得领导审批后，为获得相关部门的支持与配合，应当召开相关部门负责人出席的审计工作会议，以落实各部门的具体配合时间、配合内容、配合方式。

（二）财务报表审计事中应对

财务报表审计事中安排是财务报表审计应对的重要环节，在审计过程中，注册会计师通过对医院的初步了解，签署业务约定书后，进入财务报表是实质审计阶段。在这一阶段，修订审计计划，评估审计风险、确定并修正重要性水平，实施控制测试和实质性测试都在这一阶段完成。注册会计师通过既定的一系列程序方法和审计技术方法，以获得充分、恰当的支持其审计结论的审计证据，如果注册会计师不能获得其满意的审计证据，就必须扩大审计范围、改变审计策略，调整进一步审计程序的性质、时间和方法。因此，医院在财务报表审计的事中应对，不仅决定审计时间的长短，还将直接影响财务报表审计的成败。

1. 积极配合中介机构人员工作，提供合适的工作场所。医院应当安排专人，负责与中介机构的沟通与配合，一方面是为了落实工作责任，另一方面也是为提高工作效率。注册会计师财务报表审计涉及内部控制、业务流程、资产管理、债权债务清查等方方面面，时间紧，任务重，需要相对独立和安静的审计工作环境，而且审计工作涉及到大量文件、资料，文件资料的保管，也对工作环境提出了较高的要求。

2. 妥善保管相关文件资料，即时办理文件资料的交接手续。文件资料是医院经济活动和有关交易的载体，是注册会计师获取审计证据的最重要来源。文件资料的完备程度，不仅是医院内部管理制度完善性和有效执行的重要体现，也直接影响注册会计师对医院审计风险的评估和进一步审计性程序的实施。因此，在注册会计师进驻医院后，应当在将相关资料移交给审计人员时办理好资料的交接手续，确保落实文件资料的保管责任。

3. 对审计中提出的问题进行充分的解释和说明。在审计过程中，注册会计师对相关交易、账户余额、表达与披露可能存在与医院不同的意见，尤其是复杂交易的处理、会计估计的选择等，往往因为经验、立场和角度等的不同而处理意见不同，因此，医院财务负责人有必要对存在争议的问题提供合理、有效的证据，并就相关问题进行充分的揭示和说明，以便取得审计人员的理解和认同。

4. 对于账务处理差错等应进行审计调整的事项积极进行审计调整。医院财务人员由于对相关政策和财务会计制度的理解不同，相关交易的处理方式可能存在差异，同时也可能存在其他人为因素，导致账务处理错误。在审计过程中，注册会计师往往要求对相关交易或账户余额进行调整，以使存在的重大错报金额单项或累计不超过重要性水平，降低检查风险，来控制报表的整体错报风险。因此，医院财务人员对于注册会计师提出的账务处理差错和需要调整的事项，应当审慎对待，能调整的事项尽可能进行审计调整，以确保审计效率和促进注册会计师出具无保留意见的审计报告。

5. 对于权限范围外的事项，根据审计情况及时向主管领导汇报，以便采取相应的处理措施。对于重大调整事项，往往不是医院财务人员所能控制和抉择，因此，对于超越权限的事项，应当及时向主管领导汇报，必要时可以召开相关会议，以便采取相应的处理措施。

6. 协调医院内部关系，为审计工作人员的询证、盘点等必经审计程序提供支持。医院财务报表审计涉及面广，尤其是大额存款、交易金额较大或交易频繁的往来款以及异地存放物资等，往往需要函证；库存物资、应付票据、固定资产等需要实地监盘，因而需要医院业务部门、资产管理部门等相关部门的密切配合，以确保审计工作的顺利实施。

7. 及时掌握审计进度，适时调整审计工作计划，必要时，及时向主管领导汇报。随着审计工作的不断推进，注册会计师对风险评估的修正和重要性水平的调整，注册会计师需要及时调整进一步审计的性质、方法和时间；医院财务负责人应当及时与注册会计师沟通，掌握审计进度，适时调整审计计划，对于审计时间、范围、重点审计领域的重大调整事项，应当及时向医院主管领导汇报，以便采取适当的措施，以提高审计工作效率。

（三）财务报表审计事后应对

注册会计师在结束外勤审计工作后，还需要按照《中国注册会计师执业准则》的要求，履行内部质量控制程序，在外勤工作结束后，应当对所取得的审计证据进行归类整理，形成审计结论并出具审计报告。在注册会计师完成外勤工作后，医院往往就等待会计师事务所的审计报告。但实际上，医院财务负责人还应当关注以下事项：

1. 保持与审计人员和中介机构的充分沟通，并对审计中的不同意见提出充分、恰当的解释或说明。在注册会计师外勤工作结束后，其初步审计意见和审计结论往往已经形成，但随着注册会计师质量控制的进一步深入，事务所质量控制人员可能与执行外勤工作的注册会计师存在不同的意见，甚至要求注册会计师提供进一步审计程序。这时，医院应当予以积极配合，并就审计中存在的不同意见提出充分、恰当的进一步解释或说明。

2. 慎重对待审计意见交换，并就审计中提出的问题进行充分的调查和探讨。在外勤工作结束后，注册会计师往往需要与医院相关领导召开审计工作会议，就审计中发现的问题与处理意见和医院进行沟通；这不仅体现对被审计医院的尊重，更是注册会计师进一步了解事实真相，获取更充分的审计证据性的重要途径。医院应当慎重对待审计意见交换工作，并就注册会计师提出的问题进行充分沟通和探讨，以便查明事实真相。

3. 仔细审阅报告交换意见稿，尤其对会计报表附注和财务情况说明书中的内容，应当予以足够的重视；并就报告内容一一核实。注册会计师在完成外勤工作、交换审计意见后，应起草审计报告，为确保审计报告的公允，注册会计师往往起草报告后，还会将审计报告和交换意见稿发送给被审计医院，医院在收到交换意见稿后，应当关注报告的意见类型，同时对会计报表附注和财务情况说明书的内容进行仔细检查，一一核实。

4. 根据审计报告中提出的问题，进行全面检查，必要时应当上报管理高层，召开审计总结工作会议，对普遍存在的问题或重大问题及时改善相关管理制度或提出整改意见，以便及时纠正和改善管理。

附录：

新旧《医院财务制度》对比表

新旧医院财务制度对比表

旧医院财务制度	新医院财务制度
第一章 总则	第一章 总则
第一条 为适应社会主义市场经济的需要，规范医院财务行为，加强医院财务管理，提高资金使用效益，促进事业发展，根据《事业单位财务规则》和国家有关法规，结合医院特点制定本制度。	第一条 为了适应社会主义市场经济和医疗卫生事业发展的需要，加强医院财务管理和监督，规范医院财务行为，提高资金使用效益，根据国家有关法律法规、《事业单位财务规则》（财政部令第8号）以及国家关于深化医药卫生体制改革的相关规定，结合医院特点制定本制度。
第二条 本制度适用于中华人民共和国境内各级各类独立核算的公立医疗机构（以下简称医院）。包括综合医院、专科医院、门诊部（所）、疗养院、卫生院等。	第二条 本制度适用于中华人民共和国境内各级各类独立核算的公立医院（以下简称医院），包括综合医院、中医院、专科医院、门诊部（所）、疗养院等，不包括城市社区卫生服务中心（站）、乡镇卫生院等基层医疗卫生机构。
第三条 医院是承担一定福利职能的社会公益事业单位，不以盈利为目的。	第三条 医院是公益性事业单位，不以盈利为目的。
第四条 医院财务管理的基本原则是：执行国家有关法律、法规和财务规章制度；坚持厉行节约、勤俭办事业、制止奢侈浪费的方针，在以社会效益为主的原则下讲求经济效益。	第四条 医院财务管理的基本原则是：执行国家有关法律、法规和财务规章制度；坚持厉行节约、勤俭办事业的方针；正确处理社会效益和经济效益的关系，正确处理国家、单位和个人之间的利益关系，保持医院的公益性。
第五条 医院财务管理的主要任务是：合理编制医院预算，如实反映财务状况；依法组织收入，努力节约支出；建立健全内部财务管理制度，加强经济核算，提高资金使用效益；加强国有资产管理，防止国有资产流失；对医院经济活动进行财务控制和监督。	第五条 医院财务管理的主要任务是：科学合理编制预算，真实反映财务状况；依法组织收入，努力节约支出；健全财务管理制度，完善内部控制机制；加强经济管理，实行成本核算，强化成本控制，实施绩效考评，提高资金使用效益；加强国有资产管理，合理配置和有效利用国有资产，维护国有资产权益；加强经济活动的财务控制和监督，防范财务风险。
	第六条 医院应设立专门的财务机构，按国家有关规定配备专职人员，会计人员须持证上岗。

续表

旧医院财务制度	新医院财务制度
	三级医院须设置总会计师，其他医院可根据实际情况参照设置。
第六条　医院实行"统一领导、集中管理"的财务管理体制。符合条件的医院应建立总会计师制度。医院的财务活动在主管院长或总会计师领导下，由医院财务部门统一管理。	第七条　医院实行"统一领导、集中管理"的财务管理体制。医院的财务活动在医院负责人及总会计师领导下，由医院财务部门集中管理。
第七条　医院医疗收支和药品收支分开管理，分别核算。	
第二章　单位预算管理	第二章　单位预算管理
第八条　医院预算是指医院根据事业发展计划和任务编制的年度财务收支计划。医院预算由收入预算和支出预算组成。	第八条　预算是指医院按照国家有关规定，根据事业发展计划和目标编制的年度财务收支计划。 医院预算由收入预算和支出预算组成。医院所有收支应全部纳入预算管理。
第九条　国家对医院实行"核定收支、定额或定项补助、超支不补、结余留用"的预算管理办法。定额或定项补助的具体内容和标准，可根据各级各类医院不同的特点和业务收支状况以及财力可能进行确定。大中型医院一般以定项补助为主，小型医院一般以定额补助为主。	第九条　国家对医院实行"核定收支、定项补助、超支不补、结余按规定使用"的预算管理办法。地方可结合本地实际，对有条件的医院开展"核定收支、以收抵支、超收上缴、差额补助、奖惩分明"等多种管理办法的试点。 定项补助的具体项目和标准，由同级财政部门会同主管部门（或举办单位），根据政府卫生投入政策的有关规定确定。
第十条　医院预算参考以前年度预算执行情况，根据预算年度收入的增减因素和措施，测算编制收入预算；根据事业发展需要、业务活动需要和财力可能，编制支出预算。编制收支预算必须坚持以收定支、收支平衡、统筹兼顾，保证重点的原则。不得编制赤字预算。医院要逐步采用零基预算方法编制预算。医院所有收支应全部纳入预算管理。	第十条　医院要实行全面预算管理，建立健全预算管理制度，包括预算编制、审批、执行、调整、决算、分析和考核等制度。
第十一条　医院财会部门根据年度事业计划提出预算建议数，经主管部门审核汇总报财政部门核定。医院根据主管部门下达的预算控制数编制预算，报主管部门审核批复后执行。	第十一条　医院应按照国家有关预算编制的规定，对以前年度预算执行情况进行全面分析，根据年度事业发展计划以及预算年度收入的增减因素，测算编制收入预算；根据业务活动需要和可能，编制支出预算，包括基本支出预算和项目支出预算。编制收支预算必须坚持以收定支、收支平衡、统筹兼顾、保证重点的原则。不得编制赤字预算。

续表

旧医院财务制度	新医院财务制度
第十二条 在医院预算执行过程中，当上级下达的事业计划有较大调整或由于国家有关政策的变化对预算执行影响较大时，医院须报经主管部门或财政部门调整预算；对预算执行影响较小时，由医院自行调整，报主管部门备案。	第十二条 医院预算应经医院决策机构审议通过后上报主管部门（或举办单位）。
	主管部门（或举办单位）根据行业发展规划，对医院预算的合法性、真实性、完整性、科学性、稳妥性等进行认真审核，汇总并综合平衡。
	财政部门根据宏观经济政策和预算管理的有关要求，对主管部门（或举办单位）申报的医院预算按照规定程序进行审核批复。
	第十三条 医院要严格执行批复的预算。经批复的医院预算是控制医院日常业务、经济活动的依据和衡量其合理性的标准，医院要严格执行，并将预算逐级分解，落实到具体的责任单位或责任人。医院在预算执行过程中应定期将执行情况与预算进行对比分析，及时发现偏差、查找原因，采取必要措施，保证预算整体目标的顺利完成。
	第十四条 医院应按照规定调整预算。财政部门核定的财政补助等资金预算及其他项目预算执行中一般不予调整。当事业发展计划有较大调整，或者根据国家有关政策需要增加或减少支出、对预算执行影响较大时，医院应当按照规定程序提出调整预算建议，经主管部门（或举办单位）审核后报财政部门按规定程序调整预算。
	收入预算调整后，相应调增或调减支出预算。
	第十五条 年度终了，医院应按照财政部门决算编制要求，真实、完整、准确、及时编制决算。
	医院年度决算由主管部门（或举办单位）汇总报财政部门审核批复。对财政部门批复调整的事项，医院应及时调整相关数据。
	第十六条 医院要加强预算执行结果的分析和考核，并将预算执行结果、成本控制目标实现情况和业务工作效率等一并作为内部业务综合考核的重要内容。逐步建立与年终评比、内部收入分配挂钩机制。

续表

旧医院财务制度	新医院财务制度
	主管部门（或举办单位）应会同财政部门制定绩效考核办法，对医院预算执行、成本控制以及业务工作等情况进行综合考核评价，并将结果作为对医院决策和管理层进行综合考核、实行奖惩的重要依据。
第三章　收入管理	第三章　收入管理
第十三条　医院收入是指医院为开展业务及其他活动依法取得的非偿还性资金。	第十七条　收入是指医院开展医疗服务及其他活动依法取得的非偿还性资金。
第十四条　医院收入包括：	第十八条　收入包括：医疗收入、财政补助收入、科教项目收入和其他收入。
（三）医疗收入，即医院在开展医疗业务活动中所取得的收入，包括挂号收入、床位收入、诊察收入、检查收入、治疗收入、手术收入、化验收入、护理收入和其他收入。	（一）医疗收入，即医院开展医疗服务活动取得的收入，包括门诊收入和住院收入。
	1. 门诊收入是指为门诊病人提供医疗服务所取得的收入，包括挂号收入、诊察收入、检查收入、化验收入、治疗收入、手术收入、卫生材料收入、药品收入、药事服务费收入、其他门诊收入等。
	2. 住院收入是指为住院病人提供医疗服务所取得的收入，包括床位收入、诊察收入、检查收入、化验收入、治疗收入、手术收入、护理收入、卫生材料收入、药品收入、药事服务费收入、其他住院收入等。
（一）财政补助收入，即医院从主管部门或主办单位取得的财政性事业经费（包括定额和定项补助）。

（二）上级补助收入，即医院从主管部门或主办单位取得的非财政性补助收入。 | （二）财政补助收入，即医院按部门预算隶属关系从同级财政部门取得的各类财政补助收入，包括基本支出补助收入和项目支出补助收入。基本支出补助收入是指由财政部门拨入的符合国家规定的离退休人员经费、政策性亏损补贴等经常性补助收入，项目支出补助收入是指由财政部门拨入的主要用于基本建设和设备购置、重点学科发展、承担政府指定公共卫生任务等的专项补助收入。 |
| | （三）科教项目收入，即医院取得的除财政补助收入外专门用于科研、教学项目的补助收入。 |
| （五）其他收入，即上述规定范围以外的各项收入，包括培训收入、救护车收入、废品变价收入、不受用途限制的捐赠和对外投资收益、利息收入等。 | （四）其他收入，即医院开展医疗业务、科教项目之外的活动所取得的收入，包括培训收入、租金收入、食堂收入、投资收益、财产物资盘盈收入、捐赠收入、确实无法支付的应付款项等。 |

续表

旧医院财务制度	新医院财务制度
（四）药品收入，即医院在开展医疗业务活动中取得的中、西药品收入。	
	第十九条　医疗收入在医疗服务发生时依据政府确定的付费方式和付费标准确认。
第十五条　医院要严格执行国家物价政策，建立健全各项收费管理制度。医院门诊、住院收费必须使用财政部门统一监制的收费票据，并切实加强收费票据的管理。	第二十条　医院要严格执行国家物价政策，建立健全各项收费管理制度。
	医院门诊、住院收费必须按照有关规定使用国务院或省（自治区、直辖市）财政部门统一监制的收费票据，并切实加强管理，严禁使用虚假票据。
医药费用原则上当日发生当日入账，并及时结算。门诊、住院的现金收入不得坐支。	医疗收入原则上当日发生当日入账，并及时结算。严禁隐瞒、截留、挤占和挪用。现金收入不得坐支。
第十六条　医院药品收入实行"核定收入、超收上缴"的管理办法，财政和主管部门核定医院药品收入总额（包括药品成本、加成收入、折扣等各项收入），超出核定部分的收入按规定上交卫生主管部门。	
第四章　支出及成本费用管理	第四章　支出管理
第十七条　支出是指医院在开展业务及其他活动中发生的资金耗费和损失。	第二十一条　支出是指医院在开展医疗服务及其他活动过程中发生的资产、资金耗费和损失。
第十八条　医院支出包括：	第二十二条　支出包括医疗支出、财政项目补助支出、科教项目支出、管理费用和其他支出。
（一）医疗支出，即医院在医疗过程中发生的支出，包括在开展医疗业务活动中的基本工资、补助工资、其他工资、职工福利费、社会保障费、公务费、业务费、卫生材料费、修缮费、设备购置费和其他费用。	（一）医疗支出，即医院在开展医疗服务及其辅助活动过程中发生的支出，包括人员经费、耗用的药品及卫生材料支出、计提的固定资产折旧、无形资产摊销、提取医疗风险基金和其他费用，不包括财政补助收入和科教项目收入形成的固定资产折旧和无形资产摊销。
	其中，人员经费包括基本工资、绩效工资（津贴补贴、奖金）、社会保障缴费、住房公积金等。其他费用包括办公费、印刷费、水费、电费、邮电费、取暖费、物业管理费、差旅费、会议费、培训费等。
	（二）财政项目补助支出，即医院利用财政补助收入安排的项目支出。实际发生额全部计入当期支出。其中，用于购建固定资产、无形资产等发生的支出，应同时计入净资产，按规定分期结转。

续表

旧医院财务制度	新医院财务制度
	（三）科教项目支出，即医院利用科教项目收入开展科研、教学活动发生的支出。用于购建固定资产、无形资产等发生的支出，应同时计入净资产，按规定分期结转。
	（四）管理费用，即医院行政及后勤管理部门为组织、管理医疗和科研、教学业务活动所发生的各项费用，包括医院行政及后勤管理部门发生的人员经费、耗用的材料成本、计提的固定资产折旧、无形资产费用，以及医院统一管理的离退休经费、坏账损失、印花税、房产税、车船使用税、利息支出和其他公用经费，不包括计入科教项目、基本建设项目支出的管理费用。
（三）其他支出，即医疗、药品支出以外的支出。包括被没收的财物支出、各项罚款、赞助、捐赠支出、财产物资盘亏损失、与医院医疗业务无关的基础性科研支出、医疗赔偿支出等。	（五）其他支出，即医院上述项目以外的支出，包括出租固定资产的折旧及维修费、食堂支出、罚没支出、捐赠支出、财产物资盘亏和毁损损失等。
	基本建设项目支出按国家有关规定执行。
（二）药品支出，即医院在药品采购、管理过程中发生的支出。具体内容与医疗支出相同。	
	第二十三条 医院从财政部门或主管部门（或举办单位）取得的有指定用途的项目资金应当按照要求定期向财政部门、主管部门（或举办单位）报送项目资金使用情况；项目完成后应报送项目资金支出决算和使用效果的书面报告，接受财政部门、主管部门（或举办单位）的检查验收。
	第二十四条 医院的支出应当严格执行国家有关财务规章制度规定的开支范围及开支标准；国家有关财务规章制度没有统一规定的，由医院规定。医院的规定违反法律和国家政策的，主管部门（或举办单位）和财政部门应当责令改正。
	医院应严格控制人员经费和管理费用。各省（自治区、直辖市）要按有关规定并结合管理要求制定具体的工资总额和管理费用支出比率等控制指标。
	第二十五条 医院应当严格执行政府采购和国家关于药品采购的有关规定。

续表

旧医院财务制度	新医院财务制度
	第五章　成本管理
	第二十六条　成本管理是指医院通过成本核算和分析，提出成本控制措施，降低医疗成本的活动。
	第二十七条　成本管理的目的是全面、真实、准确反映医院成本信息，强化成本意识，降低医疗成本，提高医院绩效，增强医院在医疗市场中的竞争力。
第十九条　医院实行成本核算，包括医疗成本核算和药品成本核算。成本费用分为直接费用和间接费用。 （一）直接费用，即医院在开展业务活动中可以直接计入医疗支出或药品支出的费用。包括医疗科室和药品部门开支的基本工资、补助工资、其他工资、职工福利费、社会保障费、公务费、业务费、卫生材料费、药品费、修缮费、购置费和其他费用。辅助科室中能明确为医疗或药品服务的科室或班组的费用支出，如一般医院的营养食堂、洗衣房等的支出，基本上是为医疗业务服务的，可直接计入医疗支出。提取修购基金应按固定资产使用部门分别计入医疗支出、药品支出。 （二）间接费用，即不能直接计入医疗支出或药品支出的管理费用。包括医院行政管理部门和后勤部门发生的各项支出，以及职工教育费、咨询诉讼费、坏账准备、科研费、报刊杂志费、租赁费、无形资产摊销、利息支出、银行手续费、汇兑损益等。间接费用按医疗科室和药品部门的人员比例进行分摊，并按支出明细项目逐项进行分配。	第二十八条　成本核算是指医院将其业务活动中所发生的各种耗费按照核算对象进行归集和分配，计算出总成本和单位成本的过程。 成本核算应遵循合法性、可靠性、相关性、分期核算、权责发生制、按实际成本计价、收支配比、一致性、重要性等原则。
	第二十九条　根据核算对象的不同，成本核算可分为科室成本核算、医疗服务项目成本核算、病种成本核算、床日和诊次成本核算。成本核算一般应以科室、诊次和床日为核算对象，三级医院及其他有条件的医院还应以医疗服务项目、病种等为核算对象进行成本核算。 在以上述核算对象为基础进行成本核算的同时，开展医疗全成本核算的地方或医院，应将财政项目补助支出所形成的固定资产折旧、无形资产摊销纳入成本核算范围；开展医院全成本核算的地方或医院，还应在医疗成本核算的基础上，将科教项目支出形成的固定资产折旧、无形资产摊销纳入成本核算范围。
	第三十条　科室成本核算是指将医院业务活动中所发生的各种耗费以科室为核算对象进行归集和分配，计算出科室成本的过程。

续表

旧医院财务制度	新医院财务制度
	（一）科室区分为以下类别：临床服务类、医疗技术类、医疗辅助类和行政后勤类等。临床服务类指直接为病人提供医疗服务，并能体现最终医疗结果、完整反映医疗成本的科室；医疗技术类指为临床服务类科室及病人提供医疗技术服务的科室；医疗辅助类科室是服务于临床服务类和医疗技术类科室，为其提供动力、生产、加工等辅助服务的科室；行政后勤类指除临床服务、医疗技术和医疗辅助科室之外的从事院内外行政后勤业务工作的科室。
	（二）科室成本的归集。
	通过健全的组织机构，按照规范的统计要求及报送程序，将支出直接或分配归属到耗用科室，形成各类科室的成本。成本按照计入方法分为直接成本和间接成本。
	直接成本是指科室为开展医疗服务活动而发生的能够直接计入或采用一定方法计算后直接计入的各种支出。间接成本是指为开展医疗服务活动而发生的不能直接计入、需要按照一定原则和标准分配计入的各项支出。
	（三）科室成本的分摊。
	各类科室成本应本着相关性、成本效益关系及重要性等原则，按照分项逐级分步结转的方法进行分摊，最终将所有成本转移到临床服务类科室。
	先将行政后勤类科室的管理费用向临床服务类、医疗技术类和医疗辅助类科室分摊，分摊参数可采用人员比例、内部服务量、工作量等。
	再将医疗辅助类科室成本向临床服务类和医疗技术类科室分摊，分摊参数可采用人员比例、内部服务量、工作量等。
	最后将医疗技术类科室成本向临床服务类科室分摊，分摊参数可采用工作量、业务收入、收入、占用资产、面积等，分摊后形成门诊、住院临床服务类科室的成本。

续表

旧医院财务制度	新医院财务制度
	第三十一条　医疗服务项目成本核算是以各科室开展的医疗服务项目为对象，归集和分配各项支出，计算出各项目单位成本的过程。核算办法是将临床服务类、医疗技术类和医疗辅助类科室的医疗成本向其提供的医疗服务项目进行归集和分摊，分摊参数可采用各项目收入比、工作量等。
	第三十二条　病种成本核算是以病种为核算对象，按一定流程和方法归集相关费用计算病种成本的过程。核算办法是将为治疗某一病种所耗费的医疗项目成本、药品成本及单独收费材料成本进行叠加。
	第三十三条　诊次和床日成本核算是以诊次、床日为核算对象，将科室成本进一步分摊到门急诊人次、住院床日中，计算出诊次成本、床日成本。
	第三十四条　为了正确反映医院正常业务活动的成本和管理水平，在进行医院成本核算时，凡属下列业务所发生的支出，一般不应计入成本范围。
	（一）不属于医院成本核算范围的其他核算主体及其经济活动所发生的支出。
	（二）为购置和建造固定资产、购入无形资产和其他资产的资本性支出。
	（三）对外投资的支出。
	（四）各种罚款、赞助和捐赠支出。
	（五）有经费来源的科研、教学等项目支出。
	（六）在各类基金中列支的费用。
	（七）国家规定的不得列入成本的其他支出。
	第三十五条　医院应根据成本核算结果，对照目标成本或标准成本，采取趋势分析、结构分析、量本利分析等方法及时分析实际成本变动情况及原因，把握成本变动规律，提高成本效率。
	第三十六条　医院应在保证医疗服务质量的前提下，利用各种管理方法和措施，按照预定的成本定额、成本计划和成本费用开支标准，对成本形成过程中的耗费进行控制。 医院应建立健全成本定额管理制度、费用审核制度等，采取有效措施纠正、限制不必要的成本费用支出差异，控制成本费用支出。

续表

旧医院财务制度	新医院财务制度
第二十条　医院从财政部门或主管部门取得的有指定用途的专项资金应当按照要求定期向主管部门报送专项资金使用情况；项目完成后应报送专项资金支出决算和使用效果的书面报告，接受主管部门的检查验收。	
第二十一条　医院的支出应当严格执行国家有关财务规章制度的开支范围及开支标准；国家有关财务规章制度没有统一规定的，由医院规定，报主管部门和财政部门备案。医院的规定违反法律和国家政策的，主管部门和财政部门应当责令改正。	
第五章　结余及其分配	第六章　收支结余管理
第二十二条　收支结余是指医院收入与支出相抵后的余额。业务收支结余和财政专项补助结余应分别计算。收支结余的计算公式如下：业务收支结余＝财政补助收入中经常性补助＋上级补助收入＋医疗收入＋药品收入＋其他收入－医疗支出－药品支出－其他支出药品收支结余应当单独反映。	第三十七条　收支结余是指医院收入与支出相抵后的余额。包括：业务收支结余、财政项目补助收支结转（余）、科教项目收支结转（余）。当期各类收支结余计算公式如下：
财政专项补助结余＝财政专项补助上年结余＋财政补助收入中专项补助－财政专项支出	业务收支结余＝医疗收支结余＋其他收入－其他支出
	其中：医疗收支结余＝医疗收入＋财政基本支出补助收入－医疗支出－管理费用
	财政项目补助收支结转（余）＝财政项目支出补助收入－财政项目补助支出
	科教项目收支结转（余）＝科教项目收入－科教项目支出
第二十三条　年末业务收支结余首先支付超收上缴款。支付超收上缴款后的收支结余为负数的应由事业基金弥补，不得进行其他分配；事业基金不足以弥补的，保留待分配结余为正数的，按规定提取职工集体福利基金，记入专项基金，剩余部分转入事业基金。财政专项补助结余按规定结转下年继续使用。	第三十八条　业务收支结余应于期末扣除按规定结转下年继续使用的资金后，结转至结余分配，为正数的，可以按照国家有关规定提取专用基金，转入事业基金；为负数的，应由事业基金弥补，不得进行其他分配，事业基金不足以弥补的，转入未弥补亏损。实行收入上缴的地区要根据本地实际，制定具体的业务收支结余率、次均费用等控制指标。超过规定控制指标的部分应上缴财政，由同级财政部门会同主管部门统筹专项用于卫生事业发展和绩效考核奖励。 财政项目补助收支结转（余）、科教项目收支结转（余）结转下年继续使用。 国家另有规定的，从其规定。

续表

旧医院财务制度	新医院财务制度
	第三十九条　医院应加强结余资金的管理，按照国家规定正确计算与分配结余。医院结余资金应按规定纳入单位预算，在编制年度预算和执行中需追加预算时，按照财政部门的规定安排使用。医院动用财政项目补助收支结转（余），应严格执行财政部门有关规定和报批程序。
第六章　流动资产管理	第七章　流动资产管理
第二十四条　流动资产是指可以在1年内变现或者耗用的资产。医院的流动资产包括现金、各种存款、应收款项、库存物资、药品等。	第四十条　流动资产是指可以在一年内（含一年）变现或者耗用的资产。医院的流动资产包括货币资金、应收款项、预付款项、存货等。
第二十五条　医院应当严格遵守国家有关规定，建立健全现金及各种存款的内部管理制度。	第四十一条　货币资金包括现金、银行存款、零余额账户用款额度等。医院应当严格遵守国家有关规定，建立健全货币资金管理制度。
第二十六条　医院应收款项包括应收医疗款、应收在院病人医药费和其他应收款等。 　　医院对应收款项应及时清理，应收住院病人医药费要及时结算。对期限超过3年，确认无法收回的应收医疗款应作为坏账处理，坏账损失经过清查，报经主管部门、主办单位批准后，在坏账准备中冲销。年度终了，医院应按年末应收医疗款和应收在院病人医药费科目余额的3%—5%计提坏账准备。	第四十二条　应收及预付款项是指医院在开展业务活动和其他活动过程中形成的各项债权，包括应收医疗款、预付账款、财政应返还资金和其他应收款等。 　　医院对应收及预付款项要加强管理，定期分析、及时清理。 　　年度终了，医院可采用余额百分比法、账龄分析法、个别认定法等方法计提坏账准备。累计计提的坏账准备不应超过年末应收医疗款和其他应收款科目余额的2%—4%。计提坏账准备的具体办法由省（自治区、直辖市）财政、主管部门确定。 　　对账龄超过三年，确认无法收回的应收医疗款和其他应收款可作为坏账损失处理。坏账损失经过清查，按照国有资产管理的有关规定报批后，在坏账准备中冲销。收回已经核销的坏账，增加坏账准备。

续表

旧医院财务制度	新医院财务制度
第二十七条 库存物资是指医院为开展业务活动及其他活动而储存的材料、燃料、包装物和低值易耗品等。购入的库存物资按实际购入价计价，自制的库存物资按制造过程中的实际支出计价，盘盈的按同类品种价格计价。库存物资要按照"计划采购、定额定量供应"的办法进行管理。库存物资要合理确定储备定额，定期进行盘点，年终必须进行全面盘点清查，保证账实相符。对于盘盈、盘亏、毁损等情况，应查明原因，分别情况及时处理。盘盈的以其价值冲减管理费用。盘亏、毁损的、属于正常损失部分，扣除残料价值后，计入管理费用；盘亏、毁损中属于非正常损失部分，经主管部门或主办单位批准后，扣除过失人或保险公司赔偿和残料价值后，计入其他支出。低值易耗品实物管理采取"定量配置、以旧换新"等管理办法。物资管理部门要建立辅助账，反映在用低值易耗品分布、使用以及消耗情况。低值易耗品领用实行一次性摊销，个别价值较高或领用报废相对集中的可分期摊销。低值易耗品报废收回的残余价值，作为其他收入。	第四十三条 存货是指医院为开展医疗服务及其他活动而储存的低值易耗品、卫生材料、药品、其他材料等物资。购入的物资按实际购入价计价，自制的物资按制造过程中的实际支出计价，盘盈的物资按同类品种价格计价。存货要按照"计划采购、定额定量供应"的办法进行管理。合理确定储备定额，定期进行盘点，年终必须进行全面盘点清查，保证账实相符。对于盘盈、盘亏、变质、毁损等情况，应当及时查明原因，根据管理权限报经批准后及时进行处理。低值易耗品实物管理采取"定量配置、以旧换新"等管理办法。物资管理部门要建立辅助明细账，对各类物资进行数量、金额管理，反映低值易耗品分布、使用以及消耗情况。低值易耗品领用实行一次性摊销，个别价值较高或领用报废相对集中的可采用五五摊销法。低值易耗品报废收回的残余价值，按照国有资产管理有关规定处理。
第二十八条 药品是指医院为了开展医疗活动而储存的各类药品。药品管理要严格执行《药品管理法》、药品价格政策和职工基本医疗保险制度的有关规定，并遵循"计划采购、定额管理、加速周转、保证供应"的原则。医院药品按零售价进行核算，其实际购进价与零售价的差额为进销差价。月末按当月药品销售额和药品综合加成率（或综合差价率）计算药品销售成本。药品必须建立健全出入库制度。药房要正确计算处方销售额并与药品收款额核对相符。使用计算机进行药品管理的，应做到"金额管理、数量统计、实耗实销"；没有实行计算机管理的，必须做到"金额管理、重点统计、实耗实销"。医院自制药品应建立健全管理制度，进行成本核算。自制药品按规定的零售价入库，成本与零售价的差额计入药品进销差价。有条件的医院应设置分类账分类分批核算制剂成本。	医院要建立健全自制药品、材料管理制度，按类别、品种进行成本核算。自制药品、材料按成本价入库。

续表

旧医院财务制度	新医院财务制度
第七章　固定资产管理	第八章　固定资产管理
第二十九条　固定资产是指一般设备单位价值在500元以上，专业设备单位价值在800元以上，使用期限在1年以上，并在使用过程中基本保持原有物质形态的资产。单位价值虽未达到规定标准，但耐用时间在1年以上的大批同类物资，应作为固定资产管理。	第四十四条　固定资产是指单位价值在1 000元及以上（其中：专业设备单位价值在1 500元及以上），使用期限在一年以上（不含一年），并在使用过程中基本保持原有物质形态的资产。单位价值虽未达到规定标准，但耐用时间在一年以上（不含一年）的大批同类物资，应作为固定资产管理。
医院固定资产分为五类：房屋及建筑物、专业设备、一般设备、图书、其他固定资产。	医院固定资产分四类：房屋及建筑物、专业设备、一般设备、其他固定资产。
	图书参照固定资产管理办法，加强实物管理，不计提折旧。
	第四十五条　固定资产按实际成本计量。
第三十条　购入固定资产，按购入价格、包装费用、运输装卸费用、安装调试费用和进口设备的进口税金等计价。新建的房屋建筑物，按固定资产交付使用前发生的实际支出计价。在原有基础上进行改建、扩建的房屋、建筑物，按其原值加上改建、扩建发生的实际支出，减去改、扩建过程中发生的拆除的固定资产原值和固定资产变价收入后的余额计价。自制的固定资产，按制造过程中发生的实际成本计价。借款购建的固定资产，安装完毕交付使用前发生的借款利息也应计入固定资产价值。	（一）外购的固定资产，按照实际支付的购买价款、相关税费、使固定资产达到预定可使用状态前所发生的可归属于该项资产的运输费、装卸费、安装费和专业人员服务费等相关支出作为成本。
	以一笔款项购入多项没有单独标价的固定资产，按照同类或类似资产价格的比例对购置成本进行分配，分别确定各项固定资产的成本。
	（二）自行建造的固定资产，按照国家有关规定计算成本。
	（三）融资租入的固定资产，按照租赁协议或者合同确定的价款、运输费、运输保险费、安装调试费等作为成本。
无偿调拨或由于医院撤并转入的固定资产，按原单位账面原值记价。	（四）无偿取得（如无偿调入或接受捐赠）的固定资产，其成本比照同类资产的市场价格或有关凭据注明的金额加上相关税费确定。
接受捐赠的固定资产，按市场同类固定资产的价格计价。接受固定资产时发生的各项费用，应计入固定资产价值。	

续表

旧医院财务制度	新医院财务制度
	大型医疗设备等固定资产的购建和租赁，要符合区域卫生规划，经过科学论证，并按国家有关规定报经主管部门会同有关部门批准。
盘盈的固定资产，按重置完全价值计价。	
第三十一条　固定资产按账面价值的一定比率提取修购基金（详见附件3：医院专用设备修购基金提取年限表），用于固定资产的更新。具体的比率由医院根据固定资产原值和使用年限核定，报卫生主管部门备案或批准后执行。比率一经确定，除有特殊情况外不得随意变动。	
	第四十六条　在建工程是指医院已经发生必要支出，但按规定尚未达到交付使用状态的建设工程。
	医院除按本制度执行外，还应按国家有关规定单独建账、单独核算，严格控制工程成本，做好工程概、预算管理，工程完工后应尽快办理工程结算和竣工财务决算，并及时办理资产交付使用手续。
	第四十七条　医院原则上应当根据固定资产性质，在预计使用年限内，采用平均年限法或工作量法计提折旧（固定资产折旧年限见附1）。计提固定资产折旧不考虑残值。计提折旧的具体办法由各省（自治区、直辖市）主管部门会同财政部门规定或审批。当月增加的固定资产，当月不提折旧，从下月起计提折旧；当月减少的固定资产，当月仍计提折旧，从下月起不提折旧；已提足折旧仍继续使用的固定资产，不再计提折旧。
	第四十八条　为增加固定资产的使用效能或延长其使用寿命而发生的改建、扩建或大型修缮等后续支出，应当计入固定资产及其他相关资产；为维护固定资产的正常使用而发生的修理费等后续支出，应当计入当期支出。大型修缮确认标准由各省（自治区、直辖市）财政部门会同主管部门（或举办单位）根据当地实际情况确定。

续表

旧医院财务制度	新医院财务制度
第三十四条　医院应设置专门管理机构或专人，使用部门应指定人员对固定资产实施管理，并建立健全各项管理制度。建立健全三账一卡制度，即：财会部门负责总账和一级明细分类账，财产管理部门负责二级明细分类账，使用部门负责建卡（台账）。大型贵重设备实行责任制，指定专人管理，制定操作规程，建立设备技术档案和使用情况报告制度。财产物资管理部门要定期对固定资产进行清点、核实，按期报废，并与财会部门核对，做到账账相符、账卡相符、账实相符。	第四十九条　医院应设置专门管理机构或专人，使用单位应指定人员对固定资产实施管理，并建立健全各项管理制度。 建立健全三账一卡制度，即：财务部门负责总账和一级明细分类账，固定资产管理部门负责二级明细分类账，使用部门负责建卡（台账）。 大型医疗设备实行责任制，指定专人管理，制定操作规程，建立设备技术档案和使用情况报告制度。 医院应当提高资产使用效率，建立资产共享、共用制度。
第三十五条　大型医疗设备的购置，要科学论证，并按国家有关规定报经政府有关部门批准。	
第三十二条　医院应定期或不定期地对固定资产进行清查盘点，年度终了前应当进行一次全面清查盘点。固定资产盘盈，经主管部门批准后按同类固定资产价值或重置完全价值增加固定资产和固定基金。固定资产盘亏及毁损，在按规定的审批程序报经主管部门批准后，扣除变价收入、保险公司和过失人的赔偿后，冲减固定基金。	第五十条　医院应当对固定资产定期进行实地盘点。对盘盈、盘亏的固定资产，应当及时查明原因，并根据规定的管理权限，报经批准后及时进行处理。 固定资产管理部门要对固定资产采取电子信息化管理，定期与财务部门核对，做到账账相符、账卡相符、账实相符。
第三十三条　固定资产清理报废和转让，一般经单位负责人批准后核销。大型精密贵重的设备、仪器报废和转让应经有关部门鉴定，报经主管部门、财政部门批准后，其变价净收入转入修购基金。	第五十一条　医院出售、转让、报废固定资产或者发生固定资产毁损时，应当按照国有资产管理规定处理。
第八章　无形资产及开办费管理	第九章　无形资产及开办费管理
第三十六条　无形资产是指不具有实物形态而能为使用者提供某种权利的资产。包括专利权、著作权、版权、土地使用权、非专利技术、商誉及其他财产权利等。购入的无形资产，按照实际支付的价款计价；自行开发并依法申请取得的无形资产，按依法取得时发生的注册费、聘请律师费等支出计价，在开发过程中发生的研究开发费用，计入管理费用；接受捐赠的无形资产，按捐赠方提供的资料或同类无形资产估价计价；商誉除合作外，不得作价入账。无形资产从开始使用之日起，在规定的有效使用期内平均摊入管理费用。没有规定的按照不少于10年的期限摊销。转让无形资产应按有关规定进行资产评估，取得的收入，除国家另有规定的外，计入其他收入。医院转让无形资产的成本（摊余价值），应计入其他支出。	第五十二条　无形资产是指不具有实物形态而能为医院提供某种权利的资产。包括专利权、著作权、版权、土地使用权、非专利技术、商誉、医院购入的不构成相关硬件不可缺少组成部分的应用软件及其他财产权利等。 购入的无形资产，按照实际支付的价款计价；自行开发并依法申请取得的无形资产，按依法取得时发生的注册费、聘请律师费等支出计价；接受捐赠的无形资产，按捐赠方提供的资料或同类无形资产估价计价；商誉除合作外，不得作价入账。 无形资产从取得当月起，在法律规定的有效使用期内平均摊入管理费用，法律没有规定使用年限的按照合同或单位申请书的受益年限摊销，法律和合同或单位申请书都没有规定使用年限的，按不少于十年的期限摊销。 转让无形资产应当按照国有资产管理规定处理。

续表

旧医院财务制度	新医院财务制度
第三十七条 开办费是指医院筹建期间发生的费用，包括筹建期间人员工资、办公费、培训费、差旅费、印刷费以及不计入固定资产和无形资产购建成本的其他支出。开办费从医院开业的下一个月起，按照不短于5年的期限分期摊入管理费用。	第五十三条 开办费是指医院筹建期间发生的费用，包括筹建期间人员工资、办公费、培训费、差旅费、印刷费以及不计入固定资产和无形资产购建成本的其他支出。 开办费在医院开业时计入管理费用。
第九章 对外投资管理	第十章 对外投资管理
第三十八条 对外投资是指医院以货币资金、实物、无形资产等向其他单位或院办独立核算企、事业单位的投资和购买国家债券。对外投资按照投资回收期的长短分为长期投资和短期投资。投资回收期1年以上的为长期投资，不足1年的为短期投资。	第五十四条 对外投资是指医院以货币资金购买国家债券或以实物、无形资产等开展的投资活动。 对外投资按照投资回收期的长短分为长期投资和短期投资。投资回收期一年以上（不含一年）的为长期投资。
	第五十五条 医院应在保证正常运转和事业发展的前提下严格控制对外投资，投资范围仅限于医疗服务相关领域。医院不得使用财政拨款、财政拨款结余对外投资，不得从事股票、期货、基金、企业债券等投资。
第三十九条 对外投资必须经过充分的可行性论证，报经财政部门和卫生主管部门或主办单位批准。	投资必须经过充分的可行性论证，并报主管部门（或举办单位）和财政部门批准。
第四十条 医院以实物、无形资产对外投资的，应按照国家有关规定进行资产评估，评估确认的价值与账面净值的差额，计入事业基金。医院认购的国家债券，按实际支付的金额作价。	第五十六条 医院投资应按照国家有关规定进行资产评估，并按评估确定的价格作为投资成本。 医院认购的国家债券，按实际支付的金额作价。
	第五十七条 医院应遵循投资回报、风险控制和跟踪管理等原则，对投资效益、收益与分配等情况进行监督管理，确保国有资产的保值增值。
第四十一条 投资取得的收益，计入其他收入。收回的对外投资与投资账户账面价值的差额，冲减其他收入。	

续表

旧医院财务制度	新医院财务制度
第十章　负债管理	第十一章　负债管理
第四十二条　医院负债是指医院所承担的能以货币计量，需要以资产或者劳务偿还的债务。包括流动负债和长期负债。流动负债是指偿还期在1年以内的短期借款、应付账款、医疗预收款、预提费用和应付社会保障费、应交超收款等。长期负债是指偿还期在1年以上的长期借款，长期应付款等。	第五十八条　负债是指医院所承担的能以货币计量，需要以资产或者劳务偿还的债务。包括流动负债和非流动负债。
	流动负债是指偿还期在一年以内（含一年）的短期借款、应付票据、应付账款、预收医疗款、预提费用、应付职工薪酬和应付社会保障费等。
	非流动负债是指偿还期在一年以上（不含一年）的长期借款、长期应付款等。
第四十三条　医院实行住院病人预交金制度。预交金额度应根据病人病情和治疗的需要合理确定。	第五十九条　医院应加强病人预交金管理。预交金额度应根据病人病情和治疗的需要合理确定。
第四十四条　医院应对不同性质的负债分别管理，及时清理并按照规定办理结算，保证各项负债在规定期限内归还。因债权人特殊原因确实无法偿还的负债，经上级主管部门批准可计入其他收入。	第六十条　医院应对不同性质的负债分别管理，及时清理并按照规定办理结算，保证各项负债在规定期限内归还。因债权人特殊原因确实无法偿还的负债，按规定计入其他收入。
	第六十一条　医院原则上不得借入非流动负债，确需借入或融资租赁的，应按规定报主管部门（或举办单位）会同有关部门审批，并原则上由政府负责偿还。
	医院财务风险管理指标和借款具体审批程序由各省（自治区、直辖市）财政部门会同主管部门（或举办单位）根据当地实际情况制定。
第十一章　净资产管理	第十二章　净资产管理
第四十五条　医院净资产是指医院资产减去负债后的余额。包括：	第六十二条　净资产是指医院资产减去负债后的余额。包括事业基金、专用基金、待冲基金、财政补助结转（余）、科教项目结转（余）、未弥补亏损。
（一）事业基金，即未限定用途的基金。包括滚存结余资金，主办单位以国有资产形式投入医院未限定专门用途的资金、资产评估增值等转入形成的基金。	（一）事业基金，即医院按规定用于事业发展的净资产。包括结余分配转入资金（不包括财政基本支出补助结转）、非财政专项资金结余解除限制后转入的资金等。
	事业基金按规定用于弥补亏损，用于弥补亏损的最高限额为事业基金扣除医院非财政补助资金和科教项目资金形成的固定资产、无形资产等资产净值。

续表

旧医院财务制度	新医院财务制度
	医院应加强对事业基金的管理，统筹安排，合理使用。对于事业基金滚存较多的医院，在编制年度预算时应安排一定数量的事业基金。
（三）专用基金，即医院按照规定提取或者设置的有专门用途的资金。包括：修购基金，即医院按固定资产一定比率提取的用于固定资产更新、大型修缮的资金。	（二）专用基金，即医院按照规定设置、提取具有专门用途的净资产。主要包括职工福利基金、医疗风险基金等。
职工福利基金，即医院按规定提取的和结余分配形成的用于职工福利的资金。其他基金，即医院按照有关规定提取或设置的住房基金、留本基金等其他专用资金。	职工福利基金是指按业务收支结余（不包括财政基本支出补助结转）的一定比例提取、专门用于职工集体福利设施、集体福利待遇的资金。
	医疗风险基金是指从医疗支出中计提、专门用于支付医院购买医疗风险保险发生的支出或实际发生的医疗事故赔偿的资金。医院累计提取的医疗风险基金比例不应超过当年医疗收入的1‰—3‰。具体比例可由各省（自治区、直辖市）财政部门会同主管部门（或举办单位）根据当地实际情况制定。
	医院应加强对职工福利基金和医疗风险基金的管理，统筹安排，合理使用。对于职工福利基金和医疗风险基金滚存较多的医院，可以适当降低提取比例或者暂停提取。
	其他专用基金是指按照有关规定提取、设置的其他专用资金。
	各项基金的提取比例和管理办法，国家有统一规定的，按照统一规定执行；没有统一规定的，由省（自治区、直辖市）主管部门（或举办单位）会同同级财政部门确定。
专用基金要专款专用，不得擅自改变用途。专项基金使用形成的固定资产价值转入固定基金。	专用基金要专款专用，不得擅自改变用途。
	（三）待冲基金，即财政补助收入和科教项目收入形成的资本性支出净值。
（四）财政专项补助结余，即需结转下年继续使用的未完工项目的财政专项补助。	（四）财政补助结转（余），即医院历年滚存的有限定用途的财政补助结转（余）资金，包括从业务收支结余转入的基本支出结转以及项目支出结转（余）。

旧医院财务制度	新医院财务制度
	（五）科教项目结转（余），即医院尚未结项的科教项目累计取得科教项目收入减去累计发生支出后，留待以后按原用途继续使用的结转资金，以及医院已经结项但尚未解除限制的科研、教学项目结余资金。
	（六）未弥补亏损，即事业基金不足以弥补的亏损。
（二）固定基金，即单位固定资产占用的基金。其主要来源于国家基建拨款、专项经费拨款、单位事业基金和专项基金。	
（五）待分配结余，即事业基金不足以弥补的亏损。	
第十二章　财务清算	第十三章　财务清算
第四十六条　经国家有关部门批准宣布医院撤销时，应当在主管部门和财政部门的监督指导下，由各级政府授权主管部门或主办单位负责按有关规定组成清算机构。清算机构负责制订清算方案，对医院的财产、债权、债务进行全面的清理，对现有资产进行重新估价，编制资产负债表和财产清单、债权清单、债务清单，通知所有的债权人在规定期限内向清算机构申报债权，提出财产作价依据和债权、债务处理办法，做好国有资产的移交、接收、划转和管理工作，并妥善处理各项遗留问题。清算期间，未经清算机构同意，任何组织机构和个人不得处理医院财产。医院财产包括宣布清算时的全部财产和清算期间取得的财产。清算期间发生的财产盘盈、盘亏或变卖，无力归还的债务，无法收回的应收账款等计入清算损益。	第六十三条　医院发生撤销、划转、合并、分立时，应当进行清算。
	医院清算时，应由各级政府授权主管部门（或举办单位）、财政部门负责按有关规定组成清算机构，并在相关部门的监督指导下开展工作。清算机构负责按规定制订清算方案，对医院的财产、债权、债务进行全面清理，对现有资产进行重新估价，编制资产负债表和财产清单、债权清单、债务清单，通知所有债权人在规定期限内向清算机构申报债权，提出财产作价依据和债权、债务处理办法，做好国有资产的移交、接收、划转和管理工作，并妥善处理各项遗留问题。清算期间，未经清算机构同意，任何组织机构和个人不得处理医院财产。
	医院财产包括宣布清算时的全部财产和清算期间取得的财产。

续表

旧医院财务制度	新医院财务制度
	清算期间发生的财产盘盈、盘亏或变卖,无力归还的债务,无法收回的应收账款等按国有资产管理有关规定处理。
第四十七条　在宣布医院终止前6个月至宣布终止之日,下列行为无效:	第六十四条　在宣布医院终止前六个月至宣布终止之日,下列行为无效:
1. 无偿转让财产;	(一)无偿转让财产;
2. 非正常压价处理财产;	(二)非正常压价处理财产;
3. 对原来没有财产担保的债务提供财产担保;	(三)对原来没有财产担保的债务提供财产担保;
4. 对未到期的债务提前清偿;	(四)对未到期的债务提前清偿;
5. 放弃应属于医院的债权。	(五)放弃应属于医院的债权。
第四十八条　医院清偿的顺序为:	第六十五条　医院撤销时清偿的顺序为:
1. 清算期间发生的费用;	(一)清算期间发生的费用;
2. 应付未付的医院职工的工资、社会保险费等;	(二)应付未付的医院职工的工资、社会保障费等;
3. 债权人的各项债务;	(三)债权人的各项债务;
4. 剩余资产经主管部门和财政部门核准后并入接收单位或上交主管部门。医院被清算财产不足以清偿的,应按照比例进行清偿。	(四)剩余资产经主管部门和财政部门核准后并入接收单位或上交主管部门。
	医院被清算财产不足以清偿的,应先按照规定支付清算期间发生的费用,再按照比例进行清偿。
第四十九条　医院清算完毕,清算机构应当提出清算报告,编制清算期间的收支报表,验证后,报送主管部门和财政部门或主办单位审查备案。	第六十六条　医院清算完毕,清算机构应当提出清算报告,编制清算期间的收支报表,验证后,报送主管部门(或举办单位)和财政部门审查备案。
第五十条　经国家有关部门批准宣布医院划转时,经主管部门审核并报财政部门批准,其资产分别按下列办法办理:	第六十七条　经国家有关部门批准宣布医院划转、合并、分立时,其资产按照国有资产管理规定处理。
1. 因隶属关系改变,成建制划转的医院,全部资产无偿移交,并相应划转财政补助经费指标;	
2. 转为企业管理的医院,全部资产扣除负债后,转作国家资本金;	
3. 合并的医院,全部资产移交接受单位或者新组建单位,合并后多余的资产由主管部门核准处理。	

续表

旧医院财务制度	新医院财务制度
第十三章 财务报告与分析	第十四章 财务报告与分析
第五十一条 财务报告是指反映医院一定时期的财务状况和业务开展成果的总括性书面文件，包括资产负债表、收入支出总表、医疗收支明细表、药品收支明细表、基金变动表以及财务情况说明书。财务情况说明书主要说明医院的业务开展情况、结余实现与分配、资金增减与周转、财务收支、财产变动、财务分析评价等情况，对本期或下期财务状况发生重大影响的事项，专项资金的使用情况以及其他需要说明的事项。医院财务分析评价的主要内容包括：医院业务开展情况分析、财务状况分析、医院结余情况分析、劳动生产率分析、医院效益分析和财产物资利用分析等。医院财务分析指标一般包括：人员经费占总费用的比例、管理费用占总费用百分比、人均门诊人次、人均住院床日、人均业务收入、平均每门诊次收费水平、平均每住院床日收费水平、病床使用率和周转次数、出院病人平均住院日、流动资金周转次数、资产负债率、流动比率、速动比率、百元固定资产业务收入等。	第六十八条 财务报告是指反映医院一定时期的财务状况和业务开展成果的总括性书面文件，包括资产负债表、收入支出总表、业务收入支出明细表、财政补助收支明细情况表、基本建设收入支出表、现金流量表、净资产变动表、有关附表、会计报表附注以及财务情况说明书。 财务情况说明书主要说明医院的业务开展情况、预算执行情况、财务收支状况、成本控制情况、负债管理情况、资产变动及利用情况、基本建设情况、绩效考评情况、对本期或下期财务状况发生重大影响的事项、专项资金的使用情况以及其他需要说明的事项。
	第六十九条 医院应通过相关指标对医院财务状况进行分析，具体分析参考指标详见附2。
第五十二条 医院应当按月份、季度、年度向主管部门或主办单位提供财务报告。	第七十条 医院应当按月度、季度、年度向主管部门（或举办单位）和财政部门报送财务报告。 医院年度财务报告应按规定经过注册会计师审计，具体办法另行规定。
第五十三条 医院在办理年度决算前，应对财产物资、债权、债务进行全面清查盘点，并编制盘存表，对盘盈、盘亏、报废、毁损等应按本制度规定及时处理。	第七十一条 医院在办理年度决算前，应对财产物资、债权、债务进行全面清查盘点，并编制盘存表，对盘盈、盘亏、报废、毁损等按本制度规定及时处理。
第五十四条 医院要以国家有关政策和财政法规制度、财经纪律为依据，实事求是地对单位的财务收支、财产物资管理以及收费制度执行情况，加强检查监督。	
	第十五章 财务监督
	第七十二条 财务监督是根据国家有关法律、法规和财务规章制度，对医院的财务活动及相关经济活动所进行的监察和督促。
	第七十三条 财务监督的主要内容包括：预算管理的监督、收入管理的监督、支出管理的监督、资产管理的监督和负债管理的监督等。

续表

旧医院财务制度	新医院财务制度
	第七十四条　医院的财务机构履行财务监督职责。医院应当建立健全内部监督制度和经济责任制。
	第七十五条　医院财务监督应当实行事前监督、事中监督、事后监督相结合，日常监督与专项检查相结合，接受财政、审计和主管部门（或举办单位）的监督。
第十四章　附　则	第十六章　附　则
第五十五条　医院举办的非独立核算分院的收支是医院财务收支的一部分，必须纳入预算管理，应与医院合并编制财务报告。	第七十六条　医院举办非独立法人分支机构的收支是医院财务收支的一部分，必须纳入医院财务统一管理。
第五十六条　医院必须在取得行医资格之日起30日内，持批准文件向卫生主管部门进行财务登记，并由主管部门向财政部门备案。	第七十七条　医院必须在取得行医资格之日起30日内，持批准文件向主管部门（或举办单位）进行财务登记，并由主管部门（或举办单位）向财政部门备案。
第五十七条　国家对医院基本建设投资的财务管理，依据有关规定执行。	第七十八条　医院基本建设投资财务管理除按照本制度执行外，还应执行国家基本建设投资方面的财务管理制度。
第五十八条　各省、自治区、直辖市及计划单列市财政部门和卫生主管部门可依照本制度，结合本地实际情况，制定具体实施办法，并向财政部、卫生部备案。	第七十九条　各省（自治区、直辖市）财政部门和主管部门可依照本制度，结合本地实际情况，制定具体实施办法，并报财政部、卫生部备案。
第五十九条　本制度由财政部、卫生部负责解释，变更时由财政部、卫生部负责修订。	第八十条　本制度由财政部、卫生部负责解释。
	第八十一条　企业事业组织、社会团体及其他社会组织举办的非盈利性医院可参照本制度执行。
第六十条　本制度自1999年1月1日起执行，过去与本制度相抵触的有关制度规定同时废止。	第八十二条　本制度自2011年7月1日起在公立医院改革国家联系试点城市执行，自2012年1月1日起在全国执行。1998年11月17日财政部、卫生部发布的《医院财务制度》（财社字〔1998〕148号）同时废止。

参 考 文 献

[1]《事业单位财务规则》(财政部令第 8 号)。

[2]《财政部关于发布〈事业单位会计准则(试行)〉的通知》(财预字 [1997] 286 号)。

[3]《财政部关于印发〈医院会计制度〉的通知》(财会字 [1998] 58 号)。

[4]《财政部、卫生部关于印发〈医院财务制度〉的通知》(财社字 [1998] 148 号)。

[5] 李凤鸣、王会金:《审计技术方法》,北京大学出版社 2001 年版。

[6] 李凤鸣:《内部控制学》,北京大学出版社 2002 年版。

[7] 黛安·沃斯特、约翰·邓恩主编,叶陈刚等翻译:《审计实务手册》第六版,中国财政经济出版社 2006 年版。

[8] 中国注册会计师协会拟订:《中国注册会计师执业准则 2006》,经济科学出版社 2006 年版。

[9] 秦荣生:《内部控制与审计》,中信出版社 2009 年版。

[10] 中国注册会计师协会:《中国注册会计师执业准则应用指南 2010》,中国财政经济出版社 2010 年版。

[11]《财政部关于印发〈医院会计制度〉的通知》(财会 [2010] 27 号)。

[12]《财政部、卫生部关于印发〈医院财务制度〉的通知》(财社 [2010] 306 号)。

[13]《中国注册会计师协会关于印发〈医院财务报表审计指引〉的通知》(会协 [2011] 3 号)。

[14]《关于印发〈新旧医院会计制度有关衔接问题的处理规定〉的通知》(财会 [2011] 5 号)。

参考文献

[1] 《中华人民共和国宪法》（现行有效条文）.

[2] 国务院法制办公室编：《中华人民共和国法律（应用版）》，中国法制出版社2017年版。

[3] 《邓小平文选》（第三卷），人民出版社1993年版。

[4] 彭真：《论新时期的社会主义民主与法制建设》，中央文献出版社1989年版。

[5] 李鹏：《立法与监督——李鹏人大日记》，新华出版社、中国民主法制出版社2006年版。

[6] 李林：《立法理论与制度》，中国法制出版社2005年版。

[7] 郭道晖、李步云、郝铁川主编：《中国当代法学争鸣实录》，湖南人民出版社2008年版。

[8] 周旺生：《立法研究》（第1卷）、（第2卷）、（第3卷）、（第4卷），法律出版社2000、2001、2002、2003年版。

[9] 朱力宇、张曙光主编：《立法学》，中国人民大学出版社2009年版。

[10] 沈国明、王立民主编：《二十世纪中国社会科学·法学卷》，上海人民出版社2010年版。

[11] 《法治蓝皮书：中国法治发展报告》，社会科学文献出版社2010、2012、2013、2014、2015版。

[12] 《中国法律年鉴》中国法律年鉴社，2011—2015各版。

[13] 李林：《全面推进依法治国与深化司法体制改革》，社会科学文献出版社2014年版。